中医疑难病证辨治与验案

总主编 刘学华 刘沈林 李七一

难治性儿科病辨治与验案

（南京中医药大学）

主　编　郁晓维　南京中医药大学
副主编　（以姓氏笔画为序）
　　　　王明明　南京中医药大学
　　　　李江全　南京中医药大学
编　者　李　妮　南京中医药大学第一附属医院
　　　　赵丽萍　江苏职工医科大学
　　　　胡英同　江苏省第二中医院

科学技术文献出版社

Scientific and Technical Documents Publishing House

北京

(京)新登字 130 号

内 容 简 介

本书是作者积个人多年临证心得经验并结合当代中医儿科名医之经验汇集而成。其内容包含了儿科难治性及部分疑难病病种的病因病机、诊断要点、辨证施治、验方偏方、临证备要、验案举隅等逐一加以详细阐述。

本书侧重解决中医儿科中疑难病证的辨证思路与方法。强调儿科临床学科的特点,理论与实践相统一。适合广大临床医师、中医临床理论研究者、中西医结合临床工作者使用,亦可供中医药院校大学生、研究生学习、参考。

科学技术文献出版社是国家科学技术部系统惟一一家中央级综合性科技出版机构,我们所有的努力都是为了使您增长知识和才干。

丛书编写工作委员会

(一)编委会成员

主任委员

刘沈林—南京中医药大学附属医院院长　教授　主任医师

副主任委员

刘学华—南京中医药大学教授

李七一—南京中医药大学附属医院副院长　教授　主任医师

委　　员

王志英—南京中医药大学教授　主任医师

王　旭—南京中医药大学教授　主任医师

孙　伟—南京中医药大学教授　主任医师

奚肇庆—南京中医药大学教授　主任医师

郁晓维—南京中医药大学教授　主任医师

赵聚山—南京中医药大学教授

钱　先—南京中医药大学教授　主任医师

黄仕文—南京中医药大学方剂学　博士　副教授

季建敏—南京中医药大学附属医院　副主任医师

(二)编委会任务分工

《中医疑难病证辨治与验案》丛书总主编　刘学华　刘沈林　李七一

1.《难治性风湿免疫病辨治与验案》主编　刘学华　钱　先　赵聚山

2.《难治性消化病辨治与验案》主编　刘沈林

3.《难治性心脑血管病辨治与验案》主编　李七一

4.《难治性呼吸病辨治与验案》主编　奚肇庆　王志英

5.《难治性内分泌代谢病辨治与验案》主编　王　旭

6.《难治性肾病与血液病辨治与验案》主编　孙　伟

7.《难治性儿科病辨治与验案》主编　郁晓维

8.《难治性妇科病辨治与验案》主编　刘学华　黄仕文

丛书编委会

主　　编　刘学华　刘沈林　李七一
副 主 编　（按姓氏笔画排序）
　　　　　　王志英　王　旭　孙　伟　郁晓维　赵聚山
　　　　　　奚肇庆　钱　先　黄仕文
编　　委　（按姓氏笔画排序）
　　　　　　王志英　王　旭　王明明　方祝元　叶　柏
　　　　　　刘沈林　刘学华　刘成洲　刘兰芳　许陵冬
　　　　　　孙　伟　孙子凯　严令耕　李七一　李文杯
　　　　　　李江全　邵　铭　陆为民　陈晓虎　杨继兵
　　　　　　季建敏　郁晓维　尚文斌　郑　艳　赵　熔
　　　　　　赵聚山　徐　蕾　奚肇庆　顾锡镇　钱　先
　　　　　　黄仕文　程海波　滕士超　魏明刚　魏凯峰
编 著 者　（按姓氏笔画排序）
　　　　　　丁　强　万凌峰　王　旭　王　彬　王志英
　　　　　　王友庆　王明明　王毅军　王跃娟　韦宏庆
　　　　　　车军勇　方祝元　尹　刚　邓　颖　孔祥图
　　　　　　宁丽琴　叶　柏　叶丽芳　司志伟　刘沈林
　　　　　　刘学华　刘福民　刘　健　刘成洲　刘兰芳
　　　　　　刘箐成　吕文君　安金龙　许　娟　许陵冬
　　　　　　朱超林　朱敏为　孙　伟　孙振双　孙子凯
　　　　　　孙益平　孙美娟　孙惠丽　严令耕　严志林
　　　　　　李七一　李广清　李文林　李仁智　李正红
　　　　　　李江全　李　妮　李　豫　芮庆林　吴　坚
　　　　　　宋永亮　邱丰祥　张　丽　张丽君　张　磊

张文曦	张　玲	张南军	张　犁	张卫华
余衍亮	陈广梅	陈玉超	陈剑梅	陈　剑
陈瑞娟	陈晓虎	陆　源	陆为民	陆海芬
邵　鑫	邵　铭	杨　军	杨　洋	杨月艳
杨继兵	郁晓维	季建敏	金丽娟	郑　艳
郑开明	郑圣于	郑瑞妹	尚文斌	周晓红
赵太媛	赵红影	赵红兵	赵丽萍	赵　熔
赵聚山	赵　惠	赵　雷	赵　静	祝立冬
郦永平	胡英同	洪　兵	骆天炯	倪海雯
郭云柯	郭　涛	郭　峰	耿连艺	徐　燕
徐　蕾	徐顺娟	高　坤	钱　先	陶　兴
陶　润	顾锡镇	顾震宇	奚　旸	奚肇庆
常　宁	常　诚	黄仕文	黄瑞欧	盛慧娟
韩　旭	韩善夯	程海波	谢　峰	舒　鹏
曾　亮	蒋春波	蒋湘萍	蒋　华	熊佩华
蔡　蕊	蔡昕怡	裴海寅	滕士超	潘苗苗
潘　琳	薛红良	魏　刚	魏明刚	魏成建
魏凯峰	藕二祥			

周 序

中医学是伟大的医学宝库,凝聚着几千年来众多医家的宝贵医疗经验,为中华民族的健康与繁衍生息发挥了重要作用。在历史长河中,随着科学技术的不断进步,对中医研究的日益深入,其理论也日臻完善,逐渐形成了独特的医学科学。其科学的辨证施治方法,独特的理论体系,确切有效的治疗方法,备受国内外医学界青睐。大量的临床实践证明,中医不仅能治疗慢性病,也能治疗急病、重病和疑难病证,常能救危难,起沉疴,挽救性命于一线。愿我后世同仁志士,担责任,履义务,承先贤,继绝学,竭诚发扬光大之。

随着现代科学技术的不断进步,社会不断发展,自然环境不断发生变化,疾病谱也随之发生了很大变化,原来危害人类健康的生物性传染病的发病率虽逐步降低,但因生态环境的破坏、心理压力的增加、生活水平的不断提高、西药的大量滥用和社会老龄化等各种因素带来的怪病异病丛生,慢性疑难病证不断增加,跃居疾病谱的主导地位。其不仅给人类健康带来严重威胁,更给医疗造成极大困难,这类疾病西药目前尚无满意疗效,而正是中医能够发挥优势之处。

内科、妇科、儿科疑难病的防治,是目前国内外医学界研究的重点,对中医疑难病证的辨治尤为医疗界的共同难题。这一切都对全世界医学界发起了新的挑战,因此对疑难病证规范化的防治研究刻不容缓。多年来,国内外广大医家都极其重视,并为之千方百计,呕心沥血,想方设法,创制新方,发掘效法。先贤及当今中医药工作者在长期临床医疗实践中积累的丰富经验,均值得借鉴和深入研究。

今南京中医药大学教授刘学华、刘沈林、李七一诸君,积多年丰富的临床经验,组织编撰成《中医疑难病证辨治与验案》丛书,全套8册,共计250万字,主要侧重在内科、妇科、儿科疑难病证的病因病机、辨证要点、分证论治以及临床验案。条分缕析,示人以规矩准绳。各个分册主编均由各科临床专家教授、主任医师和名流担纲，亲自执笔。其内容既集古今名医大家心得卓识，更不乏个人多年临床经验结晶，现择其精要和疗效卓著者，加以收载，务求切合实用，辨证立法，科学有据，用方选药，示人法度。该书内容丰富，资料翔实，对于指导临床各科临证正确辨证施治、处方遣药，具有重要的参考和实用价值。堪称为当前对中医疑难病证辨治不可多得的上乘力作，临证必备的重要参考书。既能开拓思路，也将对中医临床疑难病证辨治的深入研究有重要的促进作用。《中医疑难病证辨治与验案》丛书的出版面世，实为中医界的一大幸事，欣喜庆贺之余，乐而为之序。

周仲瑛

徐 序

长期以来，各科疑难病证的防治成为广大临床工作者努力攻克的课题，其中中医疑难病证的辨治，也是临床研究的重要内容。疑难病证之所以难治，是因其病机复杂，临床证候多变，往往多方治疗少效，机体内环境和用药紊乱，造成多脏腑证候并见或似是而非处于疑似之间，常令医家诊治思路欠清，用药辨治难有卓见，这不仅给治疗带来困难，更给病家和患者造成极大痛苦和经济负担。因此，勤求古训，博采众长，为广大患者除疾疢，解疾苦，起沉疴，救危难，成为广大临床医疗工作者责无旁贷的任务和攻克的难点。

中医疑难病证的病因病机多种多样，要辨清疑似，明晰诊断，不仅需要坚实的中医理论功底，更需要高超精湛的医疗技术和正确的辨治思路与卓有成效的救治方法。因此正确无误的诊断、明晰的治疗思路、卓有成效的治疗措施，是取得疗效的关键所在。

中医中药历史悠久，古今先贤对于疑难病证的治疗多有真知灼见，积累了宝贵的临床实践经验。近代以来，广大中西医临床工作者又在不断实践学习中，参用中西医理论和现代科学知识及其研究成果，指导创制了许多新的独特方法，对疑难病证的诊断和治疗手段更加丰富多彩。刘学华、刘沈林、李七一、奚肇庆等同仁，为了集中反映当前中医临床治疗疑难病证的学术成就和历代名医丰富的临床实践经验，结合个人长期临床诊疗经验、心得体会与现代研究资料，组织了业内临床各科专家学者，共同编撰了《中医疑难病证辨治与验案》丛书，供广大从事医疗、教学、科研工作的同仁参考，此举实为临床所需，不可多得，深为可喜。

本书收集内科、妇科、儿科等学科，共8个分册，收载疑难病种272种，范围甚广。各病证内容翔实，分条缕析，其诊断要点，中西合参，辨证立法、处方选药，立论有据。主要包括病因病机、诊断要点、辨证施治、临证备要、验方偏方、验案举隅等项,逐一详述。尤其是验案举隅,所列案例,皆出自名家或个人经验。此书实为切合临床实用的佳作,也属创新之著,可列为临证重要参考资料。

由于"疑难病证"当前尚乏统一界定,解决疑难病证的诊治工作任重道远。希望编著同仁们继续努力,今后再版时不断修改充实完善。谨此识见,寄言为序。

徐景藩

丛书前言

人说学医难,殊不知学中医更难,然中医临证对于疑难病证的辨治、正确的处方用药为难中之最难。病有千种,变化万端,如何临证审因,恰当处方,药到病除,起沉疴,解危难,确是众多杏林学子和步入医道者孜孜以求、万般寻觅的康庄大道。余积教学、临床三十余载经验,深知对于疑难病证辨证诊治之难,况且临证处方学问渊博,非一日功夫可以企及并抵达"自由王国"之境界。纵观近年来众多临床丛书不断翻新,更替频繁,医方述证、临床百科也宛如雨后春笋,层出不穷。不禁深为业界蓬勃兴旺发达的态势而欢欣鼓舞。但每在教学之余,临证之后,静思当前医界的诸多困惑,尤其是每当遇到复杂病证,或见到新的病种,或大疫流行之际,许多医家虽业医多年,积验深厚,仍不免深感惶惶然,不知所措,聩聩然,耳目失聪,缺医乏术;病者之痛,痛无良医,医者之难,难乏药缺术;性命所系,众望难违,肩负重任,无不日日如履薄冰。为使医者临证之际有所借鉴,心中不乱,遇到疑难病证能够自如驾御,辨证审因、灵活施治,顺利度过重重难关,今将个人以及古今名医大家对于疑难病证的辨证施治体会、临证经验与治疗验案,择其重要而且实用处,分条缕析,加以收载阐述,供同道临证参考之用,以企与诸君共同探索治疗疑难病证的一条有效捷径,从而实现"为患者除顽疾、解沉疴、救危难、保性命之万全"。若能如是,诚乃吾辈学海泛舟,终生不殆,孜孜以求之夙愿矣!

本书为中医临床疑难病证辨治与验案专著,重点解决中医疑难病证的辨证施治、诊疗方法、处方用药的技术问题。侧重解决拓展中医内科、妇科、儿科临床中疑难病证的辨治思路和临证诊疗方法,旨在为广大中医临床医疗工作者引路导航。

本书的写作突出"科学、实用"的特点,即所涉及的内容丰富,具有严谨的科学性,切合临床实用,方法可靠,行之有效。所列内容均为作者亲身经历验证的多年临证心得经验,结合古今名医大家临证经验择其优而有效者编撰而成。本丛书共250万字左右,依据临床各科病证,共分为8个分册,每册30万字左右,分别为难治性呼吸病辨治与验案、难治性心脑血管病辨治与验案、难治性消化病辨治与验案、难治性内分泌代谢病辨治与验案、难治性风湿免疫病辨治与验案、难治性肾病与血液病辨治与验案、难治性妇科病辨治与验案、难治性儿科病辨治与验案。

本书以病为纲,以证为目,分别对各种疑难病证的病因病机、诊断要点、辨证施治、验方偏方、临证备要、验案举隅逐一加以详细阐述。每个病证后附验案,按辨证、治法、处方、诊治过程、按语等内容进行阐述。按语部分,主要介绍对于案例的诊治心得和个人经验;分析所选案例治疗过程中病情发展、病因病机、治法和方药机理,以及治疗过程中的经验体会、处方变化、治疗结果和有关注意事项等,以便使读者开卷有益,有所启迪,掌握临床一些疑难病证的辨治特点、处方用药的基本技巧和方法思路。

几点需要说明的问题:

1. 本书所列病证名以西医病名为主,亦采用具有中医特色的病证名,或用中西医合参病证名。

2. 诊断要点部分,包括西医和中医两部分内容并重点着墨于后者,为的是使读者便于对照互参。

3. 辨证施治部分重点突出了治疗原则和分证论治以及加减变化。

4. 验方以选名老中医为主,也相应选择了有出处、疗效好的他人经验方。偏方选用民间有效的处方为主。

5. 在一部分病种中还选用了针灸推拿的内容,但为了节约篇幅,尽量简明扼要。

6. 验案部分是本书的特色之一,一般列举3~5例,选用古今名家和公开发表于杂志以及作者本人的医案,主要阐述对病证的辨证、治法、处方、诊治过程,示人以法,读者可从中窥见各家临证的技巧和规矩准绳。按语作为提纲挈领,同时融入了作者的临证心得经验和对于该医案立法、组方原理的阐述,从而揭示组方立法思路和变化用药技巧。

7. 关于药名,一律用中华本草统一规范药名,剂量如毫升、毫克、克一律用汉字。

8. 关于违禁药品问题,由于受到动物保护法的限制,对于各册所列处方中有关涉及保护动物性药品,应一律使用代用品为宜,但为了保持原创者处方原貌,仍未作改动,请读者和临床使用者注意。

本书适合广大临床医师、中医临床理论研究者、中西医结合临床工作者使用,也可供中医院校大学生、研究生以及热爱中医的自学成才的中医爱好者临证学习使用参考。

本书承蒙我的恩师国医大师南京中医药大学周仲瑛教授、徐景藩教授于百忙中为之作序,在此书即将付梓之际,我谨代表编委会,向他们致以衷心的谢忱!我还要感谢南京中医药大学以及第一附属医院刘沈林院长、李七一副院长以及全体编委会同仁的大力支持与勤奋工作,是他们的努力才使得编撰工作得以顺利完成。

由于水平有限,加之时间仓促,有可能挂一漏万,存在问题和谬误之处在所难免,恳请诸君同仁不吝正诸赐教!

编写说明

《难治性儿科病辨治与验案》是《中医疑难病证辨治与验案》丛书分册之一。本书的编写是积个人多年临证心得经验并结合当代中医儿科名医经验汇集而成，其内容包含了儿科难治性及部分疑难病病种的病因病机、诊断要点、辨证施治、验方偏方、临证备要、验案举隅等，逐一加以详细阐述。每个病证所列病案，按辨证、治法、处方、诊治过程、按语等内容进行阐述。按语部分主要介绍对于案例的诊治心得和个人经验。以便使读者开卷有益，有所启迪。

本书侧重解决中医儿科中疑难病证的辨治思路和方法，为临床医师提供解决疑难病证临证诊疗方法与技术问题，旨在为广大中医临床工作者引路导航。希望通过阅读本书，能够掌握临床一些疑难病证临证辨证诊治、处方用药的基本技巧和方法。

全书注重理论与实践的统一，强调儿科临床学科的特点，针对儿科临床的实际问题进行探讨，指导读者理解如何应用中医学理论知识和实践经验，去认识和处理好儿科临床的各种实际问题。

本书适合广大临床医师、中医临床理论研究者、中西医结合临床工作者使用，也可供中医药院校大学生、研究生以及热爱祖国医学、自学成才的中医爱好者临证学习使用参考。

由于编者水平的限制，时间仓促，本书难免存在一些错误和遗漏，恳请广大读者批评指正。

编者

目 录

第一章　新生儿病证 …………………… 1
　　第一节　新生儿硬肿症 ………………… 1
　　第二节　新生儿黄疸 …………………… 9

第二章　肺系病证 ……………………… 20
　　第一节　咳嗽 …………………………… 20
　　第二节　肺炎喘嗽 ……………………… 30
　　第三节　哮喘 …………………………… 42
　　第四节　反复呼吸道感染 ……………… 55

第三章　脾胃病证 ……………………… 63
　　第一节　呃逆 …………………………… 63
　　第二节　胃痛 …………………………… 70
　　第三节　腹痛 …………………………… 80
　　第四节　泄泻 …………………………… 90
　　第五节　疳证 …………………………… 100

第四章　心肝病证 ……………………… 111
　　第一节　病毒性心肌炎 ………………… 111
　　第二节　注意力缺陷多动症 …………… 119
　　第三节　多发性抽动症 ………………… 127
　　第四节　眩晕 …………………………… 134
　　第五节　惊风 …………………………… 141
　　第六节　癫痫 …………………………… 155

第五章　肾系病证 ……………………… 165
　　第一节　急性肾小球肾炎 ……………… 165
　　第二节　肾病综合征 …………………… 174

第六章　时行病证 …………………… 186
第一节　麻疹………………………… 186
第二节　细菌性痢疾………………… 197
第三节　病毒性肝炎………………… 206
第四节　病毒性脑炎………………… 223
第五节　流行性脑脊髓膜炎………… 232
第六节　流行性乙型脑炎…………… 240
第七节　传染性单核细胞增多症…… 253

第七章　其他病证 …………………… 260
第一节　发热………………………… 260
第二节　过敏性紫癜………………… 273
第三节　特发性血小板减少性紫癜… 283
第四节　再生障碍性贫血…………… 290
第五节　皮肤黏膜淋巴结综合征…… 299
第六节　神经母细胞瘤……………… 306

第一章 新生儿病证

第一节 新生儿硬肿症

硬肿症是新生儿时期特有的一种严重疾病,是由多种原因引起的局部甚至全身皮肤和皮下脂肪硬化及水肿,常伴有低体温及多器官功能低下的综合征。其中只硬不肿者称"新生儿皮脂硬化症";由于受寒所致者称为"新生儿寒冷损伤综合征"。

本病与古代医籍中的胎寒、五硬相似。硬肿症多发生在寒冷季节或地区,或由于早产或感染所引起,夏季亦可发病,不同季节发生的硬肿症,临床证候有所不同。硬肿症多发生在生后7~10天的新生儿,常见于重症感染、窒息、早产及低出生体重儿。本病重症预后较差,严重低体温、硬肿症者可继发肺出血、休克和多脏器功能衰竭而死亡。

【病因病机】

阳气虚弱为本病发病的内因。初生小儿属稚阴稚阳之体,双胎儿、早产儿先天禀赋不足,阳气虚弱尤其突出,故小儿初生,若护养不当,保暖较差,寒邪乘袭,气血运行失常,为发病之外因。亦有部分患儿可因感受温热之邪而发病。本病的病变脏腑主要在脾肾,阳气虚衰、寒凝血涩是其主要病机。

感受寒邪:《诸病源候论·小儿杂病诸候》指出:"小儿在胎时,其母将养取冷过度,冷气入胞,伤儿肠胃。"先天禀赋不足之小儿,或先天中寒，或后天感寒，寒邪内侵，寒凝则气滞，气滞则血涩，导致肌肤硬肿。寒为阴邪，最易伤人阳气，感寒之后，阳气更虚，则四肢欠温。同时，脾阳不振，水湿不化，溢于皮肤则见水肿。

阳气虚衰：由于先天禀赋不足，阳气虚弱；或寒邪直中脏腑，脾肾阳气损伤；或生后感受他病，阳气受损。阳气虚衰，肌肤四末不得温煦，故身冷肢厥。阳虚生内寒，寒盛则气滞血瘀，致肌肤僵硬，肤色紫黯。严重者血络瘀滞，血不循经而外溢。阳气虚极，正气不支，直致阳气衰亡，可见气息微弱、全身冰冷、脉微欲绝之危症。

另有少数患儿因感受温热之邪，毒热蕴结，血受煎熬，阴液不足，血脉不充，运行涩滞，致气血流行不畅，亦可出现肌肤硬肿。此即《医林改错·膈下逐瘀汤所治之症目》所云："血受寒则凝结成块，血受热则煎熬成块。"

【诊断要点】

一、西医诊断要点

1. 病史 时处寒冷季节，环境温度过低或有保暖不当史；严重感染史；早产儿或小于胎龄儿；窒息、产伤等所致的摄入不足或能量供给低下。

2. 临床表现 早期哺乳差，哭声低，反应低下，病情加重后体温<35℃，严重者<30℃，肛温一腋温差由正值变为负值。感染或夏季发病者不出现低体温。硬肿为对称性，依次为双下肢、臀、面颊、双上肢、背、腹、胸等部位，严重时肢体僵硬，不能活动，多脏器功能损害。

3. 实验室检查 血白细胞总数增多或减少，中性粒细胞增高，血小板减少。由于缺氧与酸中毒，血气分析可有血pH降低、PaO_2降低、$PaCO_2$增高。由于心肌损害，心电图可表现Q-T间期延长，低电压，T波低平或S-T段下移。有DIC表现者，血DIC指标阳性。

二、病情分度

表 1-1　新生儿硬肿症分度标准

分度	硬肿范围*	全身一般情况	体温	休克、肺出血、DIC
轻度	<30%	稍差	>34℃	无
中度	30%~50%	较差	34~30℃	无或轻
重度	>50%	极差	<30℃	有

* 硬肿范围估算，头颈部20%，双上肢18%，前胸及腹部14%，背部及腰骶部14%，臀部8%，双下肢26%。

三、中医辨证要点

　　本病临床主要从虚、实、寒、瘀辨证。寒证见全身欠温，僵卧少动，肌肤硬肿，是多数患儿共同的临床表现。实证以外感寒邪为主，有保温不当病史，体温下降幅度较小，硬肿范围比较局限，少数实证因感于热邪，则伴发热烦躁，面红气粗，小便短赤；虚证以阳气虚衰为主，常见于早产儿，体温常不升，硬肿范围大。血瘀证在本病普遍存在，辨证要点为肌肤质硬色紫黯。一般来说，实证、寒证、瘀证为主者病情比较轻，而虚证为主者则病情比较重。

【辨证施治】

一、治疗原则

　　本病以温阳散寒，活血化瘀为主要治疗原则。根据临床证候不同，阳虚者应温补脾肾，脾肾阳气恢复则寒邪不易入侵；寒甚者宜散寒通络，寒邪驱散则阳气通达；血瘀者宜行气活血，气血流畅则瘀滞可散。治疗中还可采取多种疗法，内服、外敷、针灸、推拿兼施可增进疗效。复温疗法也是治疗本病的重要措施之一。

二、分证论治

1. 寒凝血涩

主症　全身欠温,四肢发凉,反应尚可,哭声较低,肌肤硬肿,难以捏起,硬肿多局限于臀、小腿、臂、面颊等部位,色黯红、青紫,或红肿如冻伤,指纹紫黯。

治法　温经散寒,活血通络。

方药　方用当归四逆汤加减。常用药如当归、红花、川芎、桃仁、丹参、白芍、桂枝、细辛。

硬肿甚加郁金、鸡血藤、姜黄活血行瘀;虚甚加人参、黄芪补气;寒甚加制附子、干姜温阳散寒。

2. 阳气虚衰

主症　全身冰冷,僵卧少动,反应极差,气息微弱,哭声低怯,吸吮困难,面色苍白,肌肤板硬而肿,范围波及全身,皮肤黯红,尿少或无,唇舌色淡,指纹淡红不显。

治法　益气温阳,通经活血。

方药　方用参附汤加味。常用药如人参、黄芪、制附子、巴戟天、桂枝、丹参、当归。

阳气衰微,加用鹿茸粉,每次0.3克吞服,以增强补肾温阳之力;精神委靡,口吐白沫,呼吸不匀加法半夏、石菖蒲、胆南星化痰开窍;血瘀明显者加桃仁、红花、泽兰、赤芍活血化瘀;小便不利,水肿明显加茯苓、猪苓、生姜皮利水消肿。

【验方偏方】

一、药物外治

1. 白酒或鲜姜温擦硬肿局部。每日2~3次。用于各种证型。

2. 当归、红花、川芎、赤芍、透骨草各15克,丁香9克,制川乌、草乌、乳香、没药各7.5克,肉桂6克。上药研细末,加凡士林1000克配成膏。用时取适量涂于硬肿局部,轻揉按摩10~15分钟,4小时1次。冬天须加热后再用。用于各种证型。

3. 鲜橘皮 120 克，红花 30 克。煎水盛于盆中，水温保持在 38.5～40℃，将患儿浸泡水中，15～20 分钟后抱起患儿擦干身体，置 32～34℃ 保温箱中，用 600W 红外线灯照射硬肿局部，灯管距患儿皮肤 30～50cm，边照边按摩，每次 15～30 分钟，每日 1 次。用于各种证型。

4. 附子、桂枝各 60 克，干姜、甘草、丹参、赤芍各 30 克。煎煮制成 2000ml 药液，药液温度从 36℃渐渐上升至 39～40℃，置患儿于药液中浸浴，每次 10～20 分钟，每日 1～2 次，连浴数日，浴后立即擦干保温，保持室温持续在 22～24℃。用于各种证型。

5. 艾叶 100 克。加水 3000ml 煎煮，水沸后煎 10 分钟，每日浸浴 2 次，连用数日至好转。用于各种证型。

6. 新鲜韭菜 200～250 克。加清水 3000ml，煮沸至韭菜发黄。待水温降温至 41℃左右时，在 27℃左右室温中将患儿浸入韭菜水中，并用韭菜揉摩皮肤，硬肿局部重点按摩，沐浴 5～10 分钟，水温降至 37℃时，将患儿抱出立即擦干保暖。每日 1～2 次。用于各种证型。

二、推拿疗法

双下肢肿块明显用抚、摩两法。先行抚法，置患儿于成人怀中，盖被保暖。施术者在温热之指腹和鱼际肌上涂抹万花油，手掌略弯曲，以五个指腹、掌根部及鱼际肌接触患儿皮肤，轻飘地抚触双下肢，由下向上 5～7 遍。再行摩法：在拇指鱼际肌上涂抹万花油，对肿块逐个轻揉，节奏缓慢，来回盘旋，着力均匀。最后再施抚法 2～3 遍，结束推拿。每 4 小时 1 次，注意勿擦伤皮肤。

整个双下肢似硬皮状伴水肿，用抚、搓两法。抚法同上，随之施搓法：在手掌上涂抹万花油，来回搓动患儿下肢，并上下揉动，用力均匀，速度缓慢，使皮肤稍有热感后，再施抚法。每 4 小时 1 次。

三、针灸疗法

1. 体针 取关元、气海、足三里，针后加灸，隔日 1 次。用于各种证型。

2. 灸法 局部用艾条温灸，或艾条配生姜片温灸，每日 2 次，每次 30 分钟。用于各种证型。

3. He-Ne 激光照射 主穴取足三里、丰隆、飞扬,配穴按硬肿部位邻近取环跳、巨髎、肩髃,随症加减,每个穴位3分钟,每日1次。用于各种证型。

【临证备要】

一、证型辨识

虚证和寒证辨识:新生儿硬肿症临床以皮肤、皮下脂肪硬化和水肿为特征,辨别虚证和寒证可从患儿全身症状、一般反应、体温、硬肿部位、硬肿面积来区分。①患儿全身冰冷,僵卧少动,反应极差,体温不升,硬肿涉及四肢、臀部、面颊及全身,硬肿面积＞50％者多为虚证。②患儿一般反应尚可,体温正常或不升,硬肿以下肢、面颊为主,硬肿面积＜50％者多为寒证。

二、诊疗注意事项

1. 温阳通络 新生儿硬肿症的病机主要为阳气虚衰,寒凝血涩,根据临床证候不同,阳虚者应温补脾肾,脾肾阳气恢复则寒邪不易入侵,寒甚者宜散寒通阳,血瘀者宜行气活血。寒凝血涩证治以温经散寒,活血通络。治疗若见阳气虚衰之象,及时加甘温益气之品。阳气虚衰证治以益气温阳,调和气血。以上两证可相互转化,先天禀赋不足,阳气虚弱,则生内寒,故除见阳虚外,寒象亦盛。若寒凝则血涩,血脉鼓动无力,气血瘀阻,又可导致心阳不振,阳气虚衰。因此,阳虚证亦可见寒凝血涩之象,寒凝证亦可出现阳气虚衰。临床治疗中应温阳活血相互配合使用。另外,由于新生儿气血未充,脏腑娇嫩,治疗中需时时注意扶正祛邪,重证患儿应中西医结合治疗以降低病死率。

2. 活血化瘀 活血化瘀法在新生儿硬肿症治疗中有着广泛的运用。具体应用时,常根据患儿的证候,在其基本治法的基础上加用相应的活血化瘀药,一般要求按证候的寒、热选取药物。硬肿症多属寒证,活血化瘀药选用温经活血散瘀为主,常用药如红花、桃仁、泽兰、全当归、姜黄等。若硬肿多见于体表下肢,取温阳化气、行气活血之品可通达四末,桂枝、川芎、细辛、鸡血藤等可供选用。若属毒热蕴结之硬肿症,应取清热凉血散瘀为主,常用药如赤芍、丹皮、紫草、益母草等。

丹参一味,虽药性微寒,但在硬肿症各证候中均可应用。实验证明丹参注射液中的有效成分丹参素和丹参乙酸有扩张血管和溶解纤维蛋白作用,可减少肺出血发生,使血流加快,改善微循环,改善红细胞淤滞聚集,具有抗凝作用。

3. 复温疗法　寒冷是引起本病的主要原因之一,所以复温是治疗本病的重要措施。体温稍低的患儿(34~35℃)用预热的衣被包裹后置于25~26℃室温中,加予热水袋、热炕、电热毯包裹或母怀取暖等方法。体温明显降低患儿(≤33℃),先在远红外辐射热保暖床中快速复温,或暖箱复温,温度高于患儿皮肤温度1℃,随患儿体温上升,渐渐升高床温,复温速度约每小时0.5~1℃,至体温恢复正常后,将箱温设置为患儿所需的适中温度。在复温的同时要监测患儿生命体征,如血压、心率、呼吸等,温度监测必须包括患儿肛温、腋温、腹壁皮肤温度及环境温度。

【验案举隅】

验案一

桑某,男,10天。

生后2天洗澡着凉,出现下肢肌肉板硬,稍肿,手足微冷,吐乳,哭声不扬,舌苔白腻。治以祛风散寒,养血通阳。方用加减小续命汤:麻黄0.6克,防风1克,升麻1克,白芷1克,川芎2.5克,白芍3克,茯苓6克,橘皮1克,甘草1克。每日1剂,水煎服。

服药2剂,治愈。(陈宜根.新生儿硬肿症.福建医药杂志,1979;(5):56.)

按语　患儿下肢肌肉板硬,手足微冷,硬肿范围不大,辨证为寒邪凝滞,气滞血瘀,阳虚不甚,以感受外邪为主。本病属实证,硬肿程度多较轻,无明显阳气虚衰的表现。治疗以温经散寒为主,阳气通达,寒邪驱散,肌肤硬肿方能好转。

验案二

某男,13天。

生后第6天发现两下肢发硬,用针刺及中药外洗治疗数日,症状加重。体温35℃,面颊、四肢及臀部皮肤发硬,下肢皮色青紫、不温,按之没指,哭声低微,呼吸浅弱,舌质淡白,指纹色青。证属肾阳虚衰,寒凝血滞。治宜温阳补肾,活血化瘀。处方:熟附子6克,黄芪6克,当归3克,桂枝3克,细辛3克,丹参3克,熟地5克,巴戟天5克,鹿茸(研末调服)0.3克,川芎1.5克。水煎服。

同时采取复温措施。服药9剂,治愈。(郑启仲.新生儿硬肿症治例.浙江中医杂志,1980;15(10):465.)

按语 温阳法主要用于阳气虚衰证。证见全身冰冷,僵卧少动,反应极差,肌肤板硬而肿,范围波及全身等症。本证为重症,若不及时救治,患儿危殆。温阳法以参附汤为主方。制附子温壮元阳,加用巴戟天可增强其药力。因阳气衰微,更加用鹿茸粉,每次0.3克吞服,补肾温阳力强。桂枝、细辛辛温温阳、化气通经,当归甘温,温经活血行血。若硬肿甚还可加用川芎、郁金、鸡血藤行气活血化瘀。

验案三

周某,女,1978年6月18日出生。

患儿为早产儿,娩出时体重为1250克,有青紫窒息。出生后,哭声低微,肛温在35℃以下。

6月20日:臀部、四肢及面颊皮肤和皮下组织硬肿,不温,唇周青紫,舌红无苔。因无吸吮能力,故插鼻饲,喂养牛奶,并给予青霉素10万u,肌肉注射,每日2次。

6月21日:除头皮、前额足底及部分前胸无明显硬肿外,其余80%的体表均有不同程度的硬肿。

6月22日:肛温仍在35℃以下,病情无好转,开始给予中药治疗。根据患儿哭声低微,身冷肢厥,肌肤硬肿,唇周及肢端青紫,辨证为脾肾阳虚,气滞血瘀,乃给予温肾健脾,活血化瘀之剂:熟附子0.3克,黄芪1.5克,红参1克,川芎0.3克,红花0.6克,茯苓1.5克,地锦草3克。2剂。

6月24日:哭声增大,肛温上升为35.6℃,臀部、面颊硬肿稍变软,大便成形,舌仍红,无苔。守原方加麦门冬1.5克、玉竹0.6克,改地锦草为5克。3剂。

6月27日:服药后肛温逐渐上升至36～37℃,周身硬肿区明显好转变软,每日鼻饲液体量(包括牛奶、药水等)从81ml增加到145ml。因时值天气炎热,室温在31～33℃,故暂时停药观察。

7月2日:停药后其硬肿未见发展,出现轻度黄疸,患儿开始自己吸吮奶瓶,肛温36.9℃,舌红无苔。室温在32～34℃,给予参须、麦门冬、黄芪、当归各1.5克,茯苓3克,地锦草9克。共9剂。

7月4日:面部硬肿完全消失。

7月9日:周身硬肿基本消失,舌质转为淡红,舌体可见白苔。后停中药观察,特别护理,于生后第31天痊愈出院。(张保林.重症极低体重新生儿硬肿症案.儿科名医证治精华.第1版.上海:上海中医药大学出版社,2004:280.)

按语 凡出生体重不足1500克的小儿称为极低体重儿,硬肿范围大于体表面积50%者称为重度硬肿症。本病病死率较高,尤其是早产儿。早产儿元阳未充、御邪力弱,易于受寒而发生硬肿症;若发生硬肿症,早产儿的体质又更加虚弱。所以,二者易于合并发生,且会相互影响,加重病情。本例患儿病在脾肾阳气虚衰,故而全身冰凉,僵卧少动,昏昏嗜睡,气息微弱,哭声低怯,仰头取气,反应极差,体温常不升,硬肿范围大,肌肤僵硬常伴水肿。此系阳气虚衰,治当温振元阳.治疗以温为主,阳气通达,寒邪驱散,肌肤硬肿方能好转。

第二节 新生儿黄疸

新生儿黄疸,以婴儿出生后全身皮肤、黏膜、巩膜发黄为特征,因与胎禀因素有关,故又称为"新生儿黄疸"或"胎疸"。

本病包括了新生儿血清胆红素增高的一系列疾病,分为生理性黄疸和病理性黄疸。约80%的新生儿发生胎黄。新生儿黄疸的发生与先天禀赋不足、后天调护失当有关,西医学认为与早产、低出生体重、喂养、缺氧、酸中毒、败血症、颅内外出血等诸多因素有关。延迟喂养、呕吐、寒冷、缺氧、胎粪排出较晚等因素可加重生理性黄疸;新生儿溶血症、先天性胆道闭锁、婴儿肝炎综合征、败血症等可造成病理性黄疸。

【病因病机】

新生儿黄疸发生的原因很多,主要为胎禀湿蕴,如湿热郁蒸、寒湿阻滞,久则气滞血瘀。

湿热郁蒸:由于孕母素蕴湿热之毒,遗于胎儿。此即《幼科铁镜·辨胎黄》所云:"胎黄由娠母感受湿热传于胎儿,故儿生下,面目通身皆如金黄色。"或因胎产之时,出生之后,婴儿感受湿热邪毒所致。

寒湿阻滞:孕母体弱多病,气血素亏,以致胎儿先天禀赋不足,脾阳虚弱,湿浊内生,或生后为湿邪所侵。湿从寒化,寒湿阻滞。

瘀积发黄:部分小儿禀赋不足,脉络阻滞,或湿热蕴结肝经日久,气血郁阻,可致气滞血瘀而发黄。此即《张氏医通·黄疸》所言:"诸黄虽多湿热,然经脉久病,不无瘀血阻滞也。"

湿从热化,热重于湿:初生小儿脏腑未全,形气未充,脾运不健,感受湿热之邪未能输化,郁结于里,气机不畅,郁蒸肝胆,以致蕴生黄疸;出生以后,发于肌肤面目,而致皮肤发黄。因湿从热化,热重于湿,故黄色鲜明,常伴热象,属阳黄之候。如热毒炽盛,黄疸可迅速加深。而湿热化火,邪陷厥阴,则会出现神昏、抽搐之险象。若正气不支,气阳虚衰,可成虚脱危证。

湿从寒化,脾阳被困:先天禀赋为胎寒素质者,脾阳虚弱,复因孕母之湿内传,蕴郁脾胃,寒湿阻滞,以致气机不畅,肝失疏泄,胆汁外溢而致发黄。正如《临证指南医案·疸》所言:"阴黄之作,湿从寒水,脾阳不能化热,胆液为湿所阻,渍于脾,浸淫肌肉,溢于皮肤,色如熏黄。"因湿从寒化,故黄色晦暗,精神疲乏而为阴黄之候。

湿热蕴郁,气滞血瘀:小儿禀赋虚弱,湿热内阻,气机不畅,肝胆疏泄失常,以致气滞血瘀,脉络瘀积而发黄,由于瘀积在里,故面目皮肤发黄,色深而暗,伴有肚腹膨胀,腹壁青筋怒张,胁肋下有积聚痞块等症。此外亦有因先天缺陷,胆道不通或阻塞,胆液不能循经疏泄,瘀积在里,横溢肌肤,因而发黄。

【诊断要点】

一、西医诊断要点

1. 黄疸出现早（出生 24 小时内），发展快，黄色明显，可消退后再次出现，或黄疸出现迟，持续不退。肝脾常见肿大，精神倦怠，不欲吮乳，大便或呈灰白色。
2. 血清胆红质、黄疸指数显著增高。
3. 尿胆红素阳性及尿胆原试验阳性或阴性。
4. 母子血型测定，以排除 ABO 或 Rh 血型不合引起的溶血性黄疸。
5. 肝功能可正常。
6. 肝炎综合征应作肝炎相关抗原抗体系统检查。

二、中医辨证要点

1. 辨阴阳属性　胎黄一般分阴黄、阳黄两大类，阴阳属性可从黄疸色泽、全身症状两方面辨别。凡黄疸色泽鲜明如橘，尿黄如橘汁，烦躁多啼，口渴喜饮，舌红苔黄腻，则为阳黄；黄疸色泽晦暗，久久不退，神疲肢凉，腹胀食少，大便稀薄，舌淡苔薄，则为阴黄。

2. 辨病位　胎黄的病变脏腑主要在脾胃与肝胆，无论是湿热郁蒸，还是寒湿阻滞，均蕴于脾胃。新生儿脏腑柔弱，脾运不健，未能输化，郁结于里，熏蒸肝胆，以致胆汁外泄，透发于外而致面目、周身皮肤发黄。

3. 辨虚实　由于病因不同，禀赋有异，所以病证发生发展过程中有病性寒热之区别，其病机属性亦有虚实不同。寒湿阻滞者往往病程较长，中阳不振，多属虚证。湿热郁蒸所致发黄，一般病程较短，多属实证。瘀积发黄者，黄疸逐渐加深，伴肚腹胀满、腹壁青筋显露，多属虚中夹实之证。

4. 辨胎黄动风与胎黄虚脱　凡起病急暴，见抽痉昏迷，黄疸急剧加重，为胎黄动风。若正不胜邪，阳气暴脱，见气促昏睡，四肢厥冷，不吃不哭，则为胎黄虚脱。

【辨证施治】

一、治疗原则

生理性黄疸能自行消退,不需治疗。病理性黄疸基本治疗法则是利湿退黄。根据阴黄与阳黄的不同,分别治以清热利湿退黄和温中化湿退黄。瘀积发黄者佐以化瘀消积。胎黄动风加以清热熄风,胎黄虚脱急予回阳固脱。动风与虚脱均为危急证候,应中西医结合治疗,以降低死亡率及减少后遗症。由于初生儿脾胃薄弱,故治疗过程中尚须顾护后天脾胃之气,不可过用久用苦寒之剂,以防苦寒败胃,克伐正气。

二、分证论治

1. 常证

(1)湿热郁蒸证

主症　面目皮肤发黄,色泽鲜明如橘,哭声响亮,不欲吮乳,或有发热,大便秘结,小便深黄,舌质红,苔黄腻。

治法　清热利湿,利胆退黄。

方药　方用茵陈蒿汤加味。常用药如茵陈蒿、栀子、大黄、黄芩、金钱草、郁金、泽泻、车前草等。

热重加虎杖;湿重加猪苓、茯苓、滑石;呕吐加半夏、竹茹;腹胀加厚朴、枳实;气血不和,加柴胡、青皮、枳壳、当归、赤芍调气和血。苦寒之品易伤脾阳,不可过量,中病即止。病去七八分可用白术、陈皮、生麦芽、焦山楂等健脾和胃,治疗过程中应时时顾护脾胃之气。对于黄疸较重或日久不愈者,多为湿热夹杂,内蕴血分,血瘀不行,则黄疸日渐深重,可加牡丹皮、丹参、赤芍、血竭等活血化瘀之剂。治疗关键在于早期、足量、足程,务必防止留邪。

(2)寒湿阻滞证

主症　面目皮肤发黄,色泽晦黯,精神委靡,四肢欠温,便溏色灰白,小便短少,舌质淡,苔白腻。

治法　温中化湿,益气健脾。

方药　方用茵陈理中汤加减。常用药如茵陈蒿、党参、茯苓、薏苡仁、干姜、白术、生麦芽、车前草。

寒盛加附子；肝脾肿大，络脉瘀阻加三棱、莪术、石打穿、紫丹参；四肢不温加桂枝；大便溏薄加白术、山药；食少纳呆加砂仁、神曲。本证属阴黄，治疗中不可过用辛热之品，以免化燥伤阴。酌情小剂量配用清利湿热之品可有助于退黄。由于本证型起病缓，病程长，治疗过程中应注意守法守方，并辨证与辨病相结合，以免延误病情。

(3) 瘀积发黄证

主症　面目皮肤发黄，颜色逐渐加深而晦黯无华，右胁下痞块质硬，肚腹膨胀，青筋显露，或见瘀斑、衄血，唇色黯红，舌见瘀点，苔黄，指纹青紫。

治法　化瘀消积，疏肝退黄。

方药　方用血府逐瘀汤加减。常用药如柴胡、郁金、枳壳、甘草、桃仁、当归、川芎、赤芍、生地黄、红花、牛膝等。

小便短赤、大便干结加茵陈蒿、栀子、大黄；黄疸日久加金钱草、莪术；皮肤瘀斑、便血、衄血加牡丹皮、仙鹤草；纳差加焦山楂、炒谷芽；腹胀加木香、香橼皮。瘀积证多因湿热未解，伤及血分而致肝脾络脉瘀阻，可加凉血行瘀之品，使瘀积潜化缓消，以利于黄疸的消退。治疗中应注意疏泄不可太过，破瘀防伤正气。必要时可加扶正之品。

2. 变证

(1) 黄疸动风证

主症　面目全身发黄，逐渐加重，黄如橘色，神委嗜睡，阵阵尖声哭叫，口角抽动或全身抽搐，或不吃不哭，前囟隆起，角弓反张，舌红苔黄，指纹青紫。

治法　平肝熄风，利湿退黄。

方药　方用羚角钩藤汤加减。常用药如羚羊角粉（另服）、钩藤、天麻、茵陈蒿、生大黄（后下）、车前子（包）、石决明（先煎）、川牛膝、僵蚕、栀子、黄芩。

伴血虚者加当归、赤芍、丹参等。极低出生体重儿易发生此证，应在早期出现轻微黄疸时及时退黄，尽快降低血清胆红素浓度。

胆红素脑病往往留有后遗症，目前对此尚缺乏良好治法。从其症状看，常遗有臂向后伸、筋脉拘紧、智力低下、食欲欠佳等，属肝肾两虚，脾虚化源不足,可从补益肝肾、养血荣筋治之。药用熟地黄、女贞子、白芍、沙参、丹参、制龟版、茯苓、牡蛎、补骨脂、川断、鸡血藤、太子参等。

(2)黄疸虚脱证

主症　生后24小时内出现黄疸,迅速加重,色深,常伴面色苍黄,浮肿,气促,神委,昏睡,不吃不哭,四肢厥冷,胸腹欠温,舌淡苔白。

治法　大补元气,温阳固脱。

方药　方用参附汤合生脉散加减。常用药如人参、附子、干姜、五味子、麦冬、茵陈蒿、金钱草。

以上两证均起病急,病势危,除中医辨证治疗外,当结合辨病方可提高疗效。另应中西医结合治疗,配合光疗、换血、支持疗法等,降低死亡率。

【验方偏方】

一、单方验方

1. 茵陈蒿10克,车前草15克。水煎服。每日1剂,用于湿热郁蒸证。

2. 茵陈蒿10~20克,郁金、枳实、茯苓、威灵仙各6~10克。水煎服,每日1剂,1日3~5次。用于湿热郁蒸证。

3. 茵陈蒿15克,黄芩9克,制大黄3克,甘草1.5克.为1日量,制成冲剂或用生药煎剂内服。连服3~5天。用于ABO血型不合之溶血病。

4. 茵陈蒿、丹参、车前子各15克,甘草3克。水煎服,每日1剂,1日3~5次。用于瘀积发黄。

二、药物外治

黄柏30克,煎水去渣,水温适宜时,让患儿浸浴,反复擦洗10分钟,每日1~2次。用于湿热郁蒸证。

三、针灸疗法

1. 胆红素脑病后遗症患儿可配合针刺疗法,1日1次,补法为主,

捻转提插后不留针。3个月为1个疗程,取穴如下:

智能低下:百会、风池、四神聪、通里。上肢瘫痪:肩髃、曲池、外关、合谷。下肢瘫痪:环跳、足三里、解溪、昆仑。语言障碍:哑门、廉泉、涌泉、神门。肘关节拘急:手三里、支正。指关节屈伸不利:合谷透后溪。手足抽动:大椎、间使、手三里、阳陵泉。

2. 胆红素脑病后遗症见肢体瘫痪,肌肉萎缩者,可用推拿疗法。每日或隔日1次。手法:在瘫痪肢体上以㨰法来回㨰5~10分钟,按揉松弛关节3~5分钟,局部可用搓法搓热,并在相应的脊柱部位㨰搓5~10分钟。

【临证备要】

一、鉴别生理性和病理性黄疸

1. 生理性黄疸 大部分新生儿在生后第2~3天出现黄疸,于4~6天最重。足月儿在生后10~14天消退,早产儿可延迟至第3周才消退。在此期间,小儿一般情况良好,不伴有其他临床症状。血清胆红素低于205.2μmol/L(12mg/dl)。

2. 病理性黄疸 黄疸出现早(出生后24小时以内)、发展快(血清总胆红素每天增加超过85.5μmol/L)、程度重(总胆红素超过205.2μmol/L)、消退迟(超过2~3周)或黄疸退而复现。黄疸伴贫血、网织红细胞增高,为溶血性黄疸。黄疸伴有中毒症状,如神委、不哭、体温不升或有波动,多为败血症。黄疸伴有消化道症状,血清胆红素有波动,多考虑新生儿肝炎。黄疸伴肝脏进行性肿大、大便灰白、黄疸逐渐加深,多为先天性胆道闭锁。

二、诊疗注意事项

1. 利湿退黄 胎黄总的病机为水湿内蕴,肝失疏泄,胆汁外溢,故在各种证型的治疗中都要注意利湿退黄的使用。①湿热郁蒸证治以清热利湿,清热解毒与疏肝利胆退黄药同用,如茵陈蒿、金钱草、柴胡、郁金等,有腑实症状加大黄以通腑泄热;湿热发黄,经过治疗,黄疸退去十之七八,脾虚征象渐现,则适当减少苦寒通利之品,配合健脾化湿,助运和胃,如茯苓、白术、陈皮、谷芽、麦芽等。②寒湿阻滞证治以温中化湿,配合理气利尿之品,如车前子、滑石、青皮、枳壳等,以加强退黄作用。③气滞血瘀证治以化瘀消积,配合利尿退黄,瘀滞日久,黄疸持续不退,导致气虚,可加黄芪、党参、太子参等益气以活血。④湿为阴邪,非温不化,在治疗新生儿黄疸的过程中,应注意温热药的运用,尤其是黄疸久久不退的小儿,虽然面目皮肤发黄,色泽鲜明,也应在清利湿热药中加入适量的温热药如干姜、附子等。

2. 清热解毒 新生儿肝炎综合征(包括乙肝、巨细胞病毒感染等)和新生儿败血症的治疗原则应以清热解毒为主,常用药物有黄芩、黄连、栀子、大黄、败酱草、蒲公英、野菊花、连翘、夏枯草、垂盆草、白花蛇舌草、鸡骨草、板蓝根、大青叶、升麻等,并配合利湿退疸,如茵陈、车前草、滑石、茯苓、泽泻、海金沙、金钱草等。

3. 活血化瘀 胎黄总属湿浊内蕴,湿为阴邪,蕴结肝经日久,易于碍阻气机,致气机不畅,肝胆失常,络脉瘀积,可有气滞血瘀而发黄。亦有小儿禀赋不足,脉络阻滞而发黄者,所以,血瘀证在新生儿黄疸中既可以单独出现,也可以兼见于阳黄或阴黄中,活血化瘀法也是新生儿黄疸治疗中的常用方法。

活血化瘀药用于新生儿黄疸,首当分阳黄、阴黄。阳黄多用凉血散瘀法,可选用郁金、丹参、赤芍、益母草、虎杖等;阴黄多用温经化瘀法,可选用当归、川芎、红花、桃仁等。兼食积纳呆加生山楂、莪术和胃消食;肝脾肿大加穿山甲、三棱祛瘀软坚;腹胀,腹壁青筋暴露加水蛭、丹皮行血散瘀;胆道梗阻,肝失疏泄加柴胡、金钱草疏肝利胆;便秘加大黄活血通腑。

应用活血化瘀法还要注意:气行则血行,因而常用川芎、郁金、枳壳、青皮等以行气活血;气滞则血滞,病久常由实致虚,气虚而致气滞血瘀,气虚血瘀者应补气以活血,常加用黄芪、党参、太子参等药。气滞血瘀证病程较长,患儿常虚实夹杂,祛瘀不可急图,宜根据患儿体质进退。

4. 疏表散湿 在临床实践中利小便是治疗黄疸的大法,若能适当结合疏表散湿法,更可加速退黄之效,常用药有藿香、大豆卷、茵陈、连翘、佩兰等。

5. 特殊用药 茵陈蒿味苦,性微寒,归脾胃肝胆经,具有清热利湿退黄的功效,是治疗黄疸的主药,自张仲景起,历代都认为茵陈蒿是治疗黄疸必不可少的药物。对于新生儿黄疸,即使在早期尚不能确认是生理性黄疸还是病理性黄疸时,也可单用一味,取 10~15 克,煎煮后少量饮服。对于病理性黄疸,不论属于何种证候,都可用茵陈蒿为主药,取 6~20 克,配合相应药物辨证施治。如配黄连、栀子以治疗湿热黄疸,配大黄、栀子以治疗湿热黄疸伴有腹胀便秘者,配猪苓、泽泻、白术、桂枝、茯苓以治疗寒湿黄疸伴有尿少而肿者,配附子、干姜以治疗寒湿黄疸之四肢逆冷者,配党参、干姜、白术、甘草以治疗中焦虚寒之寒湿黄疸,配生地黄、赤芍、川芎、当归以治疗瘀积黄疸。在治疗时要精选方药投之,初生儿脾胃薄弱,药味不宜过多,药量宜轻宜小,中病即止,不能妄自攻伐,徒伤小儿正气。

6. 治疗与预防、护理的关系 对于胎黄,除了治疗外,还应重视预防和护理。要重视胎儿期的预防,妊娠期妇女应注意饮食调养,忌酒和辛热之品;肝炎病毒携带者或有肝炎病史,应严格产前检查,必要时采取相应预防性措施,但不可滥用药物;对于曾经娩出过新生儿因血型不合致溶血性黄疸的孕妇,在妊娠期服用茵陈、黄芩、大黄、甘草等药,可降低新生儿溶血性黄疸的发病率。注意初生婴儿的护养,新生儿应保暖,早期开奶,防止脐部、臀部、皮肤的感染,以免发生败血症引起黄疸。

【验案举隅】

验案一

林某某,男,2个月。1973年7月6日初诊。

初生胎黄,目睛深黄,肤黄如金,大便色白而不畅,溺如柏汁而短少,舌苔黄腻。胃纳不佳,腹满,按之尚软。西医诊断为阻塞性黄疸。来势属重,询之孕时酒肉炙煿不节,湿热瘀蕴内伏,亟须茵陈蒿汤加味主之。处方:茵陈蒿 12 克,栀子 9 克,大黄 3 克,赤苓 6 克,猪苓 4.5克,泽泻 6 克,生甘草 1.8 克,川柏 4.5 克,黄芩 4.5 克。3剂。

7月9日二诊 药后便下通畅,粪色稍黄,小便通赤,黄疸减退,舌苔薄腻,能进乳食,续进渗利湿热。原方去大黄,加滑石(包)9 克,青皮 3 克,陈皮 3 克。4剂。

7月13日三诊 湿热下渗,病情迅速好转,黄疸基本消退,小溲淡黄,大便时有白色,日二三次,腹软纳和,兹拟健脾以运余湿。处方:陈皮3克,焦白术9克,赤苓9克,茵陈蒿9克,煨木香3克,炮姜1.5克,清甘草2.4克,楂肉炭9克,炒米仁9克,泽泻9克。5剂。

7月18日四诊 黄疸已退,面色转润,乳食正常,小溲清长,便下色黄,日行3次。是病后脾虚,治宜调扶,以善其后。处方:上方去茵、楂、泽,加党参6克,怀山药9克。7剂。

药后病即告痊。(董廷瑶.幼科刍言.第1版.上海:上海科学技术出版社,1982:169.)

按语 古代医家对胎黄病因病机的认识比较一致,病因主要为胎禀湿蕴,如湿热郁蒸、寒湿阻滞,久则气滞血瘀。发病机制主要为脾胃湿热或寒湿内蕴,肝失疏泄,胆汁外溢而致发黄。《金匮要略》之"黄家所得,从湿得之"即说明了这个病机。初生儿从母体而来,母亲素体内蕴湿邪就可能感染胎儿,或小儿生后感染湿邪而发病。从临床的实际来看,胎黄的发病原因与小儿母亲素体内蕴湿邪及生后感染湿邪关系密切。本病例孕妇由于孕时酒肉炙煿不节,致湿热瘀蕴内伏深重,患儿目睛深黄,肤黄如金,瘀热内郁,故予茵陈蒿汤合栀子柏皮汤泻实火,使湿热蕴毒下达,病乃得愈。然病情好转,黄疸基本消退后,往往出现脾虚湿盛证候,拟健脾以运余湿,并调扶脾胃,以善其后。

验案二

郑某某,男,2个月。1979年4月1日诊。

病史:患儿足月顺产,第一胎。生后6天双目见黄,渐及全身,以生理性黄疸调护。至22日龄黄疸未减反重,尿黄加深,大便色淡灰白。某院内科疑为新生儿肝炎综合征,外科认为先天性胆管阻塞的可能性大,建议手术治疗。患儿家长抱来我处诊治。

查体:全身黄染色晦,精神不振,舌质淡,舌苔薄。心肺未见异常。腹满,肝肋下3cm质硬,脾未触及。脉沉数无力,指纹淡。

理化检查:血、尿常规未见异常。肝功能正常。B超提示肝脏增厚并见密集微波。

诊断为胎黄。为湿热郁蒸发黄,毒结肝胆成瘀,瘀久结成痞块。治用化瘀散结,佐以祛湿理气之法。处方:郁金5克,丹参5克,泽兰5克,瓦楞子5克,佛手5克,茵陈蒿5克,白术5克,白鲜皮5克。水煎服。

服药1周,黄疸减轻,尿色转淡,大便色黄。经治3周,黄疸消退,大小便正常,肝大未缩。改服:佛手5克,泽兰5克,三棱3克,莪术3克,丹参5克,黄芪3克,当归3克,橘叶5克。水煎服。

用药3周,黄疸未见反复,肝肋下2cm,质软。临证痊愈。(王烈.婴童病案.第1版.长春:吉林科学技术出版社,2000:15.)

按语　本例为湿热郁蒸发黄,毒结肝胆成瘀,瘀久结成痞块的患儿,治用化瘀散结,佐以祛湿理气之法。胎黄总属湿浊内蕴,湿为阴邪,凝滞而易于碍阻气机,使肝气疏泄不畅、脾气运化失健,血脉运行不畅,还有先天胎禀异常络脉不通者,所以,血瘀证在胎黄中既可以自成一种证候,也可以在阳黄或阴黄中兼见,活血化瘀法是胎黄治疗中的常用治法。

第二章 肺系病证

第一节 咳 嗽

咳嗽是小儿常见的肺系病证。有声无痰为咳,有痰无声为嗽,有声有痰谓之咳嗽。本病相当于西医学所称的气管炎、支气管炎。一年四季均可发生,以冬春二季发病率高。任何年龄小儿皆可发病,以婴幼儿为多见。小儿咳嗽有外感和内伤之分,临床上小儿的外感咳嗽多于内伤咳嗽。

在小儿时期,许多外感、内伤疾病及传染病都可兼见咳嗽症状,若咳嗽不是其突出主证时,则不属于本病证。

【病因病机】

小儿咳嗽发生的原因,主要为感受外邪,其中又以感受风邪为主。《活幼心书·咳嗽》指出:"咳嗽者,固有数类,但分寒热虚实,随症疏解,初中时未有不因感冒而伤于肺。"指出了咳嗽的病因多由外感引起。此外,肺脾虚弱则是本病的主要内因。

咳嗽的病变部位在肺,常涉及于脾,病理机制为肺失宣肃。肺为娇脏,其性清宣肃降,上连咽喉,开窍于鼻,外合皮毛,主一身之气,司呼吸。外邪从口鼻或皮毛而入,邪侵于肺,肺气不宣,清肃失职而发生咳嗽。小儿脾常不足,脾虚生痰,上贮于肺,或咳嗽日久不愈,耗伤正气,可转为内伤咳嗽。

感受外邪：主要为感受风邪。风邪致病，首犯肺卫，肺为邪侵，壅阻肺络，气机不宣，清肃失司，肺气上逆，则致咳嗽。风为百病之长，其他外邪又多随风而侵袭人体。若风夹寒邪，风寒束肺，肺气失宣，则见咳嗽频作，咽痒声重，痰白清稀；若风夹热邪，风热犯肺，肺失清肃，则致咳嗽不爽，痰黄黏稠。

痰热蕴肺：小儿肺脾虚弱，气不化津，痰易滋生。若素有食积内热，或心肝火热，或外感邪热稽留，炼液成痰，痰热相结，阻于气道，肺失清肃，则致咳嗽痰多，痰稠色黄，不易咳出。

痰湿蕴肺：小儿脾常不足，易为乳食、生冷所伤，则使脾失健运，水湿不能化生津液、水谷不能化生精微，酿为痰浊，上贮于肺。肺脏娇嫩，不能敷布津液，化液成痰，痰阻气道，肺失宣降，气机不畅，则致咳嗽痰多，痰色白而稀。

肺气亏虚：小儿禀赋不足、素体虚弱者，或外感咳嗽经久不愈耗伤正气后，致使肺气亏虚，脾气虚弱，运化失司，气不布津，痰液内生，蕴于肺络，则致久咳不止，咳嗽无力，痰白清稀。

肺阴亏虚：小儿肺脏嫩弱，若遇外感咳嗽，日久不愈，正虚邪恋，热伤肺津，阴津受损，阴虚生内热，热伤肺络，或阴虚生燥，而致久咳不止，干咳无痰，声音嘶哑。

小儿咳嗽病因虽多，但其发病机理则一，皆为肺脏受累，肺失宣肃而成。外感咳嗽病起于肺，内伤咳嗽可因肺病迁延，或他脏先病，累及于肺所致。

【诊断要点】

一、西医诊断要点

1. 好发于冬春二季，常因气候变化而发病。
2. 病前多有感冒病史。
3. 咳嗽为主要临床症状。
4. 肺部听诊　两肺呼吸音粗糙，或闻及干啰音。
5. X线检查　胸片显示正常，或肺纹理增粗，肺门阴影增深。
6. 实验室检查

(1)血象检查:病毒感染者血白细胞总数正常或偏低;细菌感染者血白细胞总数及中性粒细胞增高。

(2)病原学检查:可于起病7日内取鼻咽或气管分泌物标本作病毒分离或桥联酶标法检测,有助于病毒学的诊断。冷凝集试验可作为肺炎支原体感染的过筛试验,一般病后1~2周开始上升,滴度＞1∶32为阳性,可持续数月,50%~76%的肺炎支原体感染患儿可呈阳性。痰细菌培养,可作为细菌学诊断。

二、中医辨证要点

本病辨证,明确病位在肺,以八纲辨证为纲。外感咳嗽,发病较急,咳声高扬,病程短,伴有表证,多属实证;内伤咳嗽,发病较缓,咳声低沉,病程较长,多兼有不同程度的里证,且常由实转虚或虚中夹实的证候变化。咳嗽痰白清稀,咽不红,舌质淡红,苔薄白或白腻,多属寒证;咳嗽痰黄黏稠,咽红,舌质红,苔黄腻,或见苔少,多属热证。

【辨证施治】

一、治疗原则

咳嗽治疗,应分清外感、内伤。外感咳嗽以疏散外邪、宣通肺气为基本法则,根据寒、热证候不同治以散寒宣肺、解热宣肺。外感咳嗽一般邪气盛而正气未虚,治疗时不宜过早使用滋腻、收涩、镇咳之药,以免留邪。内伤咳嗽应辨别病位、病性,随症施治。痰盛者,按痰热、痰湿不同,分别治以清肺化痰、燥湿化痰。气阴虚者,按气虚、阴虚之不同,分别治以健脾补肺、益气化痰,养阴润肺、兼清余热之法。本病除内服汤药外,还常使用中成药等法治疗。

二、分证论治

1. 外感咳嗽

(1)风寒咳嗽证

主症 咳嗽频作、声重,咽痒,痰白清稀,鼻塞流涕,恶寒无汗,发热头痛,全身酸痛,舌苔薄白,脉浮紧或指纹浮红。

治法　疏风散寒,宣肺止咳。

方药　方用金沸草散加减。常用药如金沸草、前胡、荆芥、细辛、生姜、半夏。

寒邪较重加炙麻黄辛温宣肺;咳重加杏仁、桔梗、枇杷叶宣肺止咳;痰多加陈皮、茯苓化痰理气。风寒夹热证,方用杏苏散加大青叶、黄芩清肺热。

(2)风热咳嗽证

主症　咳嗽不爽,痰黄黏稠,不易咳出,口渴咳痛,鼻流浊涕,伴有发热恶风,头痛,微汗出,舌质红,苔薄黄,脉浮数或指纹浮紫。

治法　疏风解热,宣肺止咳。

方药　方用桑菊饮加减。常用药如桑叶、菊花、薄荷、连翘、大青叶、杏仁、桔梗、芦根、甘草。

肺热重加金银花、黄芩清宣肺热;咽红肿痛加土牛膝根、玄参利咽消肿;咳重加枇杷叶、前胡清肺止咳;痰多加浙贝母、瓜蒌皮化痰止咳。风热夹湿证,加薏苡仁、半夏、茯苓宣肺燥湿。

2. 内伤咳嗽

(1)痰热咳嗽证

主症　咳嗽痰多,色黄黏稠,难以咳出,甚则喉间痰鸣,发热口渴,烦躁不宁,尿少色黄,大便干结,舌质红,苔黄腻,脉滑数或指纹紫。

治法　清肺化痰止咳。

方药　方用清金化痰汤加减。常用药如桑白皮、前胡、款冬花、黄芩、栀子、鱼腥草、桔梗、浙贝母、橘红、麦冬、甘草。

痰多色黄,黏稠难咳加瓜蒌皮、胆南星、葶苈子清肺化痰;咳重,胸胁疼痛加郁金、青皮理气通络;心烦口渴加石膏、竹叶清心除烦;大便秘结加瓜蒌仁、制大黄润肠通便。

(2)痰湿咳嗽证

主症　咳嗽重浊,痰多壅盛,色白而稀,喉间痰声辘辘,胸闷纳呆,神乏困倦,舌淡红,苔白腻,脉滑。

治法　燥湿化痰止咳。

方药　方用三拗汤合二陈汤加减。常用药如炙麻黄、杏仁、白前、陈皮、半夏、茯苓、甘草和中。

痰涎壅盛加苏子、莱菔子、白芥子利气化痰;湿盛加苍术、厚朴燥湿健脾,宽胸行气;咳嗽重加款冬花、百部、枇杷叶宣肺化痰;纳呆者加焦神曲、麦芽、焦山楂醒脾消食。

(3)气虚咳嗽证

主症 咳而无力,痰白清稀,面色苍白,气短懒言,语声低微,自汗畏寒,舌淡嫩,边有齿痕,脉细无力。

治法 健脾补肺,益气化痰。

方药 方用六君子汤加味。常用药如党参、白术、茯苓、陈皮、半夏、百部、炙紫菀、甘草。

气虚重加黄芪、黄精益气补虚;咳重痰多加杏仁、川贝母、炙枇杷叶化痰止咳;食少纳呆加焦山楂、焦神曲和胃消食。

(4)阴虚咳嗽证

主症 干咳无痰,或痰少而黏,或痰中带血,不易咳出,口渴咽干,喉痒,声音嘶哑,午后潮热或手足心热,舌红,少苔,脉细数。

治法 养阴润肺,兼清余热。

方药 方用沙参麦冬汤加减。常用药如南沙参、麦门冬、生地、玉竹、天花粉、甘草、桑白皮、炙款冬花、炙枇杷叶。

阴虚重加地骨皮、石斛、阿胶养阴清热;咳嗽重加炙紫菀、川贝母润肺止咳;咳重痰中带血加仙鹤草、茅根、藕节炭清肺止血。

【验方偏方】

1. 紫苏、陈皮各9克,白萝卜汁12克,用水120ml煎成60ml,加红糖10克,趁热温服。适用于风寒咳嗽。

2. 鸭梨1个去核,杏仁9克,冰糖15克,煎服,用于风热咳嗽。

3. 枇杷叶、桑白皮各9克,桔梗、白前各6克,水煎服。用于肺热咳嗽。

4. 川贝母6克,雪梨1个,冰糖15克,蒸服。适用于咳嗽时间较长之阴虚燥咳。

5. 鱼腥草60克,杏仁9克,桔梗12克,水煎服。用于痰热咳嗽。

6. 法夏末12克,白矾末2克,甘草末6克,先将法夏末水煎成膏,后入白矾末与甘草末,和匀成丸,每丸3克,每日含化1丸。适用于痰湿咳嗽。

7. 柿饼1个,川贝母末6克,柿饼挖去核,纳入川贝母末,放笼上蒸熟,1次服,每日2次。用于干咳、燥咳。

8. 核桃仁20克,蜜炙后趁热服。用于久咳。

【临证备要】

一、辨证思路

1. 辨外感与内伤 小儿咳嗽临床主要分外感与内伤,部分患儿症状不多,辨证有一定困难。辨外感咳嗽与内伤咳嗽可从病程长短、发病缓急、兼有症状3个方面来区别,外感咳嗽往往病程短、发病急、兼有表证;内伤咳嗽往往病程长、发病缓、兼有里证。

2. 咳嗽初起辨识风寒、风热 临床辨别风寒、风热可着重从下面3点辨别:①听咳嗽声:咳嗽频作,干咳为主多属风寒;咳嗽不爽或咳声重浊多为风热。②看咽喉:咽不红而痒为风寒,咽红肿痛为风热。③察舌象:舌淡红,苔薄白为风寒;舌红,苔薄黄或薄白而干为风热。

3. 咳嗽中期辨识痰热、痰湿 小儿不会咳痰,临床仅仅从痰的色、质、量上较难辨别,中期辨识痰热、痰湿可从以下3点辨识:①听痰声:痰黏不爽,不易咳动多为痰热;喉中痰声辘辘多为痰湿。②看热象:凡有发热口渴,烦躁不宁,小便短赤,大便干结等热象者均为痰热咳嗽。③察舌苔:舌红,苔黄为痰热;舌淡红,苔白为痰湿。

4. 咳嗽后期辨识气虚、阴虚 咳嗽后期常有气虚、阴虚之别。可从下面3点加以辨识:①听咳嗽声:咳嗽反复不已,以清晨为主,多为脾气虚弱;干咳无痰,痰少而黏,不易咳出,为阴虚肺热之征。②审伴随症:气虚咳嗽者常伴有面色白而无华,自汗,畏寒,气短懒言,语声低微,纳谷不香等肺脾气虚之征;阴虚咳嗽者常伴有低热或午后潮热,手足心热,盗汗,声音嘶哑等肺阴虚症状。③察舌苔:舌淡嫩、边有齿痕,苔薄者为气虚之征;舌红,少苔或花剥苔为阴虚之象。

5. 虚实夹杂 小儿内伤咳嗽多见脏腑虚损的症状,起病缓,病程长,由于脏腑虚损易为风邪所袭,特别是气候剧烈变化时,由于受到外邪侵袭而使咳嗽加重,往往在内伤症状的同时兼有外感,表现为虚实夹杂证。

二、论治方法

咳嗽总的病机为肺失宣肃,故治疗应以宣通肺气为主。外感咳嗽多为新病,属邪实,其治在肺,必疏散外邪,不可早用敛涩滋补;内伤咳嗽初期仍以痰阻肺络为主,久则转为正虚,宜扶助正气。

外感咳嗽者疏散外邪,宣通肺气。风寒咳嗽治以疏风散寒,宣肺化痰。风热咳嗽治以疏风清热,宣肺化痰。内伤咳嗽者,则应辨明累及之脏腑,宣肃肺气之外随症立法。痰盛者或清热化痰,或燥湿化痰,必要时用涤痰通腑法。若咳嗽病情迁延难愈,往往正虚肺伤,则宜补肺敛肺,若肺阴不足者宜润肺滋阴,肺气不足者宜补益肺气。

据临床所见,小儿外感咳嗽多而内伤咳嗽少,外感咳嗽中又以风热咳嗽多见。治疗小儿咳嗽,疏散外邪,宣通肺气,恢复肺司宣发、肃降的生理功能,是主要法则。即使是内伤咳嗽,痰盛者,仍应注意宣肃肺气。咳嗽病程缠绵者,气阴不足,应注意润肺益气,目的也在于使肺气宣肃功能恢复正常。

三、诊疗注意事项

诊疗过程中,除了上述辨证施治外,还应注意以下几个方面的问题:

1. 宣肃肺气 咳嗽一症,病位主要在肺,因此,治疗应重在宣肃肺气。外感者,结合疏散外邪,不可早用敛涩滋补。内伤者,应防宣散伤正,从调护正气着手。还当分清痰盛与正虚,痰有痰热、痰湿之分,治当结合清化痰热或燥湿化痰;虚有气虚、阴虚之别,治当以扶正为主,分别施以健脾益气、滋阴润肺,补虚之品不可过于滋腻,以防恋痰。总之,治疗时决不能单纯见咳止咳,必须按照不同的病因分别处理。

2. 宣肺化痰 治疗咳嗽离不开宣肺、化痰,两者是相辅相成的。治疗咳嗽夹痰时,首当分清外感、内伤。因于外感者,治宜疏散外邪,宣通肺气为主;因于内伤者,则应根据病位、病性不同,随症治之。在此基础上,根据痰之成因、属性,灵活参以专功治痰之品,属风痰者加南星、白芥子、石菖蒲等治风化痰;属寒痰者,加干姜、半夏、细辛、杏仁等温肺化痰；属热痰者，加浙贝母、瓜蒌、竹茹、竹沥、天竺黄、前胡等清肺化痰；属食痰者，加神曲、麦芽、莱菔子、陈皮、半夏、枳实等消积化痰；属湿痰者，加茯苓、半夏、厚朴、陈皮等燥湿化痰；属燥痰者，加川贝母、南沙参、麦门冬、芦根、花粉等润肺化痰。如是方可达标本兼顾，痰去咳除之目的。

此外，痰随气而升降，气壅则痰聚，气顺则痰消。故治痰之时，每当配伍理气药物，正所谓"善治痰者，不治痰而治气，气顺则一身之津液亦随气而顺矣"。

3. **治脾肝肾** 咳嗽的治疗，除直接治肺外，还应从整体出发注意治脾、治肝、治肾等。常用有抑木平肝、健脾化痰与补肾养正方法。

4. **利咽润喉** 咽喉炎症是导致咳嗽的重要原因之一，治疗时除宣肺化痰散邪外，应结合利咽，初期以辛凉宣透为主，药如桔梗、薄荷、牛蒡子、僵蚕、射干；中期以解毒消肿化痰为主，药如山豆根、山慈姑、贝母、马勃、蚤休之类；后期以滋阴养阴为主，药如玄参、知母等。

5. **从时间论治** 咳嗽时间不同，病机亦有区别，针对小儿不同的咳嗽时间进行治疗可以取得比较好的疗效。①清晨咳嗽，《幼幼集成·咳嗽证治》云："咳而久不止，并无他证，乃肺虚也。"清晨咳嗽与肺脾气虚的关系最为密切，治疗当以补脾益肺、化痰止咳为大法，方选玉屏风散合六君子汤加减。常用药为黄芪、白术、防风、党参、茯苓、半夏、陈皮、桃仁、杏仁、炙麻黄、紫菀、款冬花、白前等。②黄昏咳嗽，《血证论·咳血》曰："黄昏咳嗽，为阳将入阴，浮火不能内敛，入肺而咳。"《杂病源流犀烛》云："盖肺不伤不咳，脾不伤不久咳，肾不伤火不炽，咳不甚。"黄昏咳嗽与肺脾肾阳虚的关系最为密切，治疗当以补肺健脾，益肾纳气，敛肺止咳。方选玉屏风散合附桂理中丸、金匮肾气丸加减，常用药为黄芪、白术、附子、肉桂、党参、干姜、熟地、山药、甘草、诃子、五味子等。③午夜咳嗽，与肺肾阴虚关系最为密切，治疗当以益肺滋肾，养阴止咳。玉屏风散合沙参麦冬汤加减。常用药为黄芪、白术、沙参、麦冬、天冬、玉竹、五味子、百部、川贝母、紫菀、款冬花、地骨皮等。

6. **"咳无止法"** 止咳是指使邪去正安，痰去咳止的治疗方法，并非是酸涩收敛的止咳法。因咳嗽外邪未尽，误用酸涩收敛，会致使肺气闭郁，痰留胸膈，酿成痰哮而终身不愈，应根据不同的病证，施用不同的治法,去其致咳之因达到止咳的目的,断不可妄用酸涩收敛的止咳法,此即"咳无止法"的含义。

【验案举隅】

验案一

王某,女,2岁。1996年11月11日初诊。

患儿经常咳嗽,伴有气逆之症,每逢秋凉即发作,此次咳嗽3天,频繁剧烈,痰阻不爽,发音稍哑,胃纳较少,二便如常,舌稍红、苔薄白,其指纹红。此证属新感风寒,肺气不宣,治以止嗽散宣肺开音,化痰止咳。药用荆芥4.5克,桔梗、生草、橘红各3克,白前、紫菀、苏叶梗各9克,炙百部10克,大贝母、杏仁各6克。3剂后咳减音亮,惟痰浊未清,续以二陈加味,其症渐平。

按语 凡初感风寒,肺气不宣,咳嗽不爽,运用止嗽散(桔梗、荆芥、炙紫菀、蒸百部、炙白前、橘红、炙甘草)是临床上屡用屡验的效方,方中荆芥辛香解表,桔梗苦辛开肺,百部、白前润肺降气,清肃止咳,橘红、紫菀微温,化痰止咳,甘草补气和中。诸药互相配合,温润和平,不寒不热,既能宣肺祛痰,又不过于发散,故为外感咳嗽中的平稳之剂。如头痛鼻塞,发热恶寒,可加防风,苏叶;如暑热伤肺,口渴心烦,可加栀子、黄芩、花粉之类。本方药性轻灵,不寒不热。既与"肺为娇脏,不耐寒热"的生理特点相符,又与"治上焦如羽,非轻不举"的治法相合。

验案二

许某某,女,2岁。2001年3月10日初诊。

患儿发热2天以后,咳嗽不爽、咳痰色黄,纳少作恶,二便尚通,舌红苔黄。痰热蕴肺,失于宣肃,治以清热化痰。方用麻黄3克,杏仁6克,生石膏15克(先入),甘草3克,竹茹6克,前胡6克,大贝母9克,桑叶9克,枇杷叶9克(包),冬瓜子9克。二诊时咳嗽转松,作恶已无,吐痰不少,二便均调,纳谷欠香,舌苔薄净。续以清肃和胃。方用桑叶皮各9克,杏仁6克,枇杷叶9克(包),竹茹6克,冬瓜子9克,象贝母9克,陈皮3克,姜半夏9充,茯苓9克,炒谷芽9克,5剂。

按语 该儿于感邪后,咳嗽不爽,痰黄作恶,舌红苔黄,是痰热阻于气道,肺失宣肃。治以清热宣肺,方用麻杏石甘汤加肃肺化痰之品,方中麻黄宣畅肺气而治喘咳,石膏清热,配麻黄能泄肺热而发郁阳,麻黄配杏仁,能宣肺气而平喘止咳,甘草调和诸药,药后吐出黄痰,咳松恶止,乃肺气已宣,余痰未洁也,再拟清肃和胃之剂而愈。麻杏石甘汤的作用不在发表,而在宣畅肺气、清泄肺热。各症自平。

验案三

刘某,男,4岁,2006年6月17日初诊。

咳嗽阵阵,反复发作已2～3个月,面色欠华,容易疲劳,汗出较多,纳食不振,手足心热,凌晨咳嗽较盛,小便正常,大便调,舌红苔花剥。查:神清,一般可,咽红,听诊:两肺(一)。诊断:咳嗽(气阴两虚咳嗽)。治则:益气润肺,化痰宁嗽。方药:玉屏风散合沙参麦冬汤加减。

炙黄芪15克,黄精15克,白术10克,防风6克,炙百部10克,炙紫菀10克,炙款冬10克,枇杷叶10克,南、北沙参各10克、麦冬、陈皮各6克,马鞭草10克。水煎服,共进7剂。

2006年7月1日二诊:药后咳嗽减轻,纳食不振,容易疲劳,舌红苔薄白。原方去马鞭草,加南沙参10克。再进10剂。诸症皆失,家长来述3个月未发。

按语 本病案采用健脾润肺法治疗,药用炙黄芪、黄精、陈皮、白术、紫菀、款冬花、南北沙参、麦冬、百部等。方中黄芪甘温,归脾、肺二经,"入肺补气,入表实卫,为补气诸药之最",本方用之,取其善补脾肺之气。黄精甘平,归脾、肺、肾经,《本草正义》云:"味甘而厚腻……补血补阴而养脾胃是其专长",具补气养阴,健脾、润肺、益肾之功。芪、精并用,气阴并补,肺脾同治。白术甘苦而温,专入脾胃之经,为益气健脾要药,助黄芪培土生金,固表止汗,芪、术合用,既可补脾胃而助运化,使气血生化有源;又能补肺气而实肌表,使营阴循其常道,如此则汗不致外泄,邪亦不易内入。防风驱风而上行头面七窍,可清除余邪,避免闭门留寇。黄芪防风共用,则"黄芪自不虑其固邪,防风亦不虑其散表,此散中寓补,补内兼疏"也。南沙参体轻质松,性味苦寒,清肺火而益肺阴,北沙参体重质坚,性味甘凉,主用于养阴清肺生津益胃。《本草从新》云沙参"专补肺阴,清肺火,治久嗽肺痿"。麦冬甘,微苦,微寒,归心肺胃经,养阴润肺,益胃生津,二者合用,共奏润肺养阴,生津益气之功。百部,甘润苦降,微温不燥,归肺经,功专润肺止咳,无论外感内伤、暴咳久嗽,皆可用之。《药性论》:"治肺家热,上气咳逆,主润益肺。"紫菀、炙款冬花润肺化痰止咳,为治咳常药,前者长于化痰,后者长于止咳,二者常相须而用,《本经疏证》:"《千金》《外台》,凡治咳逆久咳,并用紫菀、款冬者十方而九。"《普济方·卷三百八十七·婴孩咳嗽喘门》亦用款冬花治久嗽百药不效者。陈皮辛行温通,有行气健脾和中之功,且脾气阴两虚,脾胃运化的机能亦减弱,因而易致气机壅滞,故在应用滋阴的药物时配伍陈皮等可疏理气机药物,避免碍胃。

《幼幼集成·咳嗽证治》指出"因痰而嗽者,痰为重,主治在脾;因咳而动痰者,咳为重,主治在肺"。若外感咳嗽日久不愈,可耗损气阴,发展为内伤咳嗽,出现肺阴耗伤或肺脾气虚之证。上述病例为气虚咳嗽,反复咳嗽已2~3个月,正气已亏,加上小儿阴阳稚弱,肺脾常不足,卫外未固,故咳嗽久而不愈。同时伴喉中痰吼、气短懒言、神疲乏力、面色欠华、汗多,纳差等脾虚之症,治疗上常通过补益脾胃达到补肺的目的。本病案针对病因,辨证施治,以扶正为主,使之驱邪有力,同时不忘清余邪,标本兼治,则肺脾气壮,运化得健,阴液充沛,气道得润,则咳嗽渐愈。

第二节 肺炎喘嗽

肺炎喘嗽是小儿时期常见的肺系疾病之一,临床以发热、咳嗽、痰壅、气急、鼻煽为主要症状,重者可见张口抬肩,呼吸困难,面色苍白,口唇青紫等症。本病相当于西医学中的小儿肺炎。

肺炎喘嗽的病名首见于谢玉琼的《麻科活人全书》,是作者对麻疹病程中出现咳嗽、喘息、鼻煽等肺气闭塞症的命名。本病一年四季都可发生,尤以冬春两季为多。好发于婴幼儿,年龄越小,发病率越高,病情越重。本病若治疗及时得当,一般预后良好。

【病因病机】

本病外因责之于感受风邪,或由其他疾病传变而来;内因责之于小儿形气未充,肺脏娇嫩,卫外不固。小儿外感风邪,外邪由口鼻或皮毛而入,侵犯肺卫,肺失宣降,清肃之令不行,致肺被邪束,闭郁不宣,化热烁津,炼液成痰,阻于气道,肃降无权,从而出现咳嗽、气喘、痰鸣、鼻煽、发热等肺气闭塞的证候,发为肺炎喘嗽。

肺主气,司呼吸,外合皮毛,司腠理开合,主一身之气,通调水道,下输膀胱,为水之上源。其性以宣发肃降为顺,肺闭气郁为逆。邪气闭郁于肺,肺失清宣肃降,水液输化无权,则凝而为痰,痰滞肺络,阻于气道,以致肺气上逆,为咳为喘,喉中痰鸣;若外邪入里化热,热邪炽盛,灼津炼液成痰,痰热交结,壅于气道,痰随气逆,则壮热烦渴,喘嗽多痰,喉间痰鸣辘辘。

肺主气而朝百脉,若邪气壅盛或正气虚弱,病情进一步发展,可由肺而涉及到其他脏腑。如肺失肃降,可影响脾胃升降失司,以致浊气停聚,大肠之气不得下行,出现腹胀、便秘等腑实证候。若热毒之邪炽盛,热炽化火,内陷厥阴,引动肝风,则又可致神昏、抽搐之变证。肺主气,心主血,肝藏血,气为血帅,气行则血行,气滞则血瘀。肺气闭塞,气机不利,则血流不畅,脉道涩滞,故重症患儿常有颜面苍白、青紫,唇甲发紫,舌质紫黯等气滞血瘀的征象;若正不胜邪,气滞血瘀加重,可致心失所养,心气不足,甚而心阳虚衰,并使肝脏藏血失调,临床出现呼吸不利,或喘促息微,颜面唇甲发绀,胁下痞块增大,肢端逆冷,皮肤紫纹等危重症。而心阳不振和肺气闭塞,如未能得到正确治疗使病情好转,有可能迅速导致阳气虚脱。

体质虚弱或邪毒炽盛之患儿,病情常迁延难愈,日久伤阴、耗气,逐步转为肺阴耗伤、肺脾气虚等证。

【诊断要点】

一、西医诊断要点

1. 起病较急,有发热、咳嗽、气急、鼻煽、痰鸣等症,或有轻度发绀。
2. 病情严重时,常见喘促不安,烦躁不宁,面色苍白,口唇青紫发绀,或高热不退。
3. 新生儿患肺炎时,常以不乳、精神委靡、口吐白沫等症状为主,而无上述典型表现。

4. 肺部听诊可闻及较固定的中细湿啰音,常伴干性啰音,如病灶融合,可闻及管状呼吸音。

5. X线检查见肺纹理增多、紊乱,肺部透亮度降低或增强,可见小片状、斑片状阴影,也可出现不均匀的大片状阴影。

6. 实验室检查

(1)血象检查:细菌引起的肺炎,白细胞总数较高,中性粒细胞增多;若由病毒引起,白细胞总数正常或降低,有时可见异型淋巴细胞。

(2)病原学检查:细菌培养、病毒分离和鉴别,可获得相应的病原学诊断,病原特异性抗原或抗体检测常有早期诊断价值。

二、中医辨证要点

邪热闭肺是肺炎喘嗽的基本病机,"热、咳、痰、喘、煽"是肺炎喘嗽的典型症状。病初多有表证,但在表为时短暂,很快入里化热,主要特点为咳嗽、气喘、发热。初起辨证应分清风热还是风寒,风寒者多恶寒无汗,痰多清稀,风热者则发热重,咳痰黏稠。痰阻肺闭时应辨清热重还是痰重,热重者高热稽留不退,面红唇赤,烦渴引饮,便秘尿黄;痰重者喉中痰声辘辘,胸高气急。若高热炽盛,喘憋严重,张口抬肩,为毒热闭肺重症。若出现心阳虚衰或热陷厥阴,见肢厥脉微或神昏抽搐,为邪毒炽盛,正气不支的危重症。

【辨证施治】

一、治疗原则

本病治疗以开肺化痰,止咳平喘为主法。开肺以恢复肺气宣发肃降功能为要务,宣肃如常则咳喘自平。若痰多壅盛者,首先降气涤痰;喘憋严重者,治以平喘利气;气滞血瘀者,佐以活血化瘀;肺与大肠相表里,壮热炽盛时宜用通下药以通腑泄热。出现变证者,或温补心阳,或平肝熄风,随症施治。病久肺脾气虚者,宜健脾补肺以扶正为主;若是阴虚肺燥,余邪留恋,用药宜甘寒,养阴润肺化痰,兼清解余邪。

二、分证论治

1. 常证

(1)风寒闭肺证

主症　恶寒发热,无汗,呛咳不爽,呼吸气急,痰白而稀,口不渴,咽不红,舌质不红,舌苔薄白或白腻,脉浮紧,指纹浮红。

治法　辛温宣肺,化痰止咳。

方药　方用华盖散加减。常用药如麻黄、杏仁、荆芥、防风、桔梗、白前、苏子、陈皮。

恶寒身痛重者加桂枝、白芷温散表寒;痰多,苔白腻者加半夏、莱菔子止咳化痰。若寒邪外束,内有郁热,证见发热口渴、面赤心烦、苔白脉数者,则宜用大青龙汤表里双解。

(2)风热闭肺证

主症　初起证稍轻,见发热恶风,咳嗽气急,痰多,痰稠黏或黄,口渴咽红,舌红,苔薄白或黄,脉浮数。重证则见高热烦躁,咳嗽微喘,气急鼻煽,喉中痰鸣,面色红赤,便干尿黄,舌红苔黄,脉滑数,指纹紫滞。

治法　辛凉宣肺,清热化痰。

方药　方用银翘散合麻杏石甘汤加减。常用药如麻黄、杏仁、生石膏、甘草、金银花、连翘、薄荷、桑叶、桔梗、款冬花、前胡。

咳剧痰多者加大贝母、瓜蒌皮、天竺黄清化痰热;发热、咽痛,加蝉蜕、板蓝根清热利咽;热重者加黄芩、栀子、鱼腥草清肺泄热;夹有积滞者,加莱菔子、全瓜蒌化痰通腑。

(3)痰热闭肺证

主症　发热烦躁,咳嗽喘促,呼吸困难,气急鼻煽,喉间痰鸣,口唇紫绀,面赤口渴,胸闷胀满,泛吐痰涎,舌质红,舌苔黄,脉象弦滑。

治法　清热涤痰,开肺定喘。

方药　方用五虎汤合葶苈大枣泻肺汤。常用药如麻黄、杏仁、前胡、生石膏、黄芩、鱼腥草、甘草、桑白皮、葶苈子、苏子、细茶。

痰盛者加大贝母、天竺黄、鲜竹沥清化痰热;热甚者加栀子、虎杖清泄肺热;热盛便秘,痰壅喘急加生大黄,或用牛黄夺命散涤痰泻火;面唇青紫者加紫丹参、赤芍活血化瘀。

(4)毒热闭肺证

主症 高热持续,咳嗽剧烈,气急鼻煽,甚至喘憋,涕泪俱无,鼻孔干燥如烟煤,面赤唇红,烦躁口渴,溲赤便秘,舌红而干,舌苔黄腻,脉滑数。

治法 清热解毒,泻肺开闭。

方药 方用黄连解毒汤合麻杏石甘汤加减。常用药如炙麻黄、杏仁、枳壳、黄连、黄芩、栀子、生石膏、知母、生甘草。

热重者加虎杖、蒲公英、败酱草清热解毒;腹胀大便秘结者加生大黄、玄明粉通腑泄热;口干鼻燥,涕泪俱无者加生地、玄参、麦冬润肺生津;咳嗽重者加前胡、款冬花宣肺止咳;烦躁不宁加白芍、钩藤清心宁神。

(5)阴虚肺热证

主症 病程较长,低热盗汗,干咳无痰,面色潮红,舌质红乏津,舌苔花剥,苔少或无苔,脉细数。

治法 养阴清肺,润肺止咳。

方药 方用沙参麦冬汤加减。常用药如沙参、麦冬、玉竹、天花粉、桑白皮、炙款冬花、扁豆、甘草。

余邪留恋,低热起伏者加地骨皮、知母、黄芩、鳖甲、青蒿滋阴清热;久咳者加百部、枇杷叶、百合、诃子敛肺止咳;汗多者加龙骨、牡蛎、酸枣仁、五味子敛阴止汗。

(6)肺脾气虚证

主症 低热起伏不定,面白少华,动则汗出,咳嗽无力,纳差便溏,神疲乏力,舌质偏淡,舌苔薄白,脉细无力。

治法 补肺健脾,益气化痰。

方药 方用人参五味子汤加减。常用药如人参、茯苓、炒白术、炙甘草、五味子、百部、橘红。

咳嗽痰多者去五味子,加半夏、陈皮、杏仁化痰止咳;咳嗽重者加紫菀、款冬花宣肺止咳;动则汗出重者加黄芪、龙骨、牡蛎固表止汗;若汗出不温加桂枝、白芍温卫和营;食欲不振者加焦山楂、焦神曲、炒麦芽健胃助运;久泻不止者加扁豆、山药、煨木香、煨诃子健脾止泻。

2. 变证

（1）心阳虚衰证

主症　骤然面色苍白,口唇紫绀,呼吸困难或呼吸浅促,额汗不温,四肢厥冷,虚烦不安或神委淡漠,右胁下出现痞块并渐增大,舌质略紫,苔薄白,脉细弱而数,指纹青紫,可达命关。

治法　温补心阳,救逆固脱。

方药　方用参附龙牡救逆汤加减。常用药如人参、附子、龙骨、牡蛎、白芍、甘草。

气阳虚衰者亦可用独参汤,或参附汤少量频服以救急,气阴两竭者加麦冬;右胁下痞块等血瘀重者可酌加红花、丹参等活血化瘀之品。

（2）邪陷厥阴证

主症　壮热烦躁,神昏谵语,四肢抽搐,口噤项强,双目上视,舌质红绛,指纹青紫,可达命关,或透关射甲。

治法　平肝熄风,清心开窍。

方药　方用羚角钩藤汤合牛黄清心丸加减。常用药如羚羊角粉、钩藤、茯神、白芍、生地、甘草、黄连、黄芩、栀子、郁金。另服牛黄清心丸。

昏迷痰多者加菖蒲、胆南星、竹沥、猴枣散等豁痰开窍;高热神昏抽搐者,可选加紫雪丹、安宫牛黄丸、至宝丹等成药。

【验方偏方】

一、验方偏方

1. 板蓝根、大青叶、银花各 15 克,炙百部、桑白皮各 6 克,甘草 3 克,每日 1 剂。用于病毒性肺炎。

2. 女贞叶煎剂　新鲜女贞叶 500 克,加水 500ml,浓煎至 200ml,每次 5～10ml,每日 3～4 次。用于肺炎喘嗽轻症。

3. 青黛 3 克,银杏、地骨皮、车前子、车前草、陈皮各 9 克,每日 1 剂,分 3 次服。用于细菌性肺炎。

4. 白僵蚕研粉,每次 0.6 克,每日 3 次,水冲服用。用于婴幼儿腺病毒肺炎。

5. 大青叶、板蓝根各15克,草河车、柴胡、白僵蚕各9克,水煎,每日1剂,分3～4次服。用于病毒性肺炎。

6. 麻黄、细辛各3克,射干、五味子、桂枝、半夏各10克,生石膏30克,每日1剂,分3～4次服。用于痰热肺闭证。

7. 炙麻黄、生甘草、知母、荆芥穗各6克,杏仁、黄芩、银花、连翘、鱼腥草、板蓝根各10克,生石膏15克,水煎,每日1剂,分3～4次服。用于风热闭肺证。

二、外治疗法

1. 桑叶、知母各15克,杏仁、前胡、白前各10克,桔梗6克,甘草3克,银花、鱼腥草各20克。制成雾化剂,超声雾化吸入。每次10分钟,每日2次,5～7天为1个疗程。用于风热闭肺证。

2. 肉桂12克,丁香16克,川乌、乳香、没药各15克,当归、红花、赤芍、川芎、透骨草各30克。制成10%油膏敷背部。每日2次,5～7天为1个疗程。

3. 白芥子末、面粉各30克,加水调和,用纱布包后敷贴背部。每日1次,每次约15分钟,以出现皮肤发红为止,连敷3日。

4. 大黄、芒硝、大蒜各15～30克,捣细,用蜜水调和成膏状,用纱布包好后敷于胸或背部。每日1次,如果皮肤未出现刺激反应,可连用3～5日。

5. 天花粉、黄柏、乳香、没药、樟脑、大黄、生天南星、白芷各等份,研为细末。取适量以温食醋调和成膏状,置于纱布上,贴于胸部(上自胸骨上窝,下至剑突,左右以锁骨中线为界)和背部(上自第一胸椎,下至第七、第八胸椎左右,腋后线为界),每12～24小时更换1次。

6. 生大黄、生黄柏、天花粉、赤芍、生甘草、姜黄、白僵蚕、白芥子各100克,樟脑、黄芩、大梅片各30克,薄荷水、制乳没各15克,共研细末,贮于不透气的磁瓶内。使用时,适量和成膏状即成。薄贴在肺部病灶的体表,3～5日更换1次。

7. 肉桂12克,丁香18克,川草乌、乳没药各15克,红花、当归、川芎、赤芍、透骨草各30克,研成细末,放在油膏上。敷贴背部,每2日更换1次。

8. 大黄末、生枳实末各9克，麦麸小碗半碗，青萝卜中节2寸，带须葱白3棵。将上药共捣烂，加黄酒适量，置沙锅内炒热。纱布包，敷熨前胸，以鼻尖出汗为止。

以上2～8方用于肺炎后期，迁延不愈或痰多、肺部啰音经久不消失者。

【临证备要】

一、辨证思路

本病辨证，重在辨常证和变证。常证重在辨表里、寒热、虚实、痰重热重；变证重在辨重症、危症。根据发病时间，病初起时与感冒相似，多有表证，但很快入里化热，主要表现为发热、咳嗽、气喘。根据全身及局部症状，凡恶寒发热，无汗，咳嗽气急，痰多清稀，舌质不红，苔白，为风寒闭肺；若发热恶风，咳嗽气急，痰多黏稠或色黄，舌质红，苔薄白或黄，为风热闭肺。痰阻肺闭时应辨清热重还是痰重，凡咳嗽喘促，气急鼻煽，喉间痰鸣，咳吐痰涎，为痰热闭肺；若高热炽盛，面红唇赤，气急喘憋，烦躁口渴，为毒热闭肺。本病的发生、发展是由实转虚的过程，根据病程，凡病程较长，低热盗汗，干咳无痰，舌红少津，舌苔花剥、苔少或无苔为阴虚肺热；若病程迁延，面白少华，动则汗出，咳嗽无力，舌质淡，舌苔薄白为肺脾气虚。若正气不足，邪毒闭肺后，阳气衰脱，可见肢厥脉微，为心阳虚衰之变证；若邪毒炽盛，内陷心肝，化火伤阴，阴伤及阳，可见神昏抽搐，为邪陷厥阴之变证。变证皆为重症，其程度又常与发病年龄有关，年龄越小病情越重。若邪热内迫肝经，必陷心包，如救治不当，拖延稍久，又可出现气阴两竭，阴伤及阳之危症。

二、论治方法

肺炎喘嗽治疗，以开肺化痰，止咳平喘为基本法则。开肺以恢复肺气宣发肃降功能为要务，宣肃如常则咳喘自平。若痰多壅盛者，首先降气涤痰；喘憋严重者，治以平喘利气；气滞血瘀者，佐以活血化瘀；肺与大肠相表里，壮热炽盛时宜用通下药以通腑泄热。病久肺脾气虚者，宜健脾补肺以扶正为主；若阴虚肺燥，用药宜甘寒，养阴润肺化痰，兼清解余热。出现变证,心阳虚衰者,温补心阳;邪陷厥阴者,开窍熄风;或随症加减。本病除内服药物外,还常使用中药注射液静脉滴注及外治等方法治疗。出现变证者,应中西医结合救治。

三、诊疗注意事项

本病的治疗应注意以下几点:

1. 清解外邪 由于本病初期外邪尚在卫表,故虽有发热或高热稽留,仍应使用清解外邪的治法,慎勿见热治热,早投清热寒凉剂,而导致引邪入里,使病程延长。

2. 豁痰宣闭 有些小儿肺炎常外受时邪之感,内有壅塞之气,膈有胶固之痰,二者相合引起气动痰升,出现咳逆喘急,发热不同,面色青白,喉间痰如拽锯,胸闷胀满,泛吐痰涎,舌苔白腻,脉象弦滑。这类肺气阻塞,清肃失司,痰堵胸宇,胃失和降的证候,决非麻杏甘石汤所能解决。因其肺胃同病,必须豁痰宣闭,用半夏泻心汤、葶苈子散加减。如以黄连1克、黄芩10克苦降,干姜1克、半夏3克辛开,葶苈子10克降气平喘,枳壳5克、川郁金5克开郁豁痰宣闭,或以生白萝汁半酒盅,加少许姜汁临时兑服,以开中焦之壅实、通宣肺气之闭。

闭阻之痰当辨清性质,痰热者予清化,痰浊者予温化,痰壅气逆者予涤痰下气。药可选陈皮、半夏、瓜蒌、紫菀、贝母、天竺黄、胆南星、白芥子等。另外,临症还当针对不同病因辨证治痰,开宣肺气。如痰瘀互结,咳喘较重,面唇青紫者,当活血化瘀,豁痰开闭;若热毒炽盛,肺闭深重,高热咳剧,喘憋气急者,必治以泻火解毒,方可开启肺闭。

3. 泻下通腑,活血化瘀 治疗肺炎喘嗽痰热闭肺时,应特别注意通利肠腑和消除气血瘀滞。肺与大肠相表里,若腹胀便秘,宜加用承气汤之剂,严重暴喘型肺炎,在使用定喘泻肺法后,仍然气急喘逆,腹膨便秘,苔垢腻黄糙者,可用牛黄夺命散,药用黑白丑各1.5克,生大黄、玄明粉各3克,煎汤分2次灌服,以泄肺经实邪。因肺与大肠互为表里,肺气壅塞或痰阻肺络时,可使大肠不利而致腑气秘结,腑气不通也能影响肺气的肃降,故对喘逆胀满的实证肺炎,往往在肃降肺气方中加用一些泻下通腑药,从而取得较为满意的疗效。若喘咳严重,呼吸困难,口唇发绀,即是肺气闭郁引起的气血瘀滞,宜加用桃仁、赤芍、丹皮、丹参之类以活血化瘀,并可预防或减轻由此导致的心阳虚衰之变证。

4. 温补心阳,固摄肾气　婴幼儿肺炎的重症病例往往容易产生正不胜邪而致猝然虚脱,此类患儿常在疾病发生过程的1周内,突然出现面色发灰,四肢不温,汗出淋漓,精神极度委靡,脉细数而无力等心阳衰竭危象,此时亟宜采取中西医结合治疗,加强抢救措施。中医疗法重在固阳救逆,并佐用活血化瘀,疏通气血,以加味参附龙牡救逆汤为主。常用药:人参、熟附子、五味子、龙骨、牡蛎、磁石、丹参、桃仁、红花等。若呼吸不整或见叹息样呼吸者,乃肺气不达,肾气失纳的肺肾两衰证,应重在固摄肾气。因肺为气之主,肾为气之根,可加坎脐、山茱萸、炙麻黄、熟地黄等。

【验案举隅】

验案一

李某,男,9个月。1986年12月10日初诊。

患儿因发热咳嗽气急2天入院。体温39.5℃,两肺散在湿性啰音。胸透:右肺片状阴影,合并右上后段肺不张。白细胞$6.9×10^9$/L,中性白细胞56%,淋巴细胞42%,幼稚粒细胞2%。入院后予抗生素等治疗,体温反而更趋上升。出现烦躁气急,面色苍白,唇口色紫,热度持续不退,请中医会诊。

就诊时咳嗽、发热已5天(39.5℃),汗出而喘,痰阻不爽,烦吵不安,面白唇青,啼哭无泪,便溏溲少。舌红苔润,指纹青紫,直通三关。证属温毒犯肺、里热郁闭。治以清热解毒、宣肺开闭。麻杏石甘加味主之。麻黄2.4克,生石膏24克(先入)、杏仁6克、生甘草2.4克,生黄芩6克。另:熊胆1.5克,研末化服。

二诊　药后津津汗出,身热减而未平(38.5℃),气急较缓,咳嗽尚甚,大便溏黏、舌红润。病势顿挫,温毒未尽,治当清火解毒,再以原法:葛根6克,川连2.4克、淡条芩6克、麻黄2.4克,橘红3克,生石膏15克(先入),生甘草2.4克,杏仁6克,竹茹6克。另熊胆1.5克,化服。1剂。

三诊　药后曾出大汗,形体较软,热度稍有升降(今38.2℃),痰稠不活,便溏黏黄,舌红、苔灰薄黄。症势已缓,病入坦途。须清肺化痰。

冬桑叶9克,枇杷叶9克(包),川贝母3克,竹茹6克,麦冬6克,紫菀6克,生甘草2.4克,橘红3克,杏仁6克,百部6克。另熊胆0.9克,化服,1剂。

此后经清肺化痰养阴之剂调治而愈。

按语　患儿高热5天,汗出而喘,烦躁不安,是为温毒犯肺,邪热郁闭,故用麻杏石甘汤发越郁热。麻杏甘石汤适用于身热汗出而喘之症,小儿肺炎初期、风温之邪郁于肺卫,肺失清肃,以致气逆不降,痰遏不行,治以麻杏石甘汤宣邪达表。麻黄取其宣肺,宜炙用,剂量不宜大,如痰多气憋,在方中加入大贝母、郁金,祛痰利气。如热重汗少,加入连翘、薄荷协助清解;如小便过少,可加入焦山栀,通腑引热下行,大便秘结者,可酌加川军以下泄其热。

除麻杏石甘汤口服外,加熊胆解毒泻火,清心豁痰。1剂后热即渐降;后因大便溏黏,气急较缓,续予前方合葛根芩连。3天后诸症渐平,体温迅即复常,肺啰音消失,透视复查炎症已无,痊愈出院。

验案二

赵某,男,1岁半。1986年11月18日初诊。

发热3天,体温39.7℃,第四天伴咳嗽气急,今日咳嗽加剧,口干咽燥,胃纳不思。起病即给西药3天,曾服退热药,汗出热退而复升。

查体:发育营养较差,形体瘦长,面色少华。头发稀黄,唇口红赤,鼻煽气促,前囟未闭,肋骨外突,咽红,心率142次/分,律齐,两肺呼吸音粗糙并闻及干湿啰音,腹部稍膨,大便三日未行,肝肋下2cm,脾肋下1cm,舌质红,舌苔黄腻而燥,指纹青紫达气关。血象:白细胞计数$5.8×10^9$/L。中性粒细胞44%,淋巴细胞56%。胸透:两肺野有小斑片状阴影。西医诊断:病毒性肺炎。

中医诊断:肺炎喘嗽,痰热闭肺型,热偏甚。治疗:用肺炎痰喘汤(生麻黄1.5克,生石膏15克,银花、连翘、杏仁各9克,炒葶苈子、天竺黄、瓜蒌皮、玄参各6克,生甘草3克)加生大黄3克(后下),牛黄清心丸,每天2次,每次1粒研吞。

服药1剂后大便得通,体温降至38.9℃,2剂后体温降至37.8℃,咳喘明显减轻,3剂后体温正常,气急亦平、咳嗽转轻,胃纳渐增,舌苔转薄白腻,指纹淡紫,后以清肺健脾化痰药治疗,半月痊愈。肺部透视两肺阴影消失。

按语　肺炎和一般感冒咳嗽在病机和症状上不同,辨证时必须牢牢抓住"肺闭"这一病机,治疗时处处顾及"开闭"这一措施。临床中自拟肺炎痰喘汤,本方运用时掌握麻黄用量为石膏的1/10,因为温病不宜过汗伤津,取小量麻黄开肺平喘,辛寒大于辛温,使之仍不失辛凉宣肺之剂。外邪闭肺,炼液为痰,痰是肺炎的主要病理产物,痰阻气道,使肺闭加剧,故在宣肺开闭的同时必须及时化痰,用葶苈子、天竺黄清肺豁痰,外邪祛、痰热除,肺闭即开,因而麻黄、石膏与葶苈子、天竺黄之配伍、一宣一降,促使肺气通畅,为本方组成的关键所在,其他药物均为增强此功能而配合用之,诸如银花、连翘清轻入肺经以宣解肺卫之邪热,瓜蒌皮、玄参清润化痰以利咽开肺。全方合用,旨在清宣开闭,豁痰平喘。

验案三

王某某,女,1岁。2000年12月23日初诊。

治疗经过:发热2天,高热(39.8℃)有汗不解,咳嗽气粗,精神烦躁,口渴面赤,大便溏薄,日三四次,苔薄黄,舌质红,脉搏浮数。此风温之邪侵袭肺胃,当辛凉解肌,方选银翘散加减。银花、杏仁、牛蒡子各9克,桔梗2克,葛根3克,芦根30克,鸡苏散12克(包煎)。

患儿首次服药2剂之后,热势仍炽(体温持续39.5℃左右),神情烦躁不安,龂齿梦语(经X线透视,右肺下内侧可见小片状阴影),有热甚化火内陷之象,急重用清气分邪热之剂。

处方　杏仁9克,牛蒡子9克,桔梗3克,银花9克,黄连1克,菖蒲9克,紫雪丹1克,葛根3克,甘草2克,生姜1片。

药后热势未降,神情稍安,唇干舌红少津,当防苦寒劫阴。原方去黄连、牛蒡子,加石斛9克,玉泉散12克,再进1剂。

第三诊后,热势下降,而大便泄泻不止,咳嗽有痰,转以和脾清肺。

处方　银花9克,桔梗3克,川贝6克,扁豆衣9克,白术5克;山楂9克,麦冬6克,石斛9克,六一散12克(包)。

服药2剂,热清泻止,咳嗽依然,乃邪热已去,脾虚未复,肺尚失肃。继拟健脾益气,肃肺化痰,原方去银花、六一散、麦冬,加茯苓9克,冬瓜子9克,杏仁9克。调理五剂而愈。肺部第三次透视示:原右肺下内侧小片状阴影。现已吸收，余肺清晰，心膈正常。

按语　此症先起风温，继而热甚化火，伤津迫肺，由温邪转陷，而成肺闭之例。按照常规，温邪入里，热陷气营，治当透热转气，解毒凉营，多选连翘、山栀、黄芩之品。连翘、山栀等药苦寒损胃，饮之易吐，当据病情确属必用之时，方可应用。在用连翘、山栀的同时，可多用黄连与肉桂或干姜相伍，互为反佐，苦辛通降，扬长避短。黄连与生姜同用，清热和胃，去邪而不损正，病家乐而受之，可谓一举多得。此例治疗，法据证设，方随法立，解表清肺，泻火养阴，化痰和脾，机转而药变，丝丝入扣。

第三节　哮　喘

哮喘是由多种原因引起的小儿时期常见的肺系疾病。哮指声响言，喘指气息言，哮必兼喘，故通称哮喘。临床以反复发作，发作时喘促气急，喉间哮鸣，呼吸困难，张口抬肩，摇身撷肚为主要特征。古代医籍对哮喘记载甚多。并认识到本病反复发作，难以根治的临床特点。

哮喘发作有明显的季节性，冬春二季及气候骤变时易于发作。发病年龄以1～6岁为多见，多数病儿可经治疗缓解或自行缓解，部分儿童哮喘在青春发育期可完全消失。

中医哮喘包括了西医学所称的支气管哮喘和喘息性气管炎。

【病因病机】

哮喘的发病原因既有内因，也有外因。内因责之于肺、脾、肾三脏功能不足，导致痰饮留伏。外因责之于感受外邪，接触异物、异味以及嗜食咸酸甘甜等。其病位主要在肺、脾、肾。

人体水液的正常代谢，依赖于肺脾肾三脏的气化功能，肺脾肾三脏功能失调，气化失司，则水液代谢失常，导致痰浊内生。小儿时期肺脏娇嫩，外邪犯肺，或肺脏虚弱，则治节无权，水津不能正常输布，凝液为痰；脾虚不能为胃行其津液，运化失司，湿聚为痰；肾气虚弱，不能蒸化水液，水湿上泛为痰。痰浊留伏，成为哮喘的夙根。

哮喘发作，必因伏痰受外邪引动而诱发。感受外邪，以六淫为主。六淫之邪，以风寒、风热居多。邪犯于肺，肺失宣肃，肺气不利，引动伏痰，痰随气升，气因痰阻，相互搏击，阻塞气道，气机升降不利，以致呼多吸少，气息喘促，喉间哮吼痰鸣，发为哮喘。其他如嗜食咸酸甘甜，接触异物、异味，活动过度，或情绪激动，亦能刺激机体，触动伏痰，阻于气道，影响肺的通降功能，而诱发哮喘。

哮喘发作，若系外感风寒，内伤生冷，或素体阳虚，寒痰内伏者，则发为寒性哮喘；若感受风热，或风寒化热，或素体阴虚，痰热内伏者，则发为热性哮喘；若痰热内蕴，又感风寒，可见外寒内热证；若痰饮壅肺未消，肾阳虚衰已显，则成肺实肾虚之证。如果哮喘反复发作，又常导致肺脾肾三脏受损，形成缓解期虽然痰饮留伏未动，但出现肺脾气虚、脾肾阳虚或肺肾阴虚等证。

总之，哮喘的发生均由外因作用于内因所致，正如《证治汇补·哮病》所言："内有壅塞之气，外有非时之感，膈有胶固之痰，三者相合，闭拒气道，搏击有声，发为哮病。"哮喘发作期以邪实为主，缓解期以正虚为重，但亦有发作期、缓解期界限不显著，发作迁延，虚实夹杂的证候。

第二章 肺系病证

【诊断要点】

一、西医诊断要点

1. 多有婴儿期湿疹史，过敏史，家族哮喘史。

2. 有反复发作的病史。发作多与某些诱发因素有关，如气候骤变，受凉受热，进食或接触某些过敏物质。发作之前多有喷嚏、鼻塞、咳嗽等先兆。

3. 常突然发作，发作时咳嗽阵作，喘促，气急，喉间痰鸣，甚至不能平卧，烦躁不安，口唇青紫。

4. 肺部听诊两肺可闻及哮鸣音，以呼气时明显，呼气延长。若支气管哮喘有继发感染，可闻及湿啰音。

5. 血象检查 外周血嗜酸粒细胞增高（$>300\times10^6$/L）。若在病人接受肾上腺皮质激素治疗后取血标本，可出现白细胞假性增高。

6. X线检查 肺过度充气，透明度增高，肺纹理可增多；并发支气管肺炎或肺不张时,可见沿支气管分布的小片状阴影。

7. 肺功能测定 显示换气率和潮气量降低,残气容量增加。血气分析呈 PaO_2 减低,病初血 $PaCO_2$ 可能降低,当病情严重时血 $PaCO_2$ 上升,后期还可出现 pH 值下降。发作间歇期只有残气容量增加,而其他肺功能正常。每天检测呼气峰流速值(PEF)及其一天的变异率,是判断亚临床型哮喘的良好指标。

8. 不同类型哮喘的诊断

婴幼儿哮喘的诊断:凡年龄<3 岁,喘息反复发作者,可按计分法进行诊断。计分方法为:喘息发作≥3 次,3 分;肺部出现哮鸣音,2 分;喘息症状突然发作,1 分;有其他特异性病史,1 分;一、二级亲属有哮喘病史,1 分。评分标准为:总分≥5 分者诊断婴幼儿哮喘;哮喘发作只 2 次,或总分≤4 分者初步诊断婴幼儿哮喘(喘息性支气管炎)。如肺部有哮鸣音可作以下试验:①1‰肾上腺素 0.01ml/kg 皮下注射,15~20 分钟后若喘息缓解或哮鸣音明显减少者加 2 分;②予以沙丁胺醇气雾剂或其水溶液雾化吸入后,观察喘息或哮鸣音改变情况,如减少明显者可加 2 分。

3 岁以上儿童哮喘的诊断:诊断依据为:①喘息呈反复发作;②发作时肺部出现哮鸣音;③平喘药物治疗有显效。

咳嗽变异性哮喘的诊断:又称过敏性咳嗽。诊断依据为:①咳嗽持续或反复发作>1 个月,常伴夜间或清晨发作性咳嗽,痰少,运动后加重;②临床无感染征象,或经较长时间抗生素治疗无效;③用支气管扩张剂可使咳嗽发作缓解,是诊断本症的基本条件;④有个人或家族过敏史,气道反应性测定、变应原检测等可作辅助诊断。

二、中医辨证要点

哮喘临床分发作期与缓解期,辨证时主要从寒热虚实和肺脾肾三脏入手。发作期哮吼痰鸣,气急喘息,以邪实为主。进一步辨寒热:若咳喘痰黄,身热面赤,口干舌红为热性哮喘;凡咳喘畏寒,痰多清稀,舌苔白滑为寒性哮喘。缓解期哮喘已平,以正虚为主,辨肺脾肾三脏不足,进一步再辨气分阴阳:气短多汗,易感冒多为气虚;形寒肢冷,面白,动则心悸为阳虚;消瘦乏力,盗汗面潮红为阴虚。

【辨证施治】

一、治疗原则

本病治疗,应按发作期和缓解期分别施治。发作期当攻邪以治其标,治肺为主,分辨寒热虚实、寒热夹杂而随症施治。缓解期当扶正以治其本,调其肺脾肾等脏腑功能,消除伏痰夙根。哮喘病因复杂,属于顽疾,宜采用多种疗法综合治疗,除口服药物外,雾化吸入、敷贴、针灸疗法,以及配合环境疗法、身心疗法可增强疗效。

二、分证论治

1. 发作期

(1)寒性哮喘

主症　咳嗽气喘,喉间有痰鸣音,痰多白沫,形寒肢冷,鼻流清涕,面色淡白,恶寒无汗,舌淡红,苔白滑,脉浮滑。

治法　温肺散寒,化痰定喘。

方药　方用小青龙汤合三子养亲汤加减。常用药如麻黄、桂枝、细辛、干姜、半夏、白芥子、苏子、莱菔子、白芍药、五味子。

咳甚加紫菀、款冬花、旋复花化痰止咳;哮吼甚加射干、地龙解痉祛痰平喘。若外寒不甚,表证不著者,可用射干麻黄汤加减。

(2)热性哮喘

主症　咳嗽喘息,声高息涌,喉间哮吼痰鸣,咳痰稠黄,胸膈满闷,身热,面赤,口干,咽红,尿黄,便秘,舌质红,苔黄,脉滑数。

治法　清肺涤痰,止咳平喘。

方药　方用麻杏石甘汤合苏葶丸加减。常用药如麻黄、生石膏、黄芩、杏仁、前胡、葶苈子、苏子、桑白皮、射干、瓜蒌皮、枳壳。

喘急者加地龙清热解痉、涤痰平喘;痰多者,加胆南星、竹沥豁痰降气;咳甚者,加炙百部、炙冬花宣肺止咳;热重者选加栀子、虎杖、鱼腥草清热解毒;咽喉红肿者选加蚤休、山豆根、板蓝根解毒利咽;便秘者,加瓜蒌仁、枳实、大黄降逆通腑。若表证不著,喘息咳嗽,痰鸣,痰色微黄,可选用定喘汤加减,方中银杏与麻黄相伍,有很好的敛肺平喘作用,是为主药。

(3)外寒内热

主症　喘促气急,咳嗽痰鸣,鼻塞喷嚏,流清涕,或恶寒发热,咳痰黏稠色黄,口渴,大便干结,尿黄,舌红,苔白,脉滑数或浮紧。

治法　解表清里,定喘止咳。

方药　方用大青龙汤加减。常用药如麻黄、桂枝、白芍、细辛、五味子、半夏、生姜、生石膏、黄芩、生甘草、葶苈子、苏子、射干、紫菀。

热重者,加栀子、鱼腥草清其肺热;咳喘哮吼甚者,加射干、桑白皮、葶苈子泻肺清热化痰;痰热明显者,加地龙、黛蛤散、竹沥清化痰热。

(4)肺实肾虚

主症　病程较长,哮喘持续不已,喘促胸满,动则喘甚,面色欠华,畏寒肢冷,神疲纳呆,小便清长,常伴咳嗽痰多,喉中痰吼,舌淡苔薄腻,脉细弱。

治法　泻肺补肾,标本兼顾。

方药　偏于上盛者用苏子降气汤加减。常用药如苏子、杏仁、前胡、半夏、厚朴、陈皮、肉桂、当归、紫菀、款冬花温润化痰平喘。亦可加人参、五味子益气敛肺。

偏于下虚者用都气丸合射干麻黄汤加减。常用山茱萸、熟地、补骨脂益肾培元;怀山药、茯苓健脾益气;款冬花、紫菀温润化痰;半夏、细辛、五味子化饮平喘;麻黄、射干宣肺祛痰平喘。

动则气短难续,加胡桃肉、紫石英、诃子摄纳补肾;畏寒肢冷,加附片、淫羊藿温肾散寒;畏寒腹满者,加川椒、厚朴温中除满;痰多色白,屡吐不绝者,加白果、芡实补肾健脾化痰;发热咳痰黄稠,加黄芩、冬瓜子、金荞麦清泄肺热。

2. 缓解期

(1)肺脾气虚

主症　多反复感冒,气短自汗,咳嗽无力,神疲懒言,形瘦纳差,面白少华,便溏,舌质淡,苔薄白,脉细软。

治法　健脾益气,补肺固表。

方药　方用人参五味子汤合玉屏风散加减。常用药如人参、五味子、茯苓、白术、黄芪、防风、百部、橘红。

汗出甚加煅龙骨、煅牡蛎固涩止汗；痰多加半夏、桔梗、僵蚕化痰；纳谷不香加焦神曲、谷芽、焦山楂消食助运；腹胀加木香、枳壳、槟榔理气降气；便溏加怀山药、炒扁豆健脾化湿。

(2)脾肾阳虚

主症　动则喘促咳嗽，气短心悸，面色苍白，形寒肢冷，脚软无力，腹胀纳差，大便溏泄，舌质淡，苔薄白，脉细弱。

治法　健脾温肾，固摄纳气。

方药　方用金匮肾气丸加减。常用药如附子、肉桂、鹿角片、山茱萸、熟地黄、淫羊藿、怀山药、茯苓、胡桃肉、五味子、银杏。

虚喘明显加蛤蚧、冬虫夏草补肾纳气；咳甚加款冬花、紫菀止咳化痰；夜尿多者，加益智仁、菟丝子、补骨脂补肾固摄。

(3)肺肾阴虚

主症　咳嗽时作，喘促乏力，咳痰不爽，面色潮红，夜间盗汗，消瘦气短，手足心热，夜尿多，舌质红，苔花剥，脉细数。

治法　养阴清热，补益肺肾。

方药　方用麦味地黄丸加减。常用药如麦门冬、百合、五味子、山茱萸、熟地黄、枸杞子、怀山药、丹皮、茯苓。

盗汗甚加知母、黄柏育阴清热；呛咳不爽加百部、北沙参润肺止咳；潮热加鳖甲、青蒿清虚热。

【验方偏方】

一、验方偏方

1. 麻黄粉0.1克，枳壳0.2克，大黄粉0.3克。上药研细粉后装入胶囊备用。每丸0.6克，每日3次，每次剂量视年龄、病情给予1/2～2丸。用于痰热咳喘。

2. 地龙研为细粉，口服，3岁每次1～3克，每日3次。用于哮喘发作。

3. 沉香2.5克，侧柏叶3克，共为细粉，临睡前顿服。用于哮喘夜间发作。

4. 皂荚15克，水浸白芥子20克，12小时后焙干，每次1～1.5克，每日3次。用于哮喘发作期痰多者。

5. 玉竹10克,白梨1个,水煎,分3次服。每日3次,连服1个月。用于哮喘肺虚有热。

6. 胡桃肉3~5克,每日3次,久服。用于哮喘缓解期肾虚者。

7. 黄芪5克,乌梅3克,五味子2克,甘草2克,大枣5枚,水煎2次,混合药汁,加热浓缩至15ml,1~3岁每次5ml,每日3次,连服1个月,有脱敏作用。用于哮喘的预防。

8. 何首乌10克,牡蛎、胡桃仁、补骨脂各15克,共为细粉,每次5克,每日3次,久服可预防哮喘。

二、外治疗法

1. 吴茱萸10克,研细粉,用醋调成糊状,分成2份,各敷左右涌泉穴,48小时取下,多数1次即效。用于寒喘。

2. 麻黄、细辛、干姜各15克,白芥子30克,共研细粉,用香油调成糊状。适量药膏,置于伤湿膏上,再贴双侧肺俞穴,2日1换,连用3次。用于寒性哮喘。

3. 白丑、黑丑各20克,炒至半生半熟,研为细粉,用时取二丑粉20克与轻粉0.3克、槟榔粉7.5克、木香粉7.5克、大黄粉30克,诸药混匀,加入适量蜂蜜调匀,捏成圆形小饼,以盖满脐孔为度,外敷纱布包扎固定。每日1次,10日为1个疗程。用于哮喘实热证。

4. 桃仁、杏仁、栀子各10克,白胡椒2克,糯米7粒,共研细粉。用时将鸡蛋去黄留清,调和药粉,摊在纱布上,敷贴双侧涌泉穴,12~24小时取下,可连用1~3次。用于哮喘发作期。

5. 麻黄6克,杏仁、僵蚕、款冬花各9克,炙苏子、地龙各12克,甘草15克。上药浓煎取汁60ml,澄清,放在超声雾化器中吸入。每次10~15分钟。用于哮喘发作期。

6. 炙白芥子、玄胡各7克,甘遂、细辛各4克,共研细末加生姜汁调成糊状,分别摊在6块直径5cm的油纸或塑料布上,贴敷双侧肺俞、心俞、膈俞。贴4~6小时,如局部有烧灼感,可提前取下。夏季三伏时每伏贴1次,连贴3年。哮喘发作期、缓解期均可使用。

7. 白芥子3克,细辛0.6克,胡椒1克,白附子1克,共研细末,用生姜汁调成糊状,敷于双侧肺俞穴上,每于夜间睡前敷上,次日取下,如局部反应重时,亦可敷1~2小时取下,1~2日进行1次,7次为1个疗程。用于哮喘缓解期。

三、食疗方药

1. 米醋蛋 低度米醋适量煮鸡蛋2个,煮熟去汁,食蛋,每次1个,每日2次。用于寒性哮喘。

2. 猪肺萝杏汤 猪肺100克,白萝卜50克,杏仁9克。将猪肺洗净切成小块,白萝卜切成小块,杏仁去皮尖,加水炖至烂熟后食用。用于寒性哮喘。

3. 绿茶蛋 绿茶10克,鸡蛋2个,同煮至蛋熟,去壳再煮至水干。食蛋,每次1个,每日2次。用于热性哮喘。

4. 豆腐萝卜汁 取豆腐500克,麦芽糖100克,生萝卜汁1杯混合煮开,每日2次。可常食,病愈停服。用于热性哮喘。

5. 白果蛋 白果2枚研末,鸡蛋1个。将鸡蛋头打一个小孔,把白果末放入,用纸封住蛋孔,炖熟即食,每日1个。用于肺虚哮喘。

6. 白水猪肺 猪肺200克,苎麻根6克,放入葱、姜适量及大枣3枚。用文火煮至肺烂时食用,平时可常用。用于肺脾虚哮喘。

7. 五味子蛋 五味子125克,新鲜鸡蛋10个。将五味子先煎水,待冷,倒入鸡蛋内浸泡7天。每天早晨煮1个,冬季数九时开始食用,直至出九。适用于肺肾皆虚,久咳哮喘者。

8. 防哮粥 黄豆50克,玉竹10克,山药15克,黄芪20克,白梨1枚,加水适量,煮熟黄豆,取汁100ml。儿童每次15ml,每日3次。久服用于哮喘缓解期治疗。

【临证备要】

一、辨证思路

1. 辨别哮喘危险证候 哮喘重证持续发作时,常出现危险证候,临床应高度重视,充分认识,防止发生不测。哮喘发作急剧时,凡出现张口抬肩,摇身撷肚,发汗如油,或汗出如珠,面色青灰,面目浮肿,直视欲脱,四肢厥冷之症者,属危险逆候。

2. 区别小儿哮喘与成人哮喘不同点 小儿哮喘与成人哮喘临床证候表现基本相同,但小儿哮喘外感诱发者多,实证居多,病位偏重于肺脾。若能及早坚持治疗,合理调摄,大多能康复痊愈;随着年龄增长,生长发育日臻完善,肾气渐充,抗病能力增强,发作次数可逐渐减少,病情逐渐减轻而趋向痊愈。成人哮喘多为内伤痼疾,多数是由小儿哮喘未治愈,反复发作,久病及肾,脏气亏损,发展而来。且虚证多见,病位偏重于肺肾,一般难以根除。因此,对小儿哮喘应时刻关注,见微知著,及早防治,以免成为终生痼疾。

3. 哮喘的转归预后 哮喘的证候之间,存在着一定的联系,临床应注意寒热转化、虚实错杂。如寒喘证时,若风寒失于表散,入里化热,可表现出表寒里热证。如哮喘反复发作,可见邪气尚实而正气已虚,表现为虚实错杂的肺实肾虚即"上实下虚"证。哮喘持续发作,若肾阳虚衰,水气不化,既可上凌心肺,又可损及心阳,引起心肾阳衰,肺气欲绝的喘脱证。

二、诊疗注意事项

朱丹溪在《丹溪心法·喘论》中提出"未发以扶正气为主,既发以攻邪气为急"的哮喘治疗原则,是基于《内经》"急则治其标"、"缓则治其本"的原则而确立的。

1. 快速平喘 哮喘发作期的治疗中,最关键的是快速平喘,控制病情。此即朱丹溪"既发以攻邪气为主"之意。除辨证论治外,还应注意配合以下治法方药,以提高疗效。

(1)祛风解痉:典型的外源性哮喘与速发型变态反应有关,多因致敏因素刺激诱发,可骤然起病,或突然好转,或伴皮肤风团、湿疹,喷嚏鼻痒等症,此与中医学"风性善行数变"的特点一致。同时哮喘发作时支气管呈痉挛状态,也与"诸暴强直,皆属于风"的理论相吻合,是风邪入于肺络的直接反应,这就为中医治疗哮喘使用祛风解痉脱敏之剂提供了理论根据。实践证明,在辨证的基础上使用祛风解痉之品,确能提高疗效。如寒性者选用防风、苍耳子;热性者选用僵蚕、蝉衣、地龙;肺气不足者选用五味子、乌梅;皮肤痒疹者选用白鲜皮、苦参之属。钩藤、地龙、僵蚕、蝉蜕,甚至蜈蚣、全蝎等搜风止痉虫类药物,对解除支气管痉挛,平息哮喘,具有良好疗效。

(2)化痰定喘通腑:小儿哮喘,病位在肺,主因是痰,无痰不作喘也。治喘不化痰,非其治也。痰既是病理因素,也是病理产物,痰不化喘难平。因此,治喘必先化痰,化痰实为治喘第一要务。寒痰者应温化,可选莱菔子、苏子、白芥子、胆星、细辛、干姜;热痰者当清化,可选贝母、瓜蒌、黛蛤散、礞石、海浮石、风化硝。肺与大肠相表里,痰邪闭阻,腑气不通,则肺气失于宣降,治疗当以"通"为主,通则痰浊下行,肺气随之宣畅,对于喘咳剧烈,腑气不通,体质壮实者,可选用牵牛子、皂角刺、大黄、芒硝、槟榔、枳实等,通腑气,降肺气,可明显缓解喘憋症状。

(3)活血化瘀:痰瘀同源,活血化瘀药物能疏通肺络,消除痰瘀,痰邪壅塞,气滞血瘀,肺气不降,则哮喘发作。瘀血既是病理产物,又是新的致病因素,活血化瘀能从根本上切断哮喘发病的主要环节,血行气畅,其喘可平。临证可选用丹参、红花、桃仁、川芎、虎杖、莪术、当归、郁金等药。需注意的是"气行则血行","气行则痰行",要消除痰瘀,还宜配合行气之品,如陈皮、枳壳等。

(4)泻肺降气:痰阻肺络,肺气壅塞,气道不利,泻肺降气是主要大法。泻肺多选桑白皮、葶苈子、苏子、莱菔子、厚朴、枳实、椒目、车前子。其中尤以桑白皮与葶苈子常用,桑白皮擅入肺络,利水消肿,泻肺降气;葶苈子降泻肺气,兼能强心利尿,是降气平喘之圣药,与桑白皮相伍,如虎添翼,与麻黄相配,一升一降,相得益彰。对于喘促不已,不能平卧者,可选用代赭石、沉香、灵磁石以降上逆之气,气降则喘自平也。惟重镇泻降之品不可久用,以防伤正。

(5)温阳镇纳:对于暴喘欲脱,冷汗淋漓,烦闷欲绝,面色青灰之证,应采用温肾回阳、镇纳浮阳之品,如附子、肉桂、山萸肉、磁石、龙骨、牡蛎、椒目等,才能取得疗效。

(6)特效平喘药:对于特效平喘药如麻黄,用量宜大,生用效果尤佳;经适当配伍可用于寒、热、虚、实各种咳喘病证。陈飞霞在《幼幼集成》中明确指出:"盖哮喘为顽痰闭塞,非麻黄不足以开肺窍",但因其辛温,性主升散,能发越阳气,如久用或应用不当,可有耗气伤阴之弊,故在头额汗出,心悸喘促,喘脱预兆者及痰少而黏,咽干,手足心热,舌光红少苔,脉细数等真阴亏损者禁用。另外椒目、天浆壳均为平喘良药,可适当选用。

2. 哮有宿根,治当培元 哮喘固然以痰为主要成因,但痰是病因,也是病理产物。哮喘之所以反复发作,是与内因有密切关系,张景岳说"喘有风根",此根是发病最重要的内在原因,也是病儿特有的过敏体质,它不仅容易引发哮喘,而且还会出现腹泻、湿疹、瘙痒和地图舌等病证。治疗方法,当培元固本,以河车大造丸加减大补先天元气,取熟地、天冬、麦冬、党参、黄芪、龟版胶、紫河车、半夏等补肾为主,兼益肺脏,盖肺虚易受外邪,脾虚酿湿成痰,肾虚则四脏皆虚,故三脏并治,气阴双补。

哮喘缓解期肺脾肾三脏俱虚,而小儿又以脾虚为甚,因小儿生理特点是脾常不足,脾虚易生湿生痰,痰饮内伏,遇邪诱发,故哮喘时作。缓解期调理脾胃,尤其健脾益气,使脾健痰湿无从内生,则哮喘不再发生。哮喘缓解期属肺虚者,也应调理脾胃,因补肺不若健脾,虚则补其母,培土生金也。

3. 防止复发 防止复发是小儿哮喘能否彻底治愈的关键。一般来说,平喘易而防哮难。医生和患儿家长也多注意发作期的平喘,而往往忽视缓解期的调治,缓解期的治疗实际上是调整患儿脏腑功能、清除伏痰、增强免疫的过程,在成人以补肾为主,小儿则应理脾为先。小儿处在生长发育时期,肾气随着年龄的增长不断充实旺盛,治脾即可化痰。若长期大量使用补肾药物,特别是血肉有情之品,反而有可能促进性早熟,如鹿茸、蛤蚧、紫河车等不宜长久、大量服用,当然,如果肾虚明显,先天不足,则应有是证用是药。

【验案举隅】

验案一

杨某,男,6岁。1988年3月6日就诊。

患儿在2岁时因高热、咳嗽气喘,西医诊断为喘型肺炎,经治痊愈,但其后经常咳嗽气喘,半月或1个月既发,迭投抗生素、激素未能根除。此次发作已2天,气喘不能平卧,咳嗽阵发,喉中痰嘶,声达户外,吐痰量多,色白泡沫,面色发青,低热无汗,舌苔白腻,脉浮滑。证属寒痰伏肺，风寒诱发，肺失宣降，拟先温肺化痰，降气平喘为法。

处方 炙麻黄5克，桂枝3克，法夏6克，干姜3克，桑白皮10克，射干5克，杏仁10克，苍耳子10克，葶苈子10克，甘草3克。

该方连进2剂，身热汗泄而解，气喘得以平卧，喉头痰嘶消失，咳嗽减轻，惟痰多咳吐不爽，脉滑。此为外邪已解，痰湿化而未尽，肺失肃降，原方去桂枝、五味子，加白芥子、莱菔子、款冬花。继服3剂，咳嗽气喘虽完全消失，但下肢酸软，夜尿多。从肾治本，防其复发，用河车片，1日3次，1次3片，连服3个月，其后哮喘未发。

按语 近冒风寒，外束其表，内引伏痰，肺失清肃之令，故而发热无汗，咳喘痰鸣，卧难着席，痰多色白，舌淡苔白，脉浮紧。此为表里俱寒，宜辛温疏表，蠲饮化痰，降气定喘，投小青龙汤加味。因患儿肺虚不显，故去五味子、白芍，防其恋邪。加射干利咽消痰，以除喉鸣；桑白皮、葶苈子以泻肺降气；苍耳子祛风脱敏，解痉平喘。药后外邪虽解而里湿未除，去姜桂之辛散，加三子养亲汤降气除痰，以尽余邪。痰化而喘平，惟下肢酸软，夜尿多，肾虚是也。借此风平浪静之日，正是固本断根之时，故服河车片补肾培元，以收全功。

验案二

周某，男，4岁。1989年4月6日就诊。

患儿褓褓之时，肌丰体胖，面部多发湿疹，8个月时因毛细支气管炎治疗不彻，其后经常咳嗽气喘，约15～30天即大发作一次，冬春之季辄发尤甚，迭经西药治疗未有根除。此次发作已历5天，头额有汗，胸闷气喘，动则尤甚，不能平卧，喉中有声，痰多色黄，质黏难咳，舌质偏红，苔淡黄，脉滑数。证属痰热蕴肺，宣降失司，治拟清热化痰，降气平喘为法。

处方 炙麻黄5克，杏仁10克，桑白皮10克，款冬花10克，半夏6克，苏子10克，黄芩5克，地龙10克，代赭石20克，甘草3克。

上方连服5剂，气喘即告平稳，精神振作，惟咳有痰声，活动多汗，乃改用成药南烛丸，每次3克，1日2次，以尽余邪。其后服固本止咳片、河车片半年，面色转红，体重增加，精神振作，虽经多次寒潮袭击，宿疾未发。

按语 古人云"脾为生痰之源，肺为贮痰之器"，是证素禀脾虚，痰湿内生,留伏肺俞,酿为哮喘痼疾。此因外感诱发,痰湿化热,是以肺虚不能降气,肾虚不能纳气,肺脾肾三脏同病,遵内经急则治标,缓则治本之明训,先从清肺化痰降气平喘着手,方选定喘汤加减。加代赭石重镇降气;地龙解痉平喘。药后肺气降而喘平,然痰化未尽,故用南烛丸以扫残云。其后服固本止咳片、河车片健脾益肺滋肾,缓则治本意耳。

验案三

患儿郑某,男,7岁。1996年3月4日就诊。

患儿于生后7个月起病,初患急性毛细支气管炎,经住院治疗15天获愈。其后常于外感后咳嗽,伴吼,1年约发作5次之多。此次发作历时10天,症见咳嗽频作,夜间尤甚,咳嗽时哮声明显,有痰色白而黏。病后很少有热,饮食及睡眠、大小便多属正常。多年治疗终未获愈。检查:一般状态尚可。心音钝,肺部可闻哮鸣音,腹软,舌苔白厚,舌质淡,脉数。有关检验除多种物品过敏外,无其他异常。经用止咳平哮、化痰止喘之法,服小儿治哮灵(苏子、射干、麻黄、地龙等),每次5片,1日3次。合用汤剂,方药有白屈菜10克,苏子10克,前胡10克,僵蚕10克,挂金灯(锦灯笼)10克。水煎1剂,分3次服。经治8天,不咳哮止,有少量痰,活动后气粗。病入缓解期,证为脾肾气虚,治用健脾益肾之法,药用苏子10克,党参10克,熟地10克,莱菔子10克,白芥子10克,沙参10克,款冬花10克,椒目5克,侧柏叶10克。水煎服。连服14天,一般症状消失,病情稳定。此期是稳定期,继续治疗,此时临床虽无明显症状,但其形体及精神、活动等仍有虚象。治用固肾抑痰、防哮等法治疗。方药用黄芪10克,玉竹10克,五味子5克,女贞子10克,补骨脂10克,牡蛎10克,何首乌10克。水煎服,连用1个月。患儿一般经过如常,其间虽有感冒,但未作哮。停药3个月。复查,患儿感冒两次,均未见哮喘反复。继用前方1个月。6个月后复查,患儿体质状态明显增强,未见感冒,哮喘亦未发作。时至冬日复查,一般情况正常,前方又服用14天。其后历经1年之久,未见反复,入学活动较多,但无任何症状。

按语 前人治疗哮喘,多以麻黄为主药。如寒哮用小青龙汤、射干麻黄汤;热哮则用麻杏石甘汤、定喘汤。其方均以麻黄为主药。麻黄功能开肺宣肺,肺气宣通,痰自易出。配伍杏仁、郁金、橘红等效果尤佳。

《幼幼集成》云："哮喘是顽痰闭壁，非麻黄不足以开其肺窍，放胆服之，百发百中。"临床屡用屡效。皂角一物，"除痰之力最猛"，《金匮要略》有皂荚为丸可证。皂角能开壅闭，涤污垢，《金匮钩玄》恒用导痰千金汤中即用皂角。《幼科释谜》亦仿用之，病儿服用皂角汤剂后，多吐痰涎，缓解哮喘，有卓效。葶苈子是泻肺平喘要药，桑白皮、射干均有泻肺平喘作用。上述三药，如与麻黄相配伍，一升一降，使气道通，痰浊下行，哮喘自然平定，其他如胆南星、半夏、瓜蒌、枳实等均系祛痰妙药，选择配用，能增强药力。倘患儿哮喘兼有腹胀、便秘症状者，亦可酌加大黄，大黄和祛痰药同用，即能导痰下行，盖肺与大肠相为表里也。

第四节　反复呼吸道感染

感冒、扁桃体炎、支气管炎、肺炎等呼吸道疾病是小儿常见病，若在一段时间内反复感染发病即称为反复呼吸道感染。

本病多见于6个月～6岁的小儿，1～3岁的幼儿更为常见。以冬春气候变化剧烈时尤易反复不已，夏天有自然缓解的趋势，一般到学龄期前后明显好转。若反复呼吸道感染，治疗不当，容易发生咳喘、水肿、痹证等病证，严重影响小儿的生长发育与身心健康。古代医籍的虚人感冒、体虚感冒与本病证接近。

【病因病机】

小儿反复呼吸道感染多因正气不足，卫外不固，造成屡感外邪、邪毒久恋，稍愈又作，往复不已之势。其发病机理大致有以下几方面。

禀赋不足，体质柔弱：若父母体弱多病或在妊娠时罹患各种疾病，或早产、双胎、胎气孱弱，生后肌骨嫩怯，腠理疏松，不耐自然界中不正之气的侵袭，一感即病，父母及同胞中亦常有反复呼吸道感染的病史。

喂养不当，调护失宜：人工喂养或因母乳不足，过早断乳，或偏食、厌食，营养不良，脾胃运化力弱，饮食精微摄取不足，脏腑功能失健，脾肺气虚，易遭外邪侵袭。

少见风日，不耐风寒：户外活动过少，日照不足，肌肤柔弱，卫外不固,对寒冷的适应能力弱,犹如阴地草木、温室花朵,软脆不耐风寒。一旦形寒饮冷,感冒随即发生,或他人感冒,一染即成。病后又易于发生传变。

用药不当,损伤正气:感冒之后过服解表之剂,损伤卫阳,以致表卫气虚,营卫不和,营阴不能内守而汗多,卫阳不能外御而易感。药物使用不当,损耗小儿正气,使抵抗力下降而反复感邪不已。

正虚邪伏,遇感乃发:外邪侵袭之后,由于正气虚弱,邪毒往往不能廓清,留伏于里,一旦受凉或疲劳后,新感易受,留邪内发;或虽无新感,旧病复燃,诸症又起。

总之,小儿脏腑娇嫩,肌肤薄弱,藩篱疏松,阴阳二气均较稚弱,复感儿则肺、脾、肾三脏更为不足,卫外功能薄弱,对外邪的抵抗力差;加上寒暖不能自调,一旦偏颇,六淫之邪不论从皮毛而入,或从口鼻而受,均及于肺。正与邪的消长变化,导致小儿反复呼吸道感染。

【诊断要点】

一、西医诊断要点

1~2岁小儿,每年呼吸道感染10次以上,其中下呼吸道感染3次以上;3~5岁小儿,每年呼吸道感染8次以上,其中下呼吸道感染2次以上;6~12岁小儿,每年呼吸道感染7次以上,其中下呼吸道感染2次以上。

上呼吸道感染第2次距第1次至少要间隔7天以上。

二、临床分期

按其病程特点可分为感染期、迁延期、恢复期3期。

1. 感染期 上呼吸道感染时表现为发热,咳嗽,鼻塞,喷嚏,咽红,扁桃体肿大充血等症;下呼吸道感染时表现为咳嗽,喘息,痰鸣,鼻煽,两肺可闻干湿啰音。血白细胞总数可升高,中性粒细胞上升或正常,胸部X线透视纹理增粗或有斑片状、云雾状阴影。

2. 迁延期 此期呼吸道急性感染的症状已经缓解,部分症状已经消失,但常残留咳嗽,低热,多汗,体倦,烦躁,纳呆等症。咽红,扁桃体肿大,肺部啰音不消失,末梢血象与肺部X线所见不一。

3. **恢复期** 此期呼吸道感染症状、体征大致消失,表现为虚多邪少。患儿可出现神怠,多汗,纳呆,肌松,消瘦,虚胖,舌淡,苔剥,脉数无力诸症,稍不注意,病情极易反复,或间隔一段时间后又接着下一次感染。此时血清免疫球蛋白(Ig)、分泌型免疫球蛋白(sIg)偏低,微量元素锌缺乏,植物血凝素试验阴性等。

三、中医辨证要点

小儿反复呼吸道感染的辨证重在明察邪正消长变化。感染期以邪实为主,迁延期正虚邪恋,恢复期则以正虚为主。初起时多有外感表证,当辨风寒、风热、外寒里热之不同,夹积、夹痰之差异,本虚标实之病机。迁延期邪毒渐平,虚象显露,热、痰、积未尽,肺脾肾虚显现;恢复期正暂胜而邪暂退,关键已不是邪多而是正虚,当辨肺脾肾何脏虚损为主,肺虚者气弱,脾虚者运艰,肾虚者骨弱。

【辨证施治】

一、治疗原则

在呼吸道感染发作期间,应按不同的疾病治疗,同时适当注意到照顾小儿正虚的体质特点。迁延期以扶正为主,兼以祛邪,正复邪自退。恢复期当固本为要,或补气固表,或运脾和营,或补肾壮骨。本节所述,以恢复期治疗为主,此时要抓住补益的时机,使"正气存内,邪不可干",以达到减轻减少发作的效果。

二、分证论治

1. 营卫失和,正虚邪恋

主症 反复感冒,恶寒怕热,不耐寒凉,平时汗多,肌肉松弛,可伴低热。咽红不消退,或扁桃体肿大,或肺炎后经久不恢复,或经抗生素治疗后,病情好转,但未痊愈,舌淡红,苔薄白或花剥,脉浮数无力,指纹紫滞。

治法 扶正固表,调和营卫。

方药　方用黄芪桂枝五物汤加减。常用药如黄芪、桂枝、白芍、炙甘草、红枣。

汗多者可加生龙骨、生牡蛎、碧桃干固表止汗；兼有咳嗽者可加百部、杏仁、炙冬花宣肺止咳；身热未清加青蒿、连翘、银柴胡清宣肺热；咽红扁桃体肿大未消加板蓝根、玄参、夏枯草、浙贝母利咽化痰消肿；咽肿便秘加瓜蒌仁、枳壳、生大黄化痰解毒通腑。

2. 肺脾两虚，气血不足

主症　屡受外邪，咳喘迁延不已，或愈后又作，面黄少华，厌食，或恣食肥甘生冷，肌肉松弛，或大便溏薄，咳嗽多汗，唇口色淡，舌质淡红，脉数无力，指纹淡。

治法　健脾益气，补肺固表。

方药　方用玉屏风散加味。常用药如黄芪、白术、党参、山药、茯苓、陈皮、防风等。

余邪未清可加大青叶、黄芩、连翘清其余热；汗多加稽豆衣、五味子固表止汗；纳少厌食加鸡内金、炒谷芽、生山楂开胃消食；便溏者加炒苡仁、茯苓健脾化湿；便秘积滞者加生大黄、枳壳导滞消积。

3. 肾虚骨弱，精血失充

主症　反复感冒，甚则咳喘，面白无华，肌肉松弛，动则自汗，寐则盗汗，睡不安宁，五心烦热，立、行、齿、发、语迟，或鸡胸龟背，脉数无力，舌苔薄白。

治法　补肾壮骨，填阴温阳。

方药　方用补肾地黄丸加味。常用药如熟地、山药、山茱萸、五味子、麦冬、菟丝子、泽泻、茯苓、丹皮。

五迟者可加鹿角霜、补骨脂、生牡蛎补肾壮骨；汗多者加黄芪、煅龙骨益气固表；低热者加鳖甲、地骨皮清其虚热；阳虚者加鹿茸、紫河车、肉苁蓉温阳固本。

【验方偏方】

1. 黄芪10克，红枣30克，煎汤代茶水服，可服1～3个月。用于气虚卫外不固者。

2. 人参、五味子、川贝母（按3∶2∶1组成），研成细末，制成散剂或水丸、糖衣片,每次3克,每日3次。

【临证备要】

一、辨证思路

1. 本病的主症是在一段时间内反复感染感冒、扁桃体炎、支气管炎、肺炎等呼吸道疾病。临床可分3期:①感染期:上呼吸道感染时表现为发热,咳嗽,鼻塞,喷嚏,咽红,扁桃体充血肿大等症;下呼吸道感染时表现为发热,咳嗽,喘息,痰鸣,鼻煽,两肺可闻及干湿啰音等。外周血白细胞总数正常或升高,中性粒细胞上升或正常,胸部X线透视肺纹理增粗或有斑片状、云雾状阴影。②迁延期:呼吸道急性感染的症状逐渐缓解,部分症状已消失,但常残留咳嗽,低热,多汗,体倦,纳呆等症,咽红,扁桃体肿大,肺部啰音不吸收,外周血与肺部X线表现不一。③恢复期:呼吸道感染症状、体征大致消失,表现为虚多邪少。患儿可出现倦怠,多汗,纳呆,形体消瘦或虚胖,舌淡,苔薄,脉数无力诸症,稍不注意,病情极易反复,或间隔一段时间后又接着下一次感染。

2. 营卫失和,邪毒留恋证和肺脾两虚,气血不足证的辨识:两个证候关键都是不在邪多而在正虚,临床表现都有汗出较多,两证的区别在于:①营卫失和,邪毒留恋证汗出多而不温;②肺脾两虚,气血不足证多见易屡受外邪,咳喘迁延,多汗,并伴有脾虚面黄少华,肌肉松弛,厌食便溏之征。

二、诊疗注意事项

1. 发病期与缓解期的治疗　发病之初,多属实证,然患儿平时体虚,发病过程中易转为虚实夹杂证或以虚证为主,治疗中应予以益气解表或滋阴解表,不可过于发汗,以防更伤正气。由于患儿体虚,病情易于发展转变,在感冒基础上,很快发展成咳嗽、肺炎喘嗽。缓解期着重扶正。

2. 扶正祛邪　小儿反复呼吸道感染多由正气不足,抗病能力减弱,屡感外邪,邪毒留恋,正邪相争,消长变化引起。正气不足主要指肺、脾、肾三脏功能不足。《素问·评热病论》有"邪之所凑,其气必虚"

之说。"复感儿"不仅因正虚易反复感邪而发病,且因正虚邪恋,而使病情迁延,反复不已。在积极的调护与治疗下,可逐渐使正气增强而好转,也可因复感邪气而加重,故其转归仍取决于正气的强弱。在疾病的发生、发展与转归过程中,虽然邪气是发生疾病的基本条件,但起决定作用的是人体正气的强弱。疾病的变化发展、转归及预后,同样亦是如此,都取决于邪正双方的力量对比,取决于人体正气的强弱与否。反复呼吸道感染"不是邪多而是正虚",故治疗应侧重于扶正祛邪。并以恢复期治疗为主,此时要抓住补益的时机,使"正气存内,邪不可干",以达到减轻或减少发作的效果。

呼吸道复感儿有时也需标本兼治,如平时有轻微症状者,在黄芪桂枝五物汤主方基础上加减,如咳嗽加桔梗、款冬花;干咳加天花粉、百合;喉痒加蝉蜕、牛蒡子;痰多加半夏、陈皮;喷嚏加防风、白芷;咽红加桔梗、生甘草、射干;鼻流清涕加辛夷、苍耳子等,临床均需灵活运用。

3. 和解表里、调和营卫 反复呼吸道感染属中医"虚人外感"范畴,其表邪未尽而正气已虚,枢机不利,病在少阳。如单一解表则复虚其表,一味固本,则有碍其邪。故还可采用和解表里、调和营卫、疏通枢机之法。方选小柴胡汤加减,常用柴胡解表,黄芩清里,太子参扶正,赤芍敛阴,半夏化湿,红枣甘草调理中州,奏和解表里,调和营卫之功。由于本病还与风邪入血分,风血相搏有关,根据"治风先治血"的原则,加入赤芍、蝉蜕活血散风。此方寒热并用,消补兼施,表里同治,恰恰符合小儿"易寒易热、易虚易实"的病理特点。目前国内外学者多认为机体免疫功能低下是导致反复呼吸道感染的重要因素,据现代药理研究,小柴胡汤能显著增强机体的免疫功能,使机体免疫功能低下状态得到纠正,以发挥正常的抗感染免疫功能,从而达到防治小儿反复呼吸道感染的目的。

【验案举隅】

验案一
高某,男,3岁,1992年6月9日初诊。
患儿反复呼吸道感染,每月感冒2次以上,曾因"肺炎"住院4次。刻诊:面色苍白,易出虚汗,食欲欠振,形体瘦弱,大便偏干,舌质淡红、苔薄白。此乃体禀不足,荣卫失调,病不在邪多,而在正虚,治从益气调和营卫。药用:炙黄芪、生白术、浮小麦各10克,炙桂枝3克,生白芍、炙甘草各6克,炒防风8克,煅龙牡各15克,生姜2片,大枣5枚,7剂。煎服法:中药7剂同浸入沙锅内,浓煎至800ml药液,加入冰糖、蜂蜜各100克,搅拌均匀,成为糖浆状,装入广口瓶中,入冰箱保存,每日2次,每次10ml(1匙),开水冲服,连服1个月。

1个月后患儿精神状态有所好转,食欲较前增加。又继服2个月,患儿形体渐胖,追访3个月,未发感冒。

按语 《金匮要略》有"血痹,阴阳俱微……如风痹状,黄芪桂枝五物汤主之";"夫失精家……脉得诸芤动微紧,男子失精,女子梦交,桂枝加龙骨牡蛎汤主之"。仲景以黄芪桂枝五物汤治疗是由于营卫气血俱虚,阳气不足又感风寒所致之血痹证;桂枝加龙牡汤调谐阴阳,交通心肾以治失精之证。用黄芪桂枝加龙牡汤方,则用于体虚易感、多汗纳差、长期不明原因的发热,或迁延不愈的肺炎患儿,乃采用"异病同治"之法。由于小儿进药困难,长期久服不易坚持,则改用膏剂调服。

验案二

曲某,女,6岁。2007年9月30日就诊。

初为伤风感冒,继而发热不退,断续使用中西药物,未能彻底治愈,迁延月余,出现潮热自汗,精神疲乏,面黄青暗,二目无神,大便稀溏,日行2～3次,食少苔薄,脉濡缓,白天体温38℃,夜间高达39～39.5℃,皮肤潮润有汗,血常规检查在正常范围。患儿由感冒失治,表虚气弱,邪留未去所致。先进和解法,清除虚热,药用青蒿、鳖甲各10克,白薇8克,柴胡5克,桔梗、黄芩、陈皮、秦艽各6克,甘草2克,2剂。热降汗少,精神转佳,胃纳渐香,惟头昏怕冷甚于常人,苔薄根微黄腻,脉浮。邪去正虚,转以益气健中法,党参、白术、白芍、生地各6克,鸡内金5克,谷芽8克,甘草2克,太子参10克,红枣4枚,4剂而愈。

按语 小儿虚证感冒,临床较为常见。形成的原因,多数是误治失治,耗伤正气,如初起一味疏散、发汗太过,伤及元气、正虚则不能祛邪外出,留滞肌肤之间;亦有禀赋不足,元气素亏,卫外不固,易感时令之邪,以致正虚邪恋,感冒迁延不愈。临床所见,身热起伏不解,持续在38～39℃,汗出热不解,精神委靡,面色苍白,或伴轻度咳嗽,不思饮食,苔多薄白而润,或苔根厚腻,脉来濡数而细,形体消瘦。临床辨证为正气虚而邪实,留恋肌腠。治法采取清化邪热,调和肌腠,方能以求邪去正复。

有些小儿体虚多汗,反复罹患外感。其中不少处于条件优越的家庭,缺乏正确的护养知识,深居温室,厚衣重被,少见风日,体型虽丰却肌肉松软,骨骼发育不良,抵御外邪的能力薄弱,属于现代医学所谓"易感儿"、"佝偻病"之类。其汗出过多为营阴不藏;反复外感乃卫阳不固,亦可予调和营卫,护表摄阴之桂枝龙骨牡蛎汤治之。

验案三

王某,男,5岁。

患儿形体瘦弱,面白少华;常自汗出,汗后肢凉,口和不得渴,纳谷不馨,鼻衄时作,血色黯红;极易感冒,每月数作;关节酸痛而无红肿,活动自如,查血沉、抗"O"等均正常;舌苔薄白,质润。辨证为体禀不足,营虚卫弱,阴阳两虚,失于固密。治以温阳摄阴,护卫和营,取桂枝龙骨牡蛎汤加味。处方:炙桂枝3克,炒白芍10克,煅龙牡各20克,桔梗6克,炙甘草5克,糯稻根12克,瘪桃干10克,京玄参10克,生姜2片,红枣5枚。药进5剂,汗出大减,关节酸痛已止,鼻衄未作,精神振作,食欲增进,舌苔薄净。原法已效,加减再进。处方:炙黄芪10克,炙桂枝2克,炒白芍10克,玄参10克,煅龙牡各20克,桔梗10克,生姜2片,红枣5枚。此方连服10剂,诸症悉除,形体亦转壮实,此后很少感冒。

按语 阳失卫外,则阴津常泄,体弱易感,寒气客之,又令四肢经脉痹阻而酸痛,鼻衄时作,非血热妄行,乃卫失固护,故仍取温阳摄阴之法。卫阳充,则肌腠密,经脉温通,外邪难侵;营内守,则阴津固,汗液少泄,血液归经。阴阳燮理,营卫和调,体壮自然少病。

第三章

脾胃病证

第一节 呃逆

呃逆是指胃气上逆动膈，以气逆上冲，喉间呃呃连声，声短而频，令人不能自制为主要表现的病证。

西医内科学中的单纯性膈肌痉挛即属呃逆。而其他疾病如胃肠神经官能症、胃炎、胃扩张、胸腹腔肿瘤、肝硬化晚期、脑血管病、尿毒症，以及胸腹手术后等所引起的膈肌痉挛之呃逆，均可参考本节辨证论治。

【病因病机】

引起呃逆的病因主要有饮食不当、情志不遂以及正气亏虚等。

饮食不当：饮食太饱太快、过食生冷或过服寒药，致寒气蕴蓄于胃，循手太阴之脉上动于膈而生呃逆；饮食辛热煎炒或过用温补药品，可致燥热内生，腑气不行，气逆动膈而生呃逆；此即《景岳全书》曰："皆其胃中有火，所以上冲为呃。"

情志不遂：恼怒伤肝，气机不利，横逆犯胃，逆气动膈；肝郁克脾，或忧思伤脾，运化失职，滋生痰浊；痰饮内停，恼怒气逆，逆气挟痰浊上逆动膈而生呃逆。故《证治准绳》有"暴怒气逆痰"而发生呃逆的记载。

正气亏虚：素体不足，发育尚不完善，大病久病，正气未复，损伤中气，或伤胃阴，吐下太过，虚损误攻，亦可致胃失和降而生呃逆。

病位在膈，病变的关键脏腑在胃，还与肝、脾、肺、肾诸脏腑有关。

胃中寒气内蕴,胃失和降,上逆动膈致胃中虚冷证;燥热内盛伤胃,甚至阳明腑实,腑气不顺,胃失和降致胃火上逆证;肝失疏泄,气机不顺,津液失布,痰浊内生,影响肺胃之气致气机郁滞证;脾失健运或肝失条达,则胃失和降,气逆动膈,亦成呃逆。

本病的病机主要是胃失和降,膈间气机不利,胃气上逆动膈。因胃主受纳,主降,以通降下行为顺,若因饮食不节、情志因素以及体虚病后而导致寒气、燥热、气滞、痰阻及正气虚衰,均可引起胃失和降,胃气上逆动膈,而成呃逆。

【诊断要点】

一、西医诊断要点

1. 呃逆以气逆上冲,喉间呃呃连声,声短而频,不能自制为主症,其呃声或高或低,或疏或密,间歇时间不定。

2. 常伴有胸膈痞闷,脘中不适,情绪不安等症状。

3. 多有受凉、饮食、情志等诱发因素,起病多较急。

二、中医辨证要点

1. 首先应分清是生理现象,还是病理反应。生理现象:一时性气逆而作呃逆,且无明显兼证者,属暂时生理现象,可不药而愈;病理反应:若呃逆持续性或反复发作者,兼证明显,或出现在其他急慢性病证过程中,可视为呃逆病证,需服药治疗才能止呃。

2. 病理性呃逆当首辨虚、实、寒、热。实:病属初起,呃声响亮有力,连续发作;虚:呃逆时短时续,气怯声低乏力;寒:得寒则甚,得热则减,脘冷苔白;热:口臭,烦渴,便秘,舌红苔黄。

3. 辨危候

辨病深临危,重证后期急危患者之呃逆持续不继,呃声低微,气不得续,饮食难进,脉细沉伏,多为病情恶化,胃气将绝,元气欲脱的危候。

【辨证施治】

一、治疗原则

呃逆一证，总由胃气上逆动膈而成，所以理气和胃、降逆止呃为基本治法。配合祛寒、清热、补虚、泻实。对于重危病证中出现的呃逆，治当大补元气、急救胃气。

二、分证论治

1. 胃中寒冷证

主症　呃声沉缓有力，得热则减，遇寒更甚。胸膈及胃脘不舒，进食减少，恶食冷凉，喜热饮，口淡不渴。舌苔白润，脉迟缓。

治法　温中散寒，降逆止呃。

方药　丁香散加减。常用药如丁香、柿蒂、高良姜、甘草。

寒气较重，脘腹胀痛加吴茱萸、肉桂、乌药散寒降逆；寒凝食滞，脘闷嗳腐加莱菔子、半夏、槟榔行气降逆导滞；寒凝气滞，脘腹痞满加枳壳、厚朴、陈皮以行气消痞；气逆较甚，呃逆频作加刀豆子、旋复花、代赭石以理气降逆。还可辨证选用丁香柿蒂散、橘皮汤等。

2. 胃火上逆证

主症　呃声洪亮有力，冲逆而出。口臭烦渴，多喜冷饮，脘腹满闷，大便秘结，小便短赤。苔黄燥，脉滑数。

治法　清胃泄热，降逆止呃。

方药　竹叶石膏汤加竹茹、柿蒂。常用药如竹叶、生石膏、沙参、麦冬、半夏、粳米、甘草、竹茹、柿蒂。

腑气不通，痞满便秘合用小承气汤通腑泻热；胸膈烦热，大便秘结可用凉膈散以攻下泻热。

3. 气机郁滞证

主症　呃逆连声，常因情志不畅而诱发或加重。胸胁满闷，脘腹胀满，嗳气纳减，肠鸣矢气。苔薄白，脉弦。

治法　顺气解郁，和胃降逆。

方药　五磨饮子加丁香、柿蒂。常用药如木香、乌药、枳壳、沉香、槟榔、丁香、代赭石。

肝郁明显加川楝子、郁金疏肝解郁；心烦口苦，气郁化热加栀子、黄连泄肝和胃；气逆痰阻，昏眩恶心可用旋复代赭汤合二陈汤化裁以顺气降逆，化痰和胃；气滞日久夹瘀可用血府逐瘀汤加减以活血化瘀。

4. 脾胃阳虚证

主症　呃声低长无力，气不得续。泛吐清水，脘腹不舒，喜温喜按，面色㿠白，手足不温，食少乏力，大便溏薄。舌质淡，苔薄白，脉细弱。

治法　温补脾胃止呃。

方药　理中丸加吴茱萸、丁香。常用药如人参、白术、甘草、干姜、吴茱萸、丁香、柿蒂。

嗳腐吞酸，夹有食滞加神曲、麦芽消食导滞；脘腹胀满、脾虚气滞加法夏、陈皮理气化浊；呃声难续，气短乏力可用补中益气汤以升提中气；病久肾阳亏虚，肾失摄纳可用肾气丸以温肾助阳。还可辨证选用附子理中丸、香砂六君子汤等。

5. 胃阴不足证

主症　呃声短促而不得续。口干咽燥，烦躁不安，不思饮食，或食后饱胀，大便干结。舌质红，苔少而干，脉细数。

治法　生津养胃止呃。

方药　益胃汤加枇杷叶、柿蒂。常用药如沙参、麦冬、玉竹、生地、枇杷叶、柿蒂。

咽喉不利加竹茹、石斛以养阴清热；神疲乏力加党参或西洋参、山药以益气生津；久病胃虚兼热合用竹茹汤补虚清热、理气降逆；若日久及肾可用大补阴丸加减以滋养肝肾之阴。

【验方偏方】

一、验方偏方

1. 莱菔子、木香各 50 克，水煎服。用于呃逆各证。

2. 柿蒂 10 克，水煎服。用于呃逆各证。

3. 丁香 3 克、柿蒂 6 克、白术 10 克、陈皮 6 克、旋复花 10 克、苏子 10 克、炙甘草 6 克。每日 1 剂，水煎服。用于呃逆气机郁滞证。

4. 生姜、蜂蜜各 30 克,生姜取汁与蜂蜜调匀 1 次服下。用于呃逆各证。

二、针灸疗法

1. 以膻中(沿皮刺 3 寸,胶布固定留针 24 小时)、攒竹(针尖向印堂上方斜刺刺进骨膜)、翳风(刺 1.5 寸深)为主穴,配合内关、足三里、中魁。每日 2 次。

2. 针刺内关、膈俞,用强刺激手法。心下痞闷不舒者,加足三里、中脘。体虚呃逆不止者,可用艾炷直接灸膈俞、足三里。

【临证备要】

一、辨证思路

1. 呃逆一证在辨证时首先应分清是生理现象,还是病理现象。详细询问病史、了解以往的发作情况,查找病因,认真检查主证和兼证。若一时气逆而作,无反复发作史,且无明显兼证者,属暂时的生理现象,无须治疗;若呃逆反复发作,兼证明显,或出现在其他急慢性病证过程中,因外感、饮食、情志、脏腑功能失调等原因而发,可视为呃逆病证,当辨证论治。

2. 本病之初以实证为主,日久则为虚实夹杂证或纯为虚证。病机转化决定于病邪性质和正气强弱。一般来说胃中寒冷损伤阳气见脾胃虚寒之证;胃中积热或肝郁化火,易损阴耗液见胃阴亏虚证;气郁、食滞、痰饮则见脾胃虚弱证;而气郁日久或手术挟瘀则往往导致胃中气机不畅,胃气上逆。若重证后期,急危患儿,呃逆断续不继,呃声低微,气不得续,饮食难进,脉细沉伏,是元气衰败,胃气将绝的危候。

二、诊疗注意事项

1. 辨病论治与辨证论治相结合 呃逆一证,总由胃气上逆动膈而成,故治疗以理气和胃、降逆止呃为基本治法,选用柿蒂、丁香、制半夏、竹茹、旋复花等。肺气宣通影响胃气和降,故宣通肺气也是胃气得以和降的保证,遣方时可加入桔梗、枇杷叶、杏仁之品。然临床施治,更应辨证求因,针对不同病因病机而治。因寒邪蕴蓄者,当温中散寒;因燥热内盛者,当清其燥热;因气郁痰阻者,当理气开郁除痰;因脾胃虚弱者,当补其脾胃。若由饮食不当所致者,当调其饮食,宜进清淡、易消化饮食,忌食生冷、辛辣,避免饥饱失常;由外邪所致者,当注意起居有常,避免外邪侵袭;由情志不遂所致者,当畅其情志,避免过喜、暴怒等精神刺激;由久病体虚所致者,当扶正补虚,同时积极治疗原发病。

2. 顽固性呃逆的治疗注重理气活血 气行则血行,气滞则血瘀。久患呃逆不愈,当属气机不畅日久,久病入络,血行瘀阻,气滞血瘀之证。故治疗除理气和胃、降逆止呃之外,当结合应用活血化瘀之法,调理气血,使血行气顺,膈间快利,呃逆自止;临证以血府逐瘀汤加减,可加祛风通络之品,如干地龙、䗪虫等,尤适合中风合并呃逆者。

3. 除药物治疗外,宜结合穴位按压、注射、针灸等 呃逆一证,病情轻重差别极大。轻者只需简单处理,如指压内关、合谷、人迎等,可不药而愈;持续性或反复发作者,也可配合穴位注射、针灸治疗,如足三里穴位注射、中脘、膈俞、内关针灸。

4. 若在一些急、慢性疾病的严重阶段出现呃逆不止,往往是胃气衰败的危象,预后不佳,应以警惕。

【验案举隅】

验 案

莒某,女,4岁。呃逆3年余。

生后约半岁即开始呃逆,呃逆连声,声短而频,反复发作,每日发作数次,且每于感冒受凉、情绪变化后发作或反复。曾多次在多家医院治疗,给予查全消化道钡餐、HP抗体、头部CT、全胸片、心电图、血常规等均示无异常,予西药及中药治疗后效果不佳。患儿既往无异常疾病史,家族中无类似疾病及其他遗传性疾病。2004年5月1日前来江苏省中医院就诊时,呃逆阵作,一日数次,无胃脘部不适,无恶心呕吐,无腹泻,舌淡苔白,脉缓。查体:神智清楚,精神正常,心肺听诊无异常,腹软,全腹无压痛及反跳痛。予方药:丁香6克,柿蒂6克,谷、麦芽各10克,川楝子10克,白豆蔻3克,柴胡3克,薄荷6克,木香6克。7剂。水煎服,日1剂,分两服。

2004年5月8日二诊：患儿药后呃逆明显减轻，每日发作次数减少，食欲不振，二便正常，舌淡苔白腻，脉缓。上方加藿香10克、佩兰10克，再服7剂。

2004年5月14日三诊：患儿呃逆已止，仍食欲不振，面色欠华，无胃脘部不适，舌淡苔白腻，脉沉迟。方药：丁香6克，柿蒂6克，白豆蔻3克，柴胡3克，薄荷6克，木香6克，佩兰10克，藿香10克，陈皮6克，台乌药10克。7剂。

2004年5月22日四诊：患儿因天气变化受凉后呃逆又作，每日发作次数少，食欲增强，面色欠华，舌淡苔白，脉沉。上方加谷麦芽各10克。服用7剂后得知患儿呃逆止。

2004年6月18日五诊：患儿呃逆一度好转后近日再次发作，呃逆阵作，声短而频，无嗳气，无呼吸困难，能平卧，饮食睡眠正常，舌红苔薄。方药：丁香6克，柿蒂2枚，柴胡3克，薄荷6克，木香6克，台乌药10克，旋复花10克，焦楂曲各10克，鸡内金6克。7剂，水煎服。

2004年6月24日六诊：患儿服药后呃逆止，食欲正常，夜寐不宁，舌淡苔薄。方药：丁香6克，柿蒂6克，谷、麦芽各10克，川楝子10克，白豆蔻3克，柴胡3克，薄荷6克，夜交藤10克，柏子仁10克。7剂。随访患儿用药后至今一直夜寐安宁，饮食正常，未再见呃逆，余无不适。

按语　呃逆是由于迷走神经反射或直接刺激膈神经、膈肌而使其与肋间肌不自主地同步猛然收缩约30毫秒伴有声带闭合，从而发生特殊吸气声及不适感，是临床上少见的症状，尤其在儿科就更为少见了。西医临床治疗常用抗胆碱药物，如东莨菪碱、654-2等；促进胃肠动力及止吐药，如氯丙嗪、胃复安、吗丁啉、西沙比利等；镇静药物，如安定、丙戊酸钠等。效果不全满意。而中医称呃逆是以气逆上冲，喉间呃逆连声，声短而频令人不能自制为主症。本证古称"哕"，又称"哕逆"。《灵枢·口问篇》说："谷入于胃，胃气上注于肺……今有故寒气与新谷气俱还入于胃，新故相混，真邪相干，气并相逆于胃，而胃腑不受，复出于胃，故呃逆也。"病人多系胃寒、虚证呃逆，因过食生冷或饮食不当，情志失调、胃气郁逆、年迈体弱致脾肾阳虚等所致。丁香柿蒂汤方中丁香温胃散寒，下气止呃；柿蒂性温而苦涩，专止呃逆，两药相配，为治胃寒呃逆之主药。张锡纯认为"呃逆终不愈者,以其虚兼郁也"。而现代药理研究证明,麦芽能疏肝郁,开脾胃之郁。故配以谷、麦芽健胃消食,开郁散火,与川楝子、柴胡、薄荷共奏疏肝理气解郁之功;同时薄荷还有解痉的作用,有实验表明,薄荷的乙醇提取物对乙酰胆碱或组胺所致豚鼠离体回肠收缩有显著抑制作用;木香气味芳香而辛散温通,擅长调中宣滞,行气止痛。诸药合用能温中散寒,行气降逆,并使胃气得复,呃逆自止。

第二节 胃 痛

胃痛又称胃脘痛,以胃脘部疼痛为主要症状,常伴胀满、泛酸、恶心呕吐等症。多由饮食不节所致,较大儿童可与情志失调有关。年龄较小儿童常定位不准确,显示不典型的脐周痛。

胃痛是临床上常见的一种病证,西医学的急慢性胃炎、胃及十二指肠溃疡、胃结石症、胃黏膜脱垂、胃痉挛、胃神经官能症、十二指肠炎,以及部分胆道蛔虫症、胰腺炎等疾病出现上腹胃脘部疼痛者,均属于中医学胃痛范畴。

本病在儿科发病率不高,近年来有上升趋势。一年四季均可发病,多见于学龄儿童。小儿胃痛,较小患儿不能自诉症状,较大儿童虽能诉说疼痛,但往往不能正确表达疼痛部位,常易与腹痛相混淆,因而给临床诊断带来了困难,并且易造成误诊。近年来,随着诊断技术提高,小儿胃镜的应用,小儿胃痛鉴别诊断水平不断提高,减少了误诊误治。

【病因病机】

引起小儿胃痛的常见病因有外感因素、食伤因素、正虚因素及情志因素等。

外感因素:外感风、寒、暑、湿、火均可引起胃痛,常见者为风寒外感与暑湿(热)侵袭。小儿寒温不知自调,由于护理不当,衣被单薄,常易感受风寒,内客于胃,寒为阴邪,易伤阳气,寒性收引使气血凝结不通,致胃凉暴痛。夏秋季节,天暑下逼,地湿蒸腾,易感受暑热(湿),暑湿秽浊之气内犯脾胃,阻滞中焦,灼扰胃腑,引起脘闷灼痛。

食伤因素:小儿脾常不足,饮食常不知自节,或过食生冷,寒积胃中;或过食肥甘辛辣油炸之品,致湿热阻滞中焦,灼扰胃腑;或暴饮暴食,饮食过量,损伤脾胃,致食滞不化,停滞胃脘。

正虚因素:小儿先天禀赋不足,或后天调护失宜,致脾胃虚弱;或久病不愈,延及脾胃,或用药不当,损伤脾胃,进而脾胃虚寒,中阳不运,使胃络失于温养,致胃凉隐痛;若素体阴虚火旺,或肝郁化火生热,耗伤胃阴,胃阴不足,脉络失其濡养,可致胃脘部隐隐灼痛。

情志因素:小儿肝常有余,易木亢侮土,且小儿神气怯弱,易受惊吓,若情志违和,忧思恼怒,暴受惊恐,气郁伤肝,肝木失于疏泄,则乘脾犯胃,脾胃纳运受制,气机阻滞而引起胃脘胀痛。由于气血相依,气滞日久,还可导致瘀血内停,壅塞胃络。

病变部位在胃腑,与肝、脾二脏密切相关:饥饱无常,每多脾胃同病。肝属木,为刚脏,喜条达,主疏泄,肝气横逆,木旺乘土;或中土壅滞,木郁不达;或肝火亢炽,迫灼胃阴,或肝血瘀阻,胃失滋荣,故胃病亦多与肝有关。

病理因素为气滞:胃痛发病是由于通降失司,胃气郁滞所致。外感寒邪致寒凝气滞;食伤停滞胃脘致胃之气机阻滞;脾胃虚弱,气机不运,虚中有滞;情志伤肝犯胃,脾胃纳运受制,气机阻滞。胃气贵在和降通畅,宜通宜降,胃失和降,不通则痛。

病机属性分虚实:由于胃痛的病因不同,身体素质有差异,因而在病证的发生、发展过程中,疼痛有急缓、病程有长短之分,病情有寒热、在气在血之别,其病机属性,则可分为虚实两大类。

病情演变重正邪消长:小儿脾常不足,脾胃运化功能尚未健旺,胃痛是胃气郁滞的表现,总属本虚标实证,其病情演变取决于正邪的消长变化。急性胃痛,主要是肝气、外邪、食滞、血瘀之邪犯胃,致脾胃升降功能失调,气机阻滞所致,病多属实证,病情多不严重。邪气日久不消,严重损伤脾胃脏腑功能,致正气衰弱,可转化为慢性胃痛,多为虚证,常迁延不愈或反复发作。如邪气过盛,致脾胃功能明显失调,气机凝滞,出现急症胃痛,甚至严重损伤胃络,演变为呕血、便血、胃穿孔等重症、危症。

【诊断要点】

一、西医诊断要点

1. 以胃脘部疼痛为主症。
2. 常伴痞闷或胀满、嗳气、泛酸、嘈杂、恶心呕吐等症。
3. 发病常与饮食不节、情志不畅、劳累受寒等有关。

二、中医辨证要点

1. 辨识常证 胃痛常证有寒凝胃痛、食积胃痛、气滞胃痛、瘀血胃痛、湿热胃痛及正虚胃痛，辨证可从病史、全身及局部症状三方面着手。寒凝胃痛常有外感风寒，或恣食生冷史；食积胃痛有暴饮暴食史；气滞胃痛者有情志不畅史；湿热胃痛有恣食肥甘辛辣油炸之品，或久居湿地、外感暑湿等病史。正虚胃痛病程较长，有素体虚弱或久病不愈病史。

2. 辨别轻重 胃痛轻症，疼痛轻，病程短，精神尚好，一般饮食调理、局部热熨按摩，或稍加治疗即愈。重症多有胃痛反复发作病史，体质差，疼痛剧烈，伴有胃肠道症状，病情严重者常伴有呕血、便血等出血症状，甚至出现胃穿孔、虚脱之候，应及时抢救，必要时手术治疗。

【辨证施治】

一、治疗原则

胃腑以通为用，以降为顺，治疗胃痛，当以理气和胃为基本法则，同时必须审证求因，辨证施治。邪盛者应以祛邪为急，有消食和中、活血化瘀、疏肝和胃等法；虚证当以补虚为先，脾胃虚寒当温中健脾，胃阴不足宜养阴益胃等。若虚实夹杂，当以扶正祛邪，并根据正邪的盛衰，或以扶正为主兼以祛邪，或祛邪为主兼以扶正。另外，胃为阳腑，喜润喜柔恶燥，理气药多辛燥香窜，耗散气血，故不宜大量久用，谨防伤阴。对胃阴不足或肝胃郁热者，尤当慎重，宜选用比较平稳又能调诸经之气的理气药，如木香、陈皮、佛手、郁金等。

二、分证论治

1. 寒凝气滞证

主症 胃痛暴作,疼痛剧烈,以绞痛为主,畏寒喜暖,得温痛减,遇寒痛甚,口不渴,喜热饮,舌质淡,苔白,指纹淡红,脉弦紧或弦迟。

治法 温胃散寒,行气止痛。

方药 良附丸加味。常用药如高良姜、香附、干姜、吴茱萸、陈皮。

气滞较甚者,加广木香;表寒重,加苏叶、防风、生姜;兼夹积滞,证见脘腹胀满,加枳实、神曲、鸡内金(研末冲服)。风寒气滞,症见胃脘胀痛喜暖,胸脘痞闷,不思饮食,形寒身热者,可用香苏饮加减疏风散寒,理气止痛。寒邪郁久化热,而寒邪未尽,寒热夹杂,证见胸痞脘胀,不思饮食,恶心呕吐,胃脘疼痛有灼热感,口苦口干,舌红,苔黄腻者,宜用半夏泻心汤辛开苦降,寒热并调。寒湿阻胃,脘腹满闷,恶心欲吐,舌苔白腻者,用藿香正气散加减治疗。

2. 饮食积滞证

主症 胃脘胀疼,拒按,嗳腐吞酸,或呕吐不消化之食物,吐后痛减,不思饮食,大便不爽,舌体胖质红,苔厚腻,指纹紫滞,脉滑。

治法 消导行滞,和胃止痛。

方药 保和丸加减。常用药如山楂、神曲、莱菔子、半夏、陈皮、茯苓、广木香。

伤于肉食重用山楂;伤于面食重用莱菔子;伤于谷食重用神曲;胃脘胀满不减,可加香附、枳壳、延胡索;大便不爽,加枳实、大黄(后下);食积化热,苔黄、便秘者,可加芒硝(兑入)、大黄(后下);兼胃气上逆而呕恶呃逆者,加橘皮、生姜、姜半夏、旋复花以降逆止呕。食滞初起,食停胃脘,胸脘痞闷,并有欲吐之势,治宜因势利导,用吐法,选用瓜蒂散或用盐汤探吐,食积得出,一吐痛除。暴饮暴食,饮食过量,胃纳过盛,症见脘腹撑满胀痛难忍,拒按甚或手不可近,可用木香槟榔丸去黄连、黄柏,加神曲、山楂消积除满。胃弱食滞,治宜健胃消痞,化积止痛,选用香砂枳术丸加神曲、麦芽。

3. 肝郁气滞证

主症 胃脘胀满,攻撑作痛,痛连两胁,嗳气频作,得嗳气或矢气则舒,每因情绪变化而痛作,苔多薄白,指纹紫滞,脉弦。甚则痛势急迫,心烦易怒,嘈杂吐酸。口干口苦,舌红苔黄,指纹紫,脉弦数。

治法 疏肝理气,和胃止痛。

方药 柴胡疏肝散加减。常用药如柴胡、香附、枳壳、陈皮、川芎、白芍。

疼痛甚者,加延胡索、川楝子、佛手;嗳气、呕恶较甚,胃气上逆者,宜加半夏、苏梗、旋复花;胃酸多者,加乌贼骨、煅瓦楞、煅牡蛎、五灵脂以和胃制酸。肝气郁结,胃脘灼痛者,治宜疏肝理气,清热止痛,选用金铃子散合左金丸加乌贼骨、煅瓦楞等。肝气犯胃,日久不愈,脾气亦伤,胃痛而胀,反复发作,治宜调理肝脾,理气和胃,方用逍遥散加佛手、香附、砂仁、郁金等。气滞夹痰,胃痛胸闷,咳吐稠痰,方用越鞠丸合二陈汤加减,解郁化痰,和胃理气。若肝胃郁热,迫血妄行,症见呕血,其色鲜红,治宜清火,凉血止血,方用泻心汤加味治疗。

4. 湿热中阻证

主症 痛势急迫,胃脘部灼热拒按,嘈杂,口干口苦,口渴不欲饮,小便黄,大便不畅,舌质红苔黄腻,指纹紫滞,脉滑数。

治法 清热化湿,理气和胃。

方药 清中汤加减。常用药如黄连、栀子、半夏、茯苓、肉豆蔻、陈皮、甘草、藿香、厚朴。胃气上逆而致呕恶者,加竹茹;属气机阻滞便秘者,加枳实、槟榔。

痰热互结,症见脘痛引背,咯痰黏滞,口苦纳呆,治宜清热化痰,理气和胃,可用半夏泻心汤加减。痰湿阻胃者,方用二陈汤合平胃散治疗。

5. 脾胃虚寒证

主症 胃痛隐隐,喜暖喜按,空腹痛重,得食则减,时呕清水,纳少,神疲,手足欠温,大便溏薄,舌质淡,边有齿痕,苔薄白,指纹淡,脉沉缓。

治法 温中健脾。

方药 黄芪建中汤合理中汤加减。常用药如黄芪、饴糖(烊化)、桂枝、白芍、炙甘草、生姜、大枣、炮姜、党参、白术。

泛吐清水较多者可加陈皮、半夏、茯苓;吐酸水者可去饴糖加左金丸;胃脘冷痛,寒邪较甚,宜加附子(先煎)、吴茱萸。阴寒内盛,而见脘腹冷痛、喜温喜按、畏寒肢冷、苔白润、脉沉迟之症,治宜温中补虚,降逆止痛,方用大建中汤加味。脾胃气虚,症见胃脘胀闷,呕逆嗳气,恶心呕吐者,宜健脾和胃,方用香砂六君子丸加减。中气下陷,治宜补中益气,调理升降,方用补中益气汤加枳实治疗。脾不统血,治宜温脾益气摄血,方用黄土汤加减治疗。

【验方偏方】

一、验方偏方

1. 乌贼骨、浙贝母等份研细末。每次服1~3克。适用于胃痛泛酸明显者。

2. 鸡内金、香橼皮各10克,共研细末。每服0.5~1克。治食积胃脘胀痛。

3. 青木香研细末。每服1~3克。适用于气滞胃痛。

4. 桃仁、五灵脂各15克,微炒为末,米醋为丸如豆粒大。每次10~15粒,开水送服。用于血瘀胃痛。

二、药物外治

1. 食盐适量炒热,敷熨胃痛部位。用于治疗胃寒作痛。

2. 连须葱头30克,生姜15克,共捣烂炒热布包,乘热敷胃部。适用于胃寒作痛。

3. 甲鱼膏,又名二龙膏(由甲鱼、生三棱、乳香、没药等组成),每次1张,微火烊开,贴脐腹。用于气血凝结胃痛。

三、食疗方药

1. 生姜5片,红枣10枚。煎水代茶饮。用于胃寒疼痛。

2. 胡椒面1克和干姜面3克,加入大米或小米50克中煮粥服。用于胃寒痛。

3. 炒茯苓45克,炒山药30克,炒肉桂、炒荜拨各5克,炒黑芝麻15克,炒盐10克,共研细末。早、晚各取10克,温开水调服。用于脾胃虚寒胃痛。

【临证备要】

一、辨证思路

1. 常见胃痛疾病鉴别　小儿浅表性胃炎、胃窦炎最多见，占70%以上，其次为全胃炎及胃体炎。多数有不同程度的消化道症状，病程迁延。常见症状为脐周疼痛，幼儿腹痛可仅表现为不安和正常进食行为改变，年长儿症状似成人，常述上腹痛。与溃疡病在进食后疼痛减轻不同，胃炎患儿进食后疼痛常加剧，在进食后立即出现。由胆汁反流所致者常有持续性上腹部不适感或疼痛，进食后转重，可伴有恶心和胆汁性呕吐。胃窦胃炎的症状有时与消化性溃疡相似，无明显体征，偶有上腹部压痛。

消化性溃疡在不同年龄患者的临床表现有一定特点。新生儿期多为应激性溃疡，主要症状为呕血、便血和胃及十二指肠穿孔。婴幼儿期主要症状为反复呕吐、生长停滞和胃肠道出血。学龄前期常为脐周疼痛，食后常加重，食欲差，反复呕吐或胃肠道出血。学龄期上腹痛呈周期发作，多为钝痛，胃溃疡常为饭后痛，十二指肠溃疡多在饭前痛，进食后可减轻或完全缓解，并常有夜间痛。可有流涎、嗳酸、嗳气、恶心、呕吐，单独或与腹痛伴发。

2. 详辨胃痛的性质　胃脘胀痛，痛无定处为气滞，痛如针刺，固定不移为血瘀，胃痛多因受寒或饮冷而诱发，喜温喜按者为虚寒，胃脘灼痛或嘈杂泛酸多属湿热或火郁，胃痛隐隐，口干便结者多属阴虚。

3. 本病总属本虚标实之证，但临床有偏实偏虚之不同，临证当根据病程、病势、证候特点及舌苔脉象加以辨别。

二、论治方法

六腑以通为顺，经脉气血以流为畅。胃痛发生由于经脉气机不通畅，不通而痛，因此治疗原则是调理气机，疏通经脉为主。根据胃痛的不同性质，分别采用温散、泻热、攻下、消导、行气、活血、镇痛、运脾、补虚、缓急等法，使腑气畅通，通则不痛，正如《医学真传·痛证》说："夫通则不痛，理也。但通之之法，各有不同，调气以和血，调血以和气，通也；

上逆者使之下行,中结者使之旁达,亦通也;虚者助之使通,寒者温之使通,无非通之之法也。若必以下泄为通,安矣。"叶天士又有"初痛在经","久痛入络"之说,其治采用辛润活血通络之法,对于瘀血阻滞,日久不愈之症,尤为相宜。古人还有"痛无补法"之说,虽小儿胃痛实证多而虚证少,但也决无不用补法之理,要谨守病机,随症施治。对难治和危重患儿,还要中西医配合治疗,以提高疗效。

三、诊疗注意事项

1. 依病情的轻重施治 根据急则治其标,缓则治其本的原则,胃痛隐隐,痛势较轻者,宜治本为主,胃痛较剧较重者,应以治标为先。胃痛急性发作,应予祛邪治标,反复发作,日久不愈者,应扶正治本。

2. 散凝通滞贯始终 在胃痛的治疗中,胃腑凝滞是共性,要始终着眼于胃腑的凝散滞通,将散凝通滞作为治疗主线贯穿始终,采用不同的散凝通滞方药,如气凝宜辛散疏通,肝郁宜辛柔疏通,郁热宜辛苦泄通,积滞宜消积降通,血瘀宜辛散化通。胃虚宜通补,气虚甘温运补而通之,阴虚甘凉润补而通之。

3. 疏肝即可安胃 胃痛属肝胃不和者,多因肝气郁结,横逆犯胃,使胃气郁滞,胃失和降,不通则痛。痛虽在胃,源于肝气,故治疗上首先要疏肝,所谓"疏肝即可安胃",但其发病的主脏在胃,故在疏肝的同时,应和胃理气止痛。

4. 久病化瘀通络 胃脘刺痛或固定不移的隐痛,夜间或进食痛甚,多为久病血伤在络,胃络血凝之故,治当主用辛润活血通络,消散胃络凝瘀。然而胃络凝瘀常兼夹他邪。络凝之初瘀血常与气滞相兼,平素间隙性胃痛胀满。一遇情志不遂疼痛加剧,胀及两胁;胃凝若脾虚,脾不化湿布液,湿聚液凝变为痰浊,瘀血可与痰浊相混,一有冷热不调,辛辣触动便疼痛加剧。因此,对胃络瘀血的治疗常法是活血化瘀,但常中达变是关键。要根据凝瘀兼夹之邪的病理属性采用不同的变通治法,如在气病及血的病理进程中,气滞与血瘀相兼者要纳疏通气机于化瘀通络之中;脾虚聚痰留饮,瘀血与痰浊相混者健脾化浊不可缺;凝瘀从热而化,瘀血与郁热结为互党者开化湿热不可忘;胃腑津亏血凝,脉道枯涩者,化瘀通络的同时更需养阴以释燥。

5. 选药忌刚用柔 胃痛的治疗,多以理气和胃止痛为大法。但胃为燥土,喜润喜柔,其病理变化易化热化燥伤阴,而理气药大多辛香燥热,易耗阴劫液,轻则延缓愈期,重则易引起出血,因此遣方用药应掌握"理气慎防伤阴"的原则,常用理气药如:香橼、佛手、绿萼梅、玫瑰花等。

6. 通降制酸 胃酸和 Hp 感染是形成消化性溃疡的必备条件,尤其胃酸分泌增多,胃黏膜受损是十二指肠溃疡发病的首要因素,减少胃酸对胃黏膜的攻击是治疗本病的关键,和降胃气与中和胃酸可以有效地减少胃酸。胃以降为和,反酸、呕恶、嘈杂是胃酸过多的临床见症,也是郁热犯胃或湿热中阻、胃失和降的病理特征。辛苦通泄、和降胃气可使郁热开泄,胃气复通,借以聚胃之酸降于肠道,减少胃酸方药可用左金丸配苏梗或枳壳;中和制酸可用煅瓦楞子、乌贼骨、刺猬皮。此外,现代研究表明,消化性溃疡发病与幽门螺杆菌(Hp)感染有密切关系。有消化性溃疡病史者 Hp 阳性率 53%,活动性胃溃疡及十二指肠球部溃疡 Hp 阳性率分别大于 70%与 90%。因此,病原治疗要针对 Hp 进行抑菌治疗,中药清热解毒药如黄连、黄芩、龙胆草、蒲公英等具有抑制 Hp 作用,可适当选用。

7. 温补托疮 胃痛如诊断为消化道溃疡,经过治疗,反酸嘈杂消失,Hp 检测阴性,病情稳定之后治疗应转入促进溃疡面的愈合。托补之法能有效地修复损伤的黏膜,促进溃疡愈合,用托补法宜温补气血兼化瘀生肌。温补可鼓舞气血,荣养胃膜,生肌敛溃,整体温补可局部见效,温补重用生黄芪(15克),少用肉桂(2克),再配当归、白芍作用比较好。化瘀生肌可促进溃疡周围血液循环,利于疮面愈合,药用乳香、没药、血竭及敛疮的白及、刺猬皮之属有显效。此外,化瘀生肌敛疮的药物可提前介入无湿热、无郁热、无积滞的证候中去,对缩短疗程,促进溃疡早期愈合具有积极的意义。

【验案举隅】

验案一

蔡某,女,9岁。2004年4月14日初诊。

阵发性脘腹痛1年,疼痛以胃脘部为主,近1个月来,每日均发作,既往大便干,这一周大便偏软,食欲差,坐车时晕车、恶心,有口臭,舌质红,苔薄黄,脉滑。平时每2个月感冒发热1次,汗不多,痛时易心烦而汗出,形体偏瘦。实验室检查:血查Hp抗体弱阳性。辨证为胃热气滞证。治以清胃理气。处方:淡吴萸2克,川黄连3克,黄芩10克,丹皮10克,升麻6克,公丁香(后下)2克,制香附6克,槟榔10克,枳壳6克,蒲公英12克,焦山楂10克,焦神曲10克。每日1剂,煎分3次口服,7剂。

二诊 腹痛缓解,发作2次,食欲不振,进食少,大便3日1行,量少质干,如羊矢,口臭减轻,舌质偏红,苔薄黄。继予前法出入再进,前方去升麻、枳壳,加瓜蒌仁10克,莱菔子10克。7剂。

三诊 大便每日均行,食欲增进,偶尔腹痛,为时短暂,约5分钟,舌尖红,苔薄黄,口臭已消。继予前方出入再进,前方去莱菔子,加枳壳6克,10剂。

四诊 本周内腹痛未作,大便软,1~2日1行,食欲较前有增,食量增多,面色欠华,好活动,舌苔薄黄。治以前法出入再进,前方去制香附,加茯苓10克,7剂。继续巩固治疗。

按语 该患儿虚象不显,胃为阳土,喜润恶燥,热毒犯胃,胃热熏灼,气滞而痛,辨证属实,治当清胃和中,理气止痛。方中川黄连、黄芩、丹皮、升麻、蒲公英清胃解毒;淡吴萸、公丁香温中止痛,降逆止呕,并制约清热解毒药的寒凉药性;制香附、枳壳与淡吴萸、公丁香增强理气止痛之功效;槟榔、焦山楂、焦神曲消食开胃。患儿服用2周后,诸症均有改善,腹痛好转,食欲增;服用3周后,腹痛未作;4周后,未诉腹痛,食量较前明显增加,可达以前1倍,大便每日1行成形,排便时间增快,体重增加1公斤。疗效显著,继予巩固治疗2周。

验案二

张某,女,8岁。2004年3月15日初诊。

近几月来常发胃脘部痛,隔数日发作1次,发作时症状较重,痛剧全身出汗,日间常发于进餐时,夜间亦曾发作1次,上周见恶心呕吐1次,平时食欲不振,仅吃饭,不肯吃蔬菜、荤菜,大便4~6日一行,前干后稀。查体:面色欠华,精神尚可,四肢冷,舌质淡红,舌苔白腻,脉弱。放射科检查:钡透示:①慢性胃炎;②十二指肠球部溃疡。血查Hp-Ab(+);肝功、B超、血常规正常。辨证为中虚气滞血瘀。治以健脾理气，活血止痛。方用：党参、茯苓、白及、白芍、丹皮、广郁金、煅乌贼骨、黄芩、焦山楂、焦神曲各10克，苍术、白术、姜黄各6克，黄连3克，淡吴茱萸2克。每日1剂，煎分3次口服，7剂。

二诊　胃痛未作，食欲有增，舌苔厚已减，惟大便仍干结，予前法中增通利之品，上方去苍术、丹皮、广郁金、煅乌贼骨、姜黄、淡吴萸，加生黄芪15克，枳壳6克，槟榔、瓜蒌仁、莱菔子各10克，白术增为10克，白芍增为12克。7剂。

三诊　胃痛未作，惟见其面色少华，大便先干后溏，挑食，为脾胃气虚之候，继予巩固治疗。加减服用28剂。2004年4月12日复查胃肠道钡餐示：十二指肠球部正常，胃窦炎。继服中药1个月巩固。胃痛未见发作。

按语　《临证指南医案·胃脘痛》云："阳明乃十二经脉之长，其作痛之因甚多。盖胃者汇也，乃冲繁要道，为患最易。"该患儿病因明确为Hp感染，钡透示：十二指肠溃疡及慢性胃炎。病情较重，病程较长，虚中夹实，宗"初病在经，久痛入络，以经主气，络主血。"故辨证为中虚气滞血瘀。方中党参、苍术、白术、茯苓健脾益气；白及、白芍收敛生肌；煅乌贼骨制酸止痛；广郁金、姜黄、丹皮活血理气止痛；黄芩、黄连既清胃泻火又能杀灭幽门螺杆菌；淡吴茱萸温中降逆；焦山楂、焦神曲消食开胃。全方共奏健脾理气，活血止痛之功效。服药1周后，胃痛即未再发作。辨证切中病情，故患儿药后反应良好，惟有食欲较差，大便不调等脾胃气虚之象，后以调理脾胃为主，终使溃疡愈合。

第三节　腹　痛

腹痛，是指胃脘以下、脐之四旁以及耻骨以上部位发生的疼痛。包括大腹痛、脐腹痛、少腹痛和小腹痛。大腹痛，指胃脘以下，脐部以上腹部疼痛；脐腹痛，指脐周部位的疼痛；少腹痛，指小腹两侧或一侧疼痛；小腹痛指下腹部的正中部位疼痛。

腹痛为小儿常见的证候，可见于任何年龄与季节。婴幼儿不能言语，多表现为无故啼哭，如《古今医统·腹痛》说："小儿腹痛之病，诚为急切。凡初生二、三个月及一周之内，多有腹痛之患。无故啼哭不已或夜间啼哭之甚，多是腹痛之故。大都不外寒热二因。"后世一般将腹痛分为寒、热、虚、实四大类，较便于掌握。

导致腹痛的疾病很多。西医学主要分3大类。第1类为全身性疾病及腹部以外器官疾病产生的腹痛，常见如败血症、过敏性紫癜、荨麻疹、腹型癫痫、伤寒、卟啉病、扁桃体炎、大叶性肺炎、心肌炎、急性感染性多发性神经根炎、糖尿病酮症酸中毒、铅中毒等。第2类为腹部器官的器质性疾病，如胰腺炎、肝炎、胆道疾病、肠梗阻、肠套叠、阑尾炎、腹膜炎、溃疡病穿孔、肠道寄生虫病、急性肾盂肾炎、泌尿系结石、腹腔淋巴结炎等。第3类为功能性腹痛，主要为再发性腹痛，约占腹痛患儿总数的50%～70%。本节所讨论以第3类腹痛为主，其他类型的腹痛应在明确病因诊断，并给予相应治疗的基础上，参考本节内容辨证论治。

【病因病机】

小儿脾胃薄弱，经脉未盛，易为各种病邪所干扰。六腑以通降为顺，经脉以流通为畅，感受寒邪、乳食积滞、脾胃虚寒、情志刺激、外伤，皆可使气滞于脾胃肠腑，脾喜运而恶滞，六腑不通则腹痛。现将其病因病机分述如下：

感受寒邪：由于护理不当，衣被单薄，腹部为风冷之气所侵，或因过食生冷瓜果，中阳受戕。寒主收引，寒凝气滞，则经络不畅，气血不行而腹痛。因小儿稚阳未充，故寒凝气滞者多见。

乳食积滞：小儿脾常不足，运化力弱，乳食又不知自节，故易伤食。如过食油腻厚味，或强进饮食、临卧多食或误食变质不洁之物，致食积停滞，郁积胃肠，气机壅塞，痞满腹胀腹痛。或平时过食辛辣香燥、膏粱厚味，胃肠积滞，或积滞日久化热，肠中津液不足致燥热闭结，使气机不利，传导之令不行而致腹痛。

脏腑虚冷：素体脾阳虚弱，脏腑虚冷，或寒湿内停，损伤阳气。阳气不振，温煦失职，阴寒内盛，气机不畅，腹部绵绵作痛。

气滞血瘀：小儿情志怫郁，肝失条达，肝气横逆，犯于脾胃，中焦气机窒塞，血脉凝滞，导致气血运行不畅，产生腹痛。

上述不同的病因,加上小儿素体差异,形成病机属性有寒热之分。一般感受寒邪,或过食生冷,或素体阳虚而腹痛者,属于寒性腹痛;过食辛辣香燥或膏粱厚味成积滞,热结阳明而腹痛,属于热性腹痛;若因气滞血瘀者,常表现为寒热错杂之证。病情演变分虚实,其发病急、变化快,因寒、热、食、积等损伤所致者,多为实证;其起病缓,变化慢,常因脏腑虚弱所致者,多为虚证。两者亦可相互转化,实证未得到及时治疗,可以转为虚证;虚证复感寒邪或伤于乳食,又可成虚实夹杂之证。

【诊断要点】

一、西医诊断要点

腹痛,是在胃脘以下、脐之四旁以及耻骨以上部位发生的疼痛。分其部位,包括大腹痛、脐腹痛、少腹痛和小腹痛。常有反复发作史,发作时可以自行缓解。疼痛的性质,有钝痛、胀痛、刺痛、掣痛等不同,但在小儿常难以诉说清楚。腹痛常时作时止、时轻时重,若疼痛持续不止,或逐渐加重,要注意排除器质性疾病的腹痛。伴随腹痛而发生的症状一般不多,可有啼哭不宁、腹胀、肠鸣、嗳气等,若是持续性吐泻、或腹胀板硬,必须注意作好鉴别诊断。

符合以下特点者,可诊断为再发性腹痛:①腹痛突然发作,持续时间不太长,能自行缓解。②腹痛以脐周为主,疼痛可轻可重,但腹部无明显体征。③无伴随的病灶器官症状,如发热、呕吐、腹泻、咳嗽、气喘、尿频、尿急、尿痛等。④有反复发作的特点,每次发作时症状相似。

二、中医辨证要点

1. 辨气、血、虫、食 腹痛由气滞者,有情志失调病史,胀痛时聚时散、痛无定处,气聚则痛而见形,气散则痛而无迹。属血瘀者,有跌仆损伤手术史,腹部刺痛,痛有定处,按之痛剧,局部满硬。属虫积者,有大便排虫史,或镜检有虫卵,脐周疼痛,时作时止。属食积者,有乳食不节史,见嗳腐吞酸,呕吐不食,脘腹胀满。

2. 辨寒、热、虚、实 腹痛有寒热之分,而以寒证居多。如热邪内结,疼痛阵作,得寒痛减,兼有口渴引饮,大便秘结,小便黄赤,舌红苔黄少津,脉洪大而数,指纹紫者属热。暴痛而无间歇,得热痛减,兼有口不渴,下利清谷,小便清利,舌淡苔白滑润,脉迟或紧,指纹淡者属寒。腹痛还有虚实之分,一般急性腹痛多属实证,其痛有定处,拒按,痛剧而有形,饱而痛甚,兼有胀满,脉大有力。慢性腹痛多虚,其痛无定处,喜按,痛缓而无形,饥则痛作,兼有闷胀,舌淡少苔,脉弱无力。

【辨证施治】

一、治疗原则

腹痛的治疗,以调理气机,疏通经脉为主。根据不同的证型分别治以温散寒邪、消食导滞、通腑泻热、温中补虚、活血化瘀。除内服药外,还常配合推拿、外治、针灸等法治疗,以提高疗效。

二、分证论治

1. 腹部中寒

主症 腹部疼痛,阵阵发作,痛处喜暖,得温则舒,遇寒痛甚,肠鸣辘辘,面色苍白,痛甚者,额冷汗出,唇色紫暗,肢冷,或兼吐泻,小便清长,舌淡红,苔白滑,脉沉弦紧,指纹红。

治法 温中散寒,理气止痛。

方药 养脏汤加减。常用药如木香、丁香、香附、当归、川芎、肉桂。

腹胀加砂仁、枳壳理气消胀;恶心呕吐加法半夏、藿香和胃止呕;兼泄泻加炮姜、煨肉豆蔻温中止泻;抽掣阵痛加小茴香、延胡索温中活血止痛。

2. 乳食积滞

主症 脘腹胀满,疼痛拒按,不思乳食,嗳腐吞酸,或腹痛欲泻,泻后痛减,或时有呕吐,吐物酸馊,矢气频作,粪便秽臭,夜卧不安,时时啼哭,舌淡红,苔厚腻,脉象沉滑,指纹紫滞。

治法 消食导滞,行气止痛。

方药 香砂平胃散加减。常用药如苍术、陈皮、厚朴、砂仁、香附、枳壳、山楂、神曲、麦芽、白芍、甘草。

腹胀明显,大便不通者,加槟榔、莱菔子通导积滞;兼感寒邪者,加藿香、干姜温中散寒;食积蕴郁化热者,加生大黄、黄连清热通腑,荡涤肠胃之积热。

3. 胃肠结热

主症　腹部胀满,疼痛拒按,大便秘结,烦躁不安,潮热口渴,手足心热,唇舌鲜红,舌苔黄燥,脉滑数或沉实,指纹紫滞。

治法　通腑泻热,行气止痛。

方药　大承气汤加减。常用药如生大黄、玄明粉、厚朴、升麻、黄连、木香、枳实。

若口干,舌质红干伤津者,加玄参、麦冬、生地养阴生津。因肝胆失于疏泄,肝热犯胃而实热腹痛,用大柴胡汤加减。

4. 脾胃虚寒

主症　腹痛绵绵,时作时止,痛处喜温喜按,面白少华,精神倦怠,手足清冷,乳食减少,或食后腹胀,大便稀溏,唇舌淡白,脉沉缓,指纹淡红。

治法　温中理脾,缓急止痛。

方药　小建中汤合理中丸加减。常用药如桂枝、白芍、甘草、饴糖、大枣、生姜、党参、白术、干姜。

气血不足明显者,加黄芪、当归补益气血;肾阳不足,加附子、肉桂以温补元阳;伴呕吐清涎者,加丁香、吴茱萸以温中降逆。脾虚而兼气滞者,用厚朴温中汤。

5. 气滞血瘀

主症　腹痛经久不愈,痛有定处,痛如锥刺,或腹部癥块拒按,肚腹硬胀,青筋显露,舌紫黯或有瘀点,脉涩,指纹紫滞。

治法　活血化瘀,行气止痛。

方药　少腹逐瘀汤加减。常用药如肉桂、干姜、小茴香、蒲黄、五灵脂、赤芍、当归、川芎、延胡索、没药。

兼胀痛者,加川楝子、乌药以理气止痛;有癥块或有手术、外伤史者,加三棱、莪术散瘀消癥。这类药物易于伤津耗血,去病大半则止服,康复期应加用补气之品,如黄芪、人参等。

【验方偏方】

一、验方偏方

1. 炮莪术,研为细末,每次服3克;或鸡内金、枳实各10克,煎服;或焦神曲、炒麦芽、焦山楂各10克,黑白丑各3克,煎服。用于食积腹痛。

2. 延胡索粉1克,沉香粉0.6克,肉桂粉0.3克,顿服。用于寒积腹痛。

3. 两面针15~30克,水煎服。用于各种腹痛。

4. 青藤香、枳壳各6克,制香附9克,水煎服。用于气滞血瘀腹痛。

5. 苦楝根皮10克,槟榔6克,水煎服。用于虫积腹痛。

6. 小茴香6克,吴茱萸3克,橘核、枳壳各9克,水煎服。用于虚寒腹痛。

7. 丁香、川椒、干姜各等份,研末,每次1克,开水送服。用于虚寒腹痛。

8. 肉桂3克,川椒1克,炒白芍9克,炙甘草3克,每日1剂,水煎服。用于虚寒腹痛。

二、针灸疗法

针刺法:取足三里、合谷、中脘。寒证腹痛加灸神阙,食积加内庭,呕吐加内关。一般取患侧,亦可取双侧。用3~5cm长30号毫针,快速进针,行平补平泻手法,捻转或提插。年龄较大儿童可留针15分钟,留至腹痛消失。

三、推拿疗法

1. 揉一窝风,揉外劳宫。用于腹部中寒证。

2. 清脾胃,顺运八卦,推四横纹,清板门,清大肠。用于乳食积滞证。

3. 顺运八卦,清胃,退六腑,推四横纹。用于胃肠积热证。

4. 揉外劳宫,清补脾,顺运八卦。用于脾胃虚寒证。

【临证备要】

一、辨证思路

部分腹痛患儿因年龄幼小,多表现为无故啼哭,临床辨证分型有一定困难,辨证时可从以下几个方面着手:①看指纹:指纹红属寒证,指纹紫滞见于乳食积滞,胃肠结热、气滞血瘀;指纹淡红多为脾胃虚寒;②看舌质脉象:舌淡红,苔白滑,脉沉弦紧见于腹部中寒;舌淡红,苔厚腻,脉象沉滑见于乳食积滞;舌鲜红,苔黄燥,脉滑数或沉实见于胃肠结热;舌淡白,脉沉缓见于脾胃虚寒;舌紫黯或有瘀点,脉涩见于气滞血瘀;③腹痛特点:腹部中寒腹痛见于拘急疼痛,肠鸣彻痛,得温则缓,遇冷痛甚;乳食积滞腹痛见脘腹胀痛,疼痛拒按,不思乳食,腹痛欲泻;胃肠结热腹痛见腹部胀满,疼痛拒按,大便秘结,烦躁不安;脾胃虚寒腹痛见腹痛绵绵,时作时止,反复发作,喜按喜温;气滞血瘀腹痛见腹痛经久,痛有定处,或如锥刺,或有瘀块。

腹痛证候,往往相互转化,互相兼夹。如疼痛缠绵发作,可以郁而化热;热痛日久不愈,可以转为虚寒,成为寒热错杂证;气滞可以导致血瘀,血瘀可使气机不畅;虫积可兼食滞,食滞有利于肠虫的寄生等。

二、诊疗注意事项

1. "通"法在腹痛治疗上的运用　　腹痛以"不通则痛"为常理,且腑以通为顺,以降为和,所以应在审因论治基础上,结合通法,使病因得除,腑气得通,腹痛自止,但通法并非单纯泻下,应在寒热虚实基础上,辅以理气通导之品,标本兼治。用药不可过于香燥,中病即止,特别对于虚证腹痛,应以温中补虚,益气养血为法。

2. 调理气机、疏通经脉　　腹痛证候,往往相互转化,互相兼夹。如疼痛缠绵发作,可以郁而化热;热痛日久不愈,可以转为虚寒,成为寒热错杂证;气滞可以导致血瘀,血瘀可使气机不畅;虫积可兼食滞,食滞有利于肠虫的寄生等。因此腹痛的治疗以调理气机、疏通经脉为主,并根据不同证候合理地采用温散、泻热、攻下、消导、行气、活血、镇痛、运脾、补虚、缓急等治法。若为肝郁侮脾而致腹痛，可选用痛泻要方加减。除内服药物外，还常使用推拿、外治、针灸等法配合治疗。

3. 食积、虫积、气滞、血瘀腹痛选方用药 食积腹痛为宿食停滞引起的腹痛，宿食停滞，未化热者，治宜消食导滞，行气止痛；积久化热，腑实不通者，治宜清热通腑、导下积滞。前者选用香砂平胃散加减，常用苍术、厚朴、陈皮、香附、枳壳、山楂、神曲、麦芽、砂仁；后者选用枳实导滞丸加减，常用大黄、枳实、茯苓、白术、黄连、泽泻、神曲、槟榔、莱菔子等。

虫积腹痛驱虫是主要治法，虫去则痛安。但如果腹痛剧烈伴呕吐，不能急于驱虫，应先安蛔镇痛，待蛔虫静伏，腹痛缓解后再驱虫。安蛔镇痛首选乌梅丸，常用乌梅、黄柏、黄连、人参、当归、附子、桂枝、细辛、蜀椒、干姜等。驱虫选用下虫丸加减，常用苦楝根皮、白芜荑、鹤虱、使君子、当归、槟榔、大黄等。

气滞腹痛以理气止痛为主法，同时应针对气滞病因进行治疗。因肝气不舒，脾胃气滞者疏肝和脾，因气滞于小肠者宽肠下气。前者选用四逆散加减，常用柴胡、枳实、青皮、香附、白芍、甘草等。后者选用五磨饮子加减，常用沉香、乌药、枳壳、槟榔、木香等。

血瘀腹痛以活血化瘀为主法。但因气为血帅，气行则血行，气滞则血瘀，故活血化瘀尚要配合行气止痛，尤其要运用血中气药，才可促进瘀血消散，可选用少腹逐瘀汤加减，常用小茴香、干姜、当归、川芎、延胡索、没药、官桂、蒲黄、赤芍、五灵脂等。

【验案举隅】

验案一

陶某，男，10岁。1984年9月22日初诊。

患儿幼年曾作直肠尿道造型手术，此后大便失调，经常数日不通，以致腹痛难受。6天前腹痛又作，大便不下，呕吐不食，多次送急诊，西医诊断为肠梗阻，经导便仍不能解下。至今腹痛呻吟，按之满实，大便秘结，食进即吐，四末清冷，小溲短少，两脉沉弦，舌苔淡白。久病伤阳，寒实里结，亟须温通，主以温脾汤。肉桂（后下）1.5克，淡附片5克，党参10克，玄明粉（冲）10克，当归6克，生大黄6克，干姜3克，甘草

3克。2剂。

服1剂后,腹痛转缓。2剂后,大便通利数次,吐止能食,腹软肢温。续以调扶中州(党参、白术、茯苓、甘草、当归、白芍、肉桂、陈皮等品)而获安。(宋知行,等.董廷瑶·幼科撷要·医案.第1版.上海:百家出版社,1990:216)

按语 本例患儿因幼年曾作直肠尿道造型手术,致腹痛常作,素体阳虚,中阳不足,失于温养,脏腑拘急而痛,治宜温中理脾,缓急止痛,用肉桂温经和营,甘草缓急止痛,党参、甘温补中,干姜温中祛寒。寒去则调扶中州而愈。

验案二

程某,女,6岁。1999年12月22日就诊。

腹痛二年有余,乍作乍止,时伴有腹胀,食欲不振,大便干结难行,舌淡红少苔,脉迟软。

制川乌6克(先煎),黄附片6克(先煎),生龙齿15克(先煎),煅磁石15克(先煎),煅石决明15克,煅瓦楞20克,当归12克,橘核叶各4.5克,香橼皮4.5克,脾约麻仁丸12克(包)。

按语 本例患儿腹痛日久,乍作乍止,舌淡红少苔,脉迟软,辨证属寒证腹痛,气阳下虚。方以川乌温中散寒止痛,附子、龙齿、磁石潜阳;寒主收引,每使气机阻滞,失于通调,配以煅石决、煅瓦楞、橘核叶、香橼皮等疏肝平肝,理气止痛;因大便干结难行,加当归、脾约麻仁丸润肠通便。

验案三

彦某,男,4岁。2002年7月18日就诊。

因过食冷饮和年糕,腹痛呕恶,神倦嗜睡,苔白,脉濡数。

辨证为寒滞互阻,气机不通。治以温中,恐其变迁。制川乌6克(先煎),淡干姜3克,川朴3克,白蔻仁4.5克,砂仁壳4.5克,姜半夏9克,台乌药6克,橘皮核各4.5克,炒建曲9克,炙鸡内金9克,广藿梗9克,陈艾叶9克。

按语 本例为食积内停,寒邪客于肠胃,致寒滞互阻中宫,壅塞不通,腹痛遂发,方用川乌辛热温中止痛为主,辛能散结,热能胜寒;配干姜、姜半夏、藿梗、橘皮和中降逆;合川朴、白蔻仁、砂仁壳、台乌药疏通气机,所谓通则不痛;以鸡内金、建曲消食导滞;橘核色青入肝,为气分之药,能温化宣散;陈艾叶一味,《本草正》谓:"温中,逐冷,除湿。"为治疗寒证腹痛要药。上方用之对证,收效颇捷,但需中病而止,以免徒耗正气。

验案四

徐某,男,6岁。2004年4月3日初诊。

反复发作腹痛1年。近1年多来常诉腹痛,常发于进早餐之前,部位以脐周为主,3月20日曾腹痛晨起呕吐3次,每次发作均能自行缓解,纳差,面色少华,大便偏干,数日中有几次遗尿,舌苔薄白,脉弱。血查Hp抗体阳性。辨证为脾阳不振,中焦气滞。治以温运脾阳,理气和中。处方:生黄芪15克,川桂枝3克,白芍10克,炙甘草3克,煨姜4克,高良姜4克,木香5克,槟榔10克,香橼皮6克,柴胡5克,白术10克,焦山楂10克,焦神曲10克。每日1剂,水煎分3次口服,7剂。

二诊 近几日腹痛未作,大便干,2～3日1行,寐中有遗尿,食欲差,食量少。治以前法出入,增温肾固脬之品。原方白芍改为12克,炙甘草易生甘草,去煨姜、高良姜、木香、香橼皮、柴胡、白术,加制香附6克,煨益智仁10克,煅龙骨15克,煅牡蛎15克,怀山药15克,桑螵蛸10克,枳壳10克,7剂。

三诊 本周夜间未曾尿床,腹痛未作,食量少,不肯进蔬菜,大便2～3日1行,面色黄,舌质淡,苔薄白。证候较前好转,继以前法出入。上方去制香附、枳壳,加陈皮3克,莱菔子10克。

四诊 腹痛未作,大便日行质稠,惟见食欲欠佳,食量较小,本周有2次遗尿,面色欠华,为脾阳不振,运化失健之候,治予温运脾阳,继续巩固治疗,加减服用20剂。

按语 阳主煦之,脾阳不振,非指脾阳衰败,乃小儿阳气未充。脾阳不足,运化失健,失于温煦,虚寒而痛。本例脾肾两虚,阳气不振,膀胱失约,故时而遗尿。治当温运脾阳,理气和中,辅以温肾固脬。组成以黄芪建中汤和缩泉丸加减:黄芪建中汤温中补虚,缓急止痛,使脾阳得温,中虚得补,阴霾尽除,则里急得缓;煨益智仁、桑螵蛸、怀山药温肾固脬,煅龙骨、煅牡蛎固摄止遗,脾肾同治,以摄其尿;制香附、枳壳理气止痛;槟榔、焦山楂、焦神曲消食开胃。服药后腹痛未作,遗尿好转,大便日行,诸症改善明显,惟食欲欠佳,继予原方加减服用20剂。

第四节 泄 泻

泄泻是以大便次数增多,粪质稀薄或如水样为特征的一种小儿常见病。本病一年四季均可发生,以夏秋季节发病率为高,不同季节发生的泄泻,证候表现有所不同。2岁以下小儿发病率高,因婴幼儿脾常不足,易于感受外邪、伤于乳食,或脾肾气阳亏虚,均可导致脾病湿盛而发生泄泻。轻者治疗得当,预后良好;重者下泄过度,易见气阴两伤,甚至阴竭阳脱;久泻迁延不愈者,则易转为疳证。

【病因病机】

小儿泄泻发生的原因,以感受外邪、伤于饮食、脾胃虚弱为多见。其主要病变在脾胃。因胃主受纳腐熟水谷,脾主运化水湿和水谷精微,若脾胃受病,则饮食入胃之后,水谷不化,精微不布,清浊不分,合污而下,致成泄泻。故《幼幼集成·泄泻证治》说:"夫泄泻之本,无不由于脾胃。盖胃为水谷之海,而脾主运化,使脾健胃和,则水谷腐化而为气血以行荣卫。若饮食失节,寒温不调,以致脾胃受伤,则水反为湿,谷反为滞,精华之气不能输化,乃致合污下降,而泄泻作矣。"

感受外邪:小儿脏腑柔嫩,肌肤薄弱,冷暖不知自调,易为外邪侵袭而发病。外感风、寒、暑、热诸邪常与湿邪相合而致泻,盖因脾喜燥而恶湿,湿困脾阳,运化失职,湿盛则濡泻,故前人有"无湿不成泻"、"湿多成五泻"之说。由于时令气候不同,长夏多湿,故外感泄泻以夏秋多见,其中又以湿热泻最常见,风寒致泻则四季均有。

伤于饮食:小儿脾常不足,运化力弱,饮食不知自节,若调护失宜,乳哺不当,饮食失节或不洁,过食生冷瓜果或难以消化之食物,皆能损伤脾胃,发生泄泻。如《素问·痹论》所说:"饮食自倍,肠胃乃伤。"小儿易为食伤,发生伤食泻,在其他各种泄泻证候中亦常兼见伤食证候。

脾胃虚弱:小儿素体脾虚,或久病迁延不愈,脾胃虚弱,胃弱则腐熟无能,脾虚则运化失职,因而水反为湿,谷反为滞,不能分清别浊,水湿水谷合污而下,而成脾虚泄泻。亦有暴泻实证,失治误治,迁延不愈,如风寒、湿热外邪虽解而脾胃损伤,转成脾虚泄泻者。

脾肾阳虚:脾虚致泻者,一般先耗脾气,继伤脾阳,日久则脾损及肾,造成脾肾阳虚。阳气不足,脾失温煦,阴寒内盛,水谷不化,并走肠间,而致澄澈清冷,洞泄而下的脾肾阳虚泻。

由于小儿稚阳未充、稚阴未长,患泄泻后较成人更易于损阴伤阳发生变证。重症泄泻患儿,泻下过度,易于伤阴耗气,出现气阴两伤,甚至阴伤及阳,导致阴竭阳脱的危重变证。若久泻不止,脾气虚弱,肝旺而生内风,可成慢惊风;脾虚失运,生化乏源,气血不足以荣养脏腑肌肤,久则可致疳证。

【诊断要点】

一、西医诊断要点

1. 有乳食不节、饮食不洁,或冒风受寒、感受时邪病史。
2. 大便次数较该儿平时明显增多,重者达 10 次以上。大便呈淡黄色或清水样;或夹奶块、不消化物,如同蛋花汤;或黄绿稀溏,或色褐而臭,夹少量黏液。可伴有恶心、呕吐、腹痛、发热、口渴等症。
3. 重症泄泻,可见小便短少、高热烦渴、神疲萎软、皮肤干瘪、囟门凹陷、目眶下陷、啼哭无泪等脱水征,以及口唇樱红、呼吸深长、腹胀等酸碱平衡失调和电解质紊乱的表现。
4. 大便镜检可有脂肪球或少量白细胞、红细胞。
5. 大便病原学检查:可有轮状病毒等病毒检测阳性,或致病性大肠杆菌等细菌培养阳性。

二、中医辨证要点

本病以八纲辨证为纲,常证重在辨寒、热、虚、实;变证重在辨阴、阳。常证按起病缓急、病程长短分为暴泻、久泻,暴泻多属实,久泻多属虚或虚中夹实。暴泻辨证,湿热泻发病率高,便次多,便下急迫,色黄褐气秽臭,或见少许黏液,舌苔黄腻;风寒泻大便清稀多泡沫,臭气轻,腹痛重,伴外感风寒症状;伤食泻有伤食史,纳呆腹胀,便稀夹不消化物,泻下后腹痛减。久泻辨证,脾肾阳虚泻较脾虚泻病程更长,大便澄澈清冷,完谷不化,阳虚内寒症状显著。变证起于泻下不止,精神委软、皮肤干燥,为气阴两伤证,属重症;精神委靡、尿少或无、四肢厥冷、脉细欲绝,为阴竭阳脱证,属危症。

【辨证施治】

一、治疗原则

泄泻治疗,以运脾化湿为基本法则。实证以祛邪为主,根据不同的证型分别治以清肠化湿、祛风散寒、消食导滞。虚证以扶正为主,分别治以健脾益气,温补脾肾。泄泻变证,总属正气大伤,分别治以益气养阴、酸甘敛阴,护阴回阳、救逆固脱。本病除内服药外,还常使用推拿、外治、针灸等法治疗。

二、分证论治

1. 常证

(1)湿热泻

主症 大便水样,或如蛋花汤样,泻下急迫,量多次频,气味秽臭,或见少许黏液,腹痛时作,食欲不振,或伴呕恶,神疲乏力,或发热烦闹,口渴,小便短黄,舌质红,苔黄腻,脉滑数,指纹紫。

治法 清肠解热,化湿止泻。

方药 葛根黄芩黄连汤加减。常用药如葛根、黄芩、黄连、地锦草、大豆卷、甘草。

热重泻频加鸡苏散、辣蓼、马鞭草清热解毒;发热口渴加生石膏、芦根清热生津;湿重水泻加车前子、苍术燥湿利湿;泛恶苔腻加藿香、佩兰芳化湿浊;呕吐加竹茹、半夏降逆止呕;腹痛加木香理气止痛;纳差加焦山楂、焦神曲运脾消食。

(2)风寒泻

主症 大便清稀,夹有泡沫,臭气不甚,肠鸣腹痛,或伴恶寒发热,鼻流清涕,咳嗽,舌质淡,苔薄白,脉浮紧,指纹淡红。

治法 疏风散寒,化湿和中。

方药 藿香正气散加减。常用药如藿香、苏叶、白芷、生姜、半夏、陈皮、苍术、茯苓、甘草、大枣。

大便质稀色淡,泡沫多,加防风炭以祛风止泻;腹痛甚,里寒重,加干姜、砂仁、木香以温中散寒理气;腹胀苔腻,加大腹皮、厚朴顺气消胀;夹有食滞者,去甘草、大枣,加焦山楂、鸡内金消食导滞;小便短少加泽泻、车前子渗湿利尿;恶寒鼻塞声重加荆芥、防风以加强解表散寒之力。

(3)伤食泻

主症　大便稀溏,夹有乳凝块或食物残渣,气味酸臭,或如败卵,脘腹胀满,便前腹痛,泻后痛减,腹痛拒按,嗳气酸馊,或有呕吐,不思乳食,夜卧不安,舌苔厚腻,或微黄,脉滑实,指纹滞。

治法　运脾和胃,消食化滞。

方药　保和丸加减。常用药如焦山楂、焦神曲、鸡内金、陈皮、半夏、茯苓、连翘。

腹痛加木香、槟榔理气止痛;腹胀加厚朴、莱菔子消积除胀;呕吐加藿香、生姜和胃止呕。

(4)脾虚泻

主症　大便稀溏,色淡不臭,多于食后作泻,时轻时重,面色萎黄,形体消瘦,神疲倦怠,舌淡苔白,脉缓弱,指纹淡。

治法　健脾益气,助运止泻。

方药　参苓白术散加减。常用药如党参、白术、茯苓、甘草、山药、莲子肉、扁豆、薏苡仁、砂仁、桔梗。

胃纳呆滞,舌苔腻,加藿香、苍术、陈皮、焦山楂以芳香化湿,消食助运;腹胀不舒加木香、乌药理气消胀;腹冷舌淡,大便夹不消化物,加炮姜以温中散寒,暖脾助运;久泻不止,内无积滞者,加煨益智仁、肉豆蔻、石榴皮以固涩止泻。

(5)脾肾阳虚泻

主症　久泻不止,大便清稀,澄澈清冷,完谷不化,或见脱肛,形寒肢冷,面色㿠白,精神委靡,睡时露睛,舌淡苔白,脉细弱,指纹色淡。

治法　温补脾肾,固涩止泻。

方药　附子理中汤合四神丸加减。常用药如党参、白术、甘草、干姜、吴茱萸、附子、补骨脂、肉豆蔻。

脱肛加炙黄芪、升麻升举中阳;久泻滑脱不禁加诃子、石榴皮、赤石脂收敛固涩止泻。

2. 变证

(1)气阴两伤

主症 泻下过度,质稀如水,精神委软或心烦不安,目眶及囟门凹陷,皮肤干燥或枯瘪,啼哭无泪,口渴引饮,小便短少,甚至无尿,唇红而干,舌红少津,苔少或无苔,脉细数。

治法 健脾益气,酸甘敛阴。

方药 人参乌梅汤加减。常用药如人参、炙甘草、乌梅、木瓜、莲子、山药。

泻下不止加山楂炭、诃子、赤石脂涩肠止泻;口渴引饮加石斛、玉竹、天花粉、芦根养阴生津止渴;大便热臭加黄连、辣蓼清解内蕴之湿热。

(2)阴竭阳脱

主症 泻下不止,次频量多,精神委靡,表情淡漠,面色青灰或苍白,哭声微弱,啼哭无泪,尿少或无,四肢厥冷,舌淡无津,脉沉细欲绝。

治法 挽阴回阳,救逆固脱。

方药 生脉散合参附龙牡救逆汤加减。常用药如人参、麦冬、五味子、白芍、炙甘草、附子、龙骨、牡蛎。

【验方偏方】

一、验方偏方

1. 鲜桃树叶心(嫩叶)10~20克。将药洗净捣碎,加开水50~100ml,用纱布过滤去渣,即得药液。1~3岁患儿,每次服1茶匙;3~6岁患儿,每次服2茶匙;6~12岁患儿,每次服3茶匙。每日3次,疗程为3~4天。用于脾虚泻。

2. 山药10克,茯苓10克,薏苡仁10克,炒扁豆6克,橘红6克,甘草3克。此为幼儿日量,水煎服。用于脾虚泻。

3. 党参6克,黄连3克,黄芩6克,干姜3克,法夏3克,大枣6克,炙甘草3克,生扁豆10克,泽泻6克。每剂药水煎2~3次,再将药汁合而浓缩,少量多次喂服法,每次服药10ml左右,每日7~8次。用于脾虚泻。

4. 党参10克,焦白术6克,茯苓6克,广陈皮3克,上肉桂2克,煨豆蔻6克,制附子6克,煨诃子6克,炮干姜2克,炙甘草2克,炒补骨脂6克。水煎服。用于脾肾阳虚泻。

二、药物外治

1. 丁香2克,吴茱萸30克,胡椒30粒,共研细末。每次1~3克,醋调成糊状,敷贴脐部,每日1次。用于风寒泻、脾虚泻。

2. 鬼针草30克,加水适量。煎煮后倒入盆内,先熏蒸,后浸泡双足,每日2~4次,连用3~5日。用于小儿各种泄泻。

3. 炒白术15克,土炒苍术15克,茯苓15克,陈皮10克,吴茱萸10克,丁香3克,白胡椒2克,苹果5克,泽泻3克。上药共研为细末,过筛贮瓶备用。用时取药末2~5克放于脐窝上,用胶布固定,24小时后取下。未愈患儿可重复换药2次,最多敷5次。敷药后要保持温暖,其方法为用直径15cm之圆形棉垫置于敷料上面,外以绷带扎住。用于风寒泻。

三、针灸疗法

1. 针法 取足三里、中脘、天枢、脾俞。发热加曲池,呕吐加内关、上脘,腹胀加下脘,伤食加刺四缝,水样便多加水分。实证用泻法,虚证用补法,每日1~2次。

2. 灸法 取足三里、中脘、神阙。隔姜灸或艾条温和灸。每日1~2次。用于脾虚泻、脾肾阳虚泻。

四、推拿疗法

1. 清补脾土,清大肠,清小肠,退六腑,揉小天心。用于湿热泻。
2. 揉外劳宫,推三关,摩腹,揉脐,揉龟尾。用于风寒泻。
3. 推板门,清大肠,补脾土,摩腹,逆运内八卦,点揉天突。用于伤食泻。
4. 推三关,补脾土,补大肠,摩腹,推上七节骨,捏脊,重按肺俞、脾俞、胃俞、大肠俞。用于脾虚泻。

【临证备要】

一、辨证思路

1. 证型轻重寒热虚实辨识 泄泻证型轻重寒热虚实辨识可从以下几个方面进行：①根据病因及不同的大便性状辨清不同的证型；②泄泻轻重应根据大便次数与量、精神食欲情况，以及是否有明显的伤阴伤阳表现来判断；③寒热之辨主要根据大便情况及舌苔。寒证一般粪便清稀如水，色淡黄，臭气不甚，舌淡，苔薄白腻。热证一般泻下如水注或有黏液，热臭气重，舌红，苔黄腻；④虚实之辨主要看病程、病势、腹痛情况。

2. 湿热泻辨识 湿热泻应注意辨别湿热之偏胜。热重于湿者，泄下如注，粪色深黄，臭气异常，常伴有发热、口渴、舌红、苔黄腻。湿重于热者，泻下稀水如蛋花汤样，常伴呕恶，食欲不振，肢体倦怠，口渴不多饮，多不发热或微热，舌苔白腻或淡黄腻。

二、诊疗注意事项

1. 运脾化湿 是针对小儿泄泻"脾病湿盛"这一总的病机而设立的基本治疗法则。此法是由运脾法与化湿法配合而成。运脾法是指调和脾胃，扶助运化，以恢复脾主运化生理功能为目的的治法，具有补不壅滞、消不伤正的特点，以苍术为运脾主药。这里的"化湿"也是针对泄泻主要病理因素"湿"提出的，是广义的"化湿"，应包括芳香化湿、淡渗利湿、苦温燥湿、清利湿热等，常用的药物如：藿香、佩兰、茯苓、泽泻、车前子、滑石、厚朴、苍术、黄连、黄芩等。临床具体运用时应结合祛除病因，按不同的证型选方用药。

2. 顾护脾胃 小儿泄泻用药要辨清病机，及时正确，顾护脾胃。应注意：①泄泻初起不可轻用补涩，以防留邪。泄泻初起一般属实证，当以祛邪为急。固涩之品必须在邪去积消湿化之后，方可使用。②久泻不可过用分利，以防津伤阳陷。久泻往往损伤阳气，阴津也会亏损，过用利湿之品，则津液更易损伤，阴伤阳无所附，则阳虚气陷。此时应益气温阳，培土助运，使阳气振奋，则水湿自化。③久泻伤阴忌妄投腻补之品，亦忌过分温燥香窜之味。久泻气阴已伤，腻补之品有碍脾运，故不宜使用。温燥之品多有耗阴伤液之弊，故也不宜用。此时应投酸甘之味，如人参乌梅汤，以冀酸甘化阴生津，益气养阴止泻。④虚证泄泻不可过用消导之品，以防伤正。由于"谷反为滞"，实证泄泻往往伴有积滞存在的因素，故临床治疗时，常在疏风散寒化湿或清热利湿中酌加消导之品，如焦山楂、神曲、谷芽、陈皮、木香等，以消导积滞，有助运脾祛湿。但虚证泄泻只宜少用、暂用，不宜久用、过用，特别是酸消之品，以防伐伤正气。

3. 补虚升提 李东垣《脾胃论》中说："治泻当利小便，但泄泻本为降病，倘若利湿久治不愈，是降而又降，当用升提即瘥。"对于脾虚泄泻，日久不愈，脾虚疲惫，运化无力，症见神疲乏力，不思饮食，久泻不止，初用参苓白术散常常能取得疗效，若再用无效时，可改用七味白术散，七味白术散芳香鼓舞，升提力量比较强，重用葛根鼓舞胃气，升提清阳，藿香芳香醒脾，助运化湿。往往转而收功。倘若脾虚下陷，症见滑利脱肛，则可在补虚升提的基础上配合收涩治疗，可用补中益气汤合益黄散。

4. 酸甘敛阴 是针对小儿泄泻易出现伤阴表现而设立的一种治法。即是酸味、甘味药同用以益阴的治法。此时脾阴不足，消化乏力，若用滋腻补阴之品，则有碍脾运，易呆滞不化，徒劳无功，或加重病情。用乌梅、五味子、白芍、人参、山药、甘草等，酸能收敛固涩，甘缓和中补虚，酸甘合用，化阴生津，既能补虚以益阴，又能敛涩以止泻。

【验案举隅】

验案一

李某，女，5月。1981年7月27日入院。

患儿泄泻8天入院。入院时发热，恶心呕吐，泄泻日20余次，稀水样便夹乳片、黏液、味臭秽。经祛暑化湿清肠剂治疗后，热退，但泄泻迁延1月不愈。先后用过多种中、西药止泻、抗菌、推拿，均无效验。江育仁老查房，观患儿精神萎弱，便稀如水，夹乳片及不消化物，便前不哭闹，舌质淡，苔薄腻，认为证属久泻损伤脾阳，当停用诸药，转以温运。处方：炮姜3克，丁香1.5克，煨益智仁10克，炙诃子10克，肉桂3克，苍术10克,白术10克,煨木香6克。每日1剂。服药次日,便次有增无减。报告江老,嘱原方照服。第3日起,果然便次日减,粪质渐稠。守方1周,大便成堆,泄泻已痊,精神、食欲均佳,痊愈出院。(汪受传,等.应用运脾法为主治疗小儿泄泻.南京中医学院学报,1982;(1):32.)

按语 泄泻病因,虽有外感六淫,内伤乳食、脾胃虚弱之分,而病所在于胃肠,病机转归责之于脾失健运。脾胃失调,升降失司,清浊不分,则水湿内生,下趋为泻。故谓:"泄泻之本,无不由于脾胃。""凡泄泻皆属湿。"泄泻治法当以运脾调胃为要则,俾使脾运得健,则清气升发,浊邪下降,湿自流化,水谷乃分,泄泻得止。即便脾虚之泻,亦当健运助化,切忌补而碍邪,反致延误病情。

验案二

王某,男,7岁。2003年4月6日就诊。

腹胀满、泄泻已6个月余,诊断为迁延性腹泻,经中西医治疗取效不显,肠道钡餐检查未见器质性病变,考虑"小儿过敏性肠炎"。刻诊:腹部胀满疼痛,矢气频作,大便质稀每日4～5次,泻下溏薄夹黏液不爽,食纳不香,日见消瘦,下腹有压痛,口干欲饮,舌边红,苔白,脉弦。脉症合参,此属肝郁气结,肝气犯胃,上热下寒。治宜抑肝温脾,温清并用。治以乌梅丸加减:乌梅10克,桂枝6克,佛手10克,川黄连3克,川黄柏3克,白头翁20克,白豆蔻10克,白术10克,茯苓10克。日1剂,加水500ml浓煎至250ml,分早、晚2次服用。

二诊,服上药5剂腹部胀满大减,大便已成形,再诊服上药15剂已基本痊愈。

按语 本例患儿腹胀、腹泻6个月余,历经中西医治疗,或补或消,或寒或热,皆收效甚微,根据小儿症状及舌苔、脉象,辨证为肝气犯胃,脾虚不运,肝气上亢而上热,脾气虚而下寒,以致寒热错杂,腹泻久治不愈。治宜温清并用。乌梅丸有抑肝和胃理脾、调整上热下寒之功,方中乌梅、白头翁、佛手平肝,抑制肝气上逆;黄柏、黄连苦寒清胃和胃,使胃气下降;桂枝温经祛寒;白豆蔻、白术、茯苓理脾健脾,使清阳上升。全方治疗针对病机,取效显然。

验案三

李某,男,5岁。2003年8月15日就诊。

患儿感冒后腹泻,始如水样,下利无度,夹少许黏液,大便常规:白细胞(+),未见巨噬细胞。经治疗感冒已愈,惟腹泻仍作,日5~6次,夹白冻如鱼脑,目眶下陷,纳谷不香,腹不胀,小便清长,舌淡,苔净,脉细。诊断为小儿迁延性腹泻。中医辨证为余邪未清,肠失固摄。治宜涩肠固脱,佐以清热。桃花汤加减:赤石脂30克,煨诃子5克,焦白术10克,白芍10克,茯苓15克,黄连3克,木香5克。日1剂,加水500ml浓煎至250ml,分早、中、晚3次服完。加强饮食护理,少量饮食,忌油腻、厚味之品,调理15日乃愈。

按语 本例患儿病后体弱,加之调治失宜伤及脾胃以致久泻不止。《伤寒论》曰:"少阳病,下利,便脓血者,桃花汤主之。"成无己注:"少阴病下利便脓血者,下焦不约且寒也,与桃花汤固下散寒。"该方主药为赤石脂,酸涩甘温。《本草秘录》:"赤石脂,凡有溃烂,收口长肉甚验⋯⋯。病有泄泻大滑者,非此不能止。"李时珍亦谓此药有"补心血、生肌肉、厚肠胃、除水湿及脱肛,治冷痢腹痛下白冻如鱼脑"等。现代药理研究表明,赤石脂含硝酸铝与钙、铁、锰、锌等氧化物,内服能吸附消化道内有毒物质,保护肿胀胃肠黏膜且涩肠止泻。煨诃子增加收敛固脱之功,焦白术、白芍、茯苓和肝理脾。又"新泄为实,久泻为虚",但亦应"知其常而达其变",故虽久泻,不可误认为是虚证,而乱食温补,虽为久泻,湿滞仍有,佐以黄连、木香除湿化滞。

验案四

倪某,女,2岁。2003年9月2日就诊。

腹泻已1个月余,大便日行5~6次,质稀如水样,诊断为小儿迁延性腹泻。经西医门诊及住院治疗取效不明显,近日症状加剧,泄下无度,伴精神委靡,形体消瘦,面目虚浮,肢末不温,囟门下陷,小便清长,舌淡,苔薄白,脉细弱。查大便脂肪细胞(+),脓细胞(+),遂来求治。中医辨证为久病及肾,脾肾阳虚。治宜温肾培元。予以四神丸加七味白术散化裁:吴茱萸3克,肉豆蔻10克,五味子10克,党参10克,焦白术10克,茯苓10克,甘草6克,陈皮10克,肉桂3克。日1剂,加水500ml浓煎至250ml,分早、中、晚3次服。同时配合热熨之法温暖中脘及腹部,速散寒邪。服药3剂之后患儿已好转,大便日行2次,成形,继服1周,患儿精神转佳,目光有神,囟门下陷已改善,查大便常规已正常。

按语　患儿久病缠绵难愈,脾阳受损,且肾阳亦虚。肾为封藏之本,有赖脾气培养,而肾阳不振,命门火衰,又能使脾运失职,此属脾病及肾,应予以温肾培元。肉豆蔻能温脾肾,涩肠止泻,且其气香,其味辛,辛能散能行,能助行脾之气达到涩而不滞的目的,补骨脂具有温肾补阳,合五味子、吴茱萸止泻温中,七味白术散健脾气,两方合用使肾阳振而推动脾阳,复起运化吸收功能,加之腹部理疗,促进肠道血液运行,痼疾可望速愈。

第五节　疳　证

疳证是由喂养不当或多种疾病影响,导致脾胃受损,气液耗伤而形成的一种慢性疾病。临床以形体消瘦,面色无华,毛发干枯,精神委靡或烦躁,饮食异常为特征。本病发病无明显季节性,各种年龄均可罹患,临床尤多见于5岁以下小儿。因其起病缓慢,病程迁延,不同程度地影响小儿的生长发育,严重者还可导致阴竭阳脱,卒然变险,因而被古人视为恶候,列为儿科四大要证之一。解放后,随着人民生活的不断改善和医疗保健事业的深入开展,本病的发病率已明显下降,特别是重症患儿显著减少。本病经恰当治疗,绝大多数患儿均可治愈,仅少数重症或有严重兼症者,预后较差。

【病因病机】

引起疳证的病因较多,临床以饮食不节,喂养不当,营养失调,疾病影响以及先天禀赋不足为常见,其病变部位主要在脾胃,可涉于五脏。胃主受纳,脾主运化,共主饮食物的消化、吸收及其水谷精微输布,以营养全身。脾健胃和,则气血津液化生有源,全身上下内外得以滋养。若脾胃失健,生化乏源,则气血不足,津液亏耗,肌肤、筋骨、经脉、脏腑失于濡养,日久则形成疳证。正如《小儿药证直诀·诸疳》所说:"疳皆脾胃病,亡津液之所作也。"

喂养不当:饮食不节,喂养不当是引起疳证最常见的病因,这与小儿"脾常不足"的生理特点密切相关。小儿神识未开，乳食不知自节，若喂养不当，乳食太过或不及，均可损伤脾胃，形成疳证。太过指乳食无度，过食肥甘厚味、生冷坚硬难化之物，或妄投滋补食品，以致食积内停，积久成疳。正所谓"积为疳之母"也。不及指母乳匮乏，代乳品配制过稀，未能及时添加辅食，或过早断乳，摄入食物的数量、质量不足，或偏食、挑食，致营养失衡，长期不能满足生长发育需要，气液亏损，形体日渐消瘦而形成疳证。

疾病影响：多因小儿久病吐泻，或反复外感，罹患时行热病、肺痨者虫，失于调治或误用攻伐，致脾胃受损，津液耗伤，气血亏损，肌肉消灼，形体羸瘦，而成疳证。此即《幼科铁镜·辨疳疾》所言："疳者……或因吐久、泻久、痢久、疟久、热久、汗久、咳久、疮久，以致脾胃亏损，亡失津液而成也。"

禀赋不足：先天胎禀不足，或早产、多胎，或孕期久病、药物损伤胎元，致元气虚惫。脾胃功能薄弱，纳化不健，水谷精微摄取不足，气血亏耗，脏腑肌肤失于濡养，形体羸瘦，形成疳证。

综上所述，疳证的主要病变部位在脾胃，其基本病理改变为脾胃受损，津液消亡。因脾胃受损程度不一，病程长短有别，而病情轻重差异悬殊。初起仅表现脾胃失和，运化不健，或胃气未损，脾气已伤，胃强脾弱，肌肤失荣不著者，为病情轻浅，正虚不著的疳气阶段；继之脾胃虚损，运化不及，积滞内停，壅塞气机，阻滞络脉，则呈现虚中夹实的疳积证候；若病情进一步发展或失于调治，脾胃日渐衰败，津液消亡，气血耗伤，元气衰惫者，则导致干疳。

干疳及疳积重症阶段，因脾胃虚衰，生化乏源，气血亏耗，诸脏失养，必累及其他脏腑，因而易于出现各种兼证，正所谓"有积不治，传之余脏"也。若脾病及肝，肝失所养，肝阴不足，不能上承于目，而见视物不清，夜盲目翳者，则谓之"眼疳"；脾病及心，心开窍于舌，心火上炎，而见口舌生疮者，称为"口疳"；脾病及肺，土不生金，肺气受损，卫外不固，易于外感，而见咳喘、潮热者，称为"肺疳"；脾病及肾，肾精不足，骨失所养，久致骨骼畸形者，称为"骨疳"；脾虚不运，气不化水，水湿泛滥，则出现"疳肿胀"。若脾虚失摄，血不归经，溢出脉外者，则可见皮肤紫斑瘀点及各种出血证候。重者脾气衰败，元气耗竭，直至阴阳离决而卒然死亡。

【诊断要点】

一、西医诊断要点

1. 有喂养不当或病后饮食失调及长期消瘦史。
2. 形体消瘦，体重比正常同年龄儿童平均值低15%以上，面色不华，毛发稀疏枯黄；严重者干枯羸瘦，体重可比正常平均值低40%以上。
3. 饮食异常，大便干稀不调，或脘腹膨胀等明显脾胃功能失调症状。
4. 兼有精神不振，或好发脾气，烦躁易怒，或喜揉眉擦眼，或吮指磨牙等症。
5. 贫血者，血红蛋白及红细胞减少。出现肢体浮肿，属于疳肿胀（营养性水肿）者，血清总蛋白大多在45克/L以下，血清白蛋白约在20克/L以下。

二、中医辨证要点

本病有主证、兼证之不同，主证应以八纲辨证为纲，重在辨清虚、实；兼证宜以脏腑辨证为纲，以分清疳证所累及之脏腑。主证按病程长短、病情轻重、虚实分为疳气、疳积、干疳三种证候。初起面黄发疏，食欲欠佳，形体略瘦，大便不调，精神如常者，谓之疳气，属脾胃失和，病情轻浅之虚证轻症；病情进展，而见形体明显消瘦，肚腹膨隆，烦躁多啼，夜卧不宁，善食易饥或嗜食异物者，称为疳积，属脾虚夹积，病情较重之虚实夹杂证；若病程久延失治，而见形体极度消瘦，貌似老人，杳不思食，腹凹如舟，精神委靡者，谓之干疳，属脾胃衰败，津液消亡之虚证重症。

兼证及危重症常在干疳或疳积重症阶段出现，因累及脏腑不同，症状有别。脾病及心则口舌生疮；脾病及肝则目生云翳，干涩夜盲；脾病及肺则潮热久嗽；脾病及肾则鸡胸龟背。脾阳虚衰，水湿泛溢则肌肤水肿；牙龈出血，皮肤紫癜者，为疳证恶候，提示气血大衰，血络不固；若出现神萎息微,杳不思纳者,为阴竭阳脱的危候,将有阴阳离决之变,须特别引起重视。

【辨证施治】

一、治疗原则

本病治疗原则以健运脾胃为主,通过调理脾胃,助其纳化,以达气血丰盈、津液充盛、肌肤得养之目的。根据疳气、疳积、干疳的不同阶段,而采取不同的治法。疳气以和为主;疳积以消为主,或消补兼施;干疳以补为要。出现兼证者,应按脾胃本病与他脏兼证合参而随症治之。此外,合理补充营养,纠正不良饮食习惯,积极治疗各种原发疾病,对本病康复也至关重要。

二、分证论治

1. 常证

(1)疳气

主症　形体略瘦,面色少华,毛发稀疏,不思饮食,精神欠佳,性急易怒,大便干稀不调,舌质略淡,苔薄微腻,脉细有力。

治法　调脾健运。

方药　资生健脾丸加减。常用药如党参、白术、山药、茯苓、薏苡仁、泽泻、藿香、砂仁、扁豆、麦芽、神曲、山楂。

食欲不振,腹胀苔厚腻,去党参、白术,加苍术、鸡内金、厚朴运脾化湿,消积除胀;性情急躁,夜卧不宁加钩藤、黄连抑木除烦;大便稀溏加炮姜、肉豆蔻温运脾阳;大便秘结加火麻仁、决明子润肠通便。

(2)疳积

主症　形体明显消瘦,面色萎黄,肚腹膨胀,其则青筋暴露,毛发稀疏结穗,精神烦躁,夜卧不宁,或见揉眉挖鼻,吮指磨牙,动作异常,食欲不振或善食易饥,或嗜食异物,舌淡苔腻,脉沉细而滑。

治法　消积理脾。

方药　肥儿丸加减。常用药如人参、白术、茯苓、神曲、山楂、麦芽、鸡内金、大腹皮、槟榔、黄连、胡黄连、甘草。

腹胀明显加枳实、木香理气宽中；大便秘结加麻仁、郁李仁润肠通便；烦躁不安，揉眉挖鼻加栀子、莲子心清热除烦，平肝抑木；多饮善饥加石斛、天花粉滋阴养胃；恶心呕吐加竹茹、半夏降逆止呕；胁下痞块加丹参、郁金、山甲活血散结；大便下虫加苦楝皮、雷丸、使君子、榧子杀虫消积。治疗过程中须注意消积、驱虫药不可久用，应中病即止，积去、虫下后再调理脾胃。

(3) 干疳

主症 形体极度消瘦，皮肤干瘪起皱，大肉已脱，皮包骨头，貌似老人，毛发干枯，面色㿠白，精神委靡，啼哭无力，腹凹如舟，杳不思食，大便稀溏或便秘，舌淡嫩，苔少，脉细弱。

治法 补益气血。

方药 八珍汤加减。常用药如党参、黄芪、白术、茯苓、甘草、熟地、当归、白芍、川芎、陈皮、扁豆、砂仁。

四肢欠温，大便稀溏去熟地、当归，加肉桂、炮姜温补脾肾；夜寐不安加五味子、夜交藤宁心安神；舌红口干加石斛、乌梅生津敛阴。若出现面色苍白，呼吸微弱，四肢厥冷，脉细欲绝者，应急施独参汤或参附龙牡救逆汤以回阳救逆固脱，并配合西药抢救。

2. 兼证

(1) 眼疳

主症 两目干涩，畏光羞明，眼角赤烂，甚则黑睛混浊，白翳遮睛或有夜盲等。

治法 养血柔肝，滋阴明目。

方药 石斛夜光丸加减。常用药如石斛、天冬、生地、枸杞子、菊花、白蒺藜、蝉蜕、木贼草、青葙子、夏枯草、川芎、枳壳。

夜盲者选羊肝丸加减。

(2) 口疳

主症 口舌生疮，甚或满口糜烂，秽臭难闻，面赤心烦，夜卧不宁，小便短黄，或吐舌、弄舌，舌质红，苔薄黄，脉细数。

治法 清心泻火，滋阴生津。

方药 泻心导赤散加减。常用药如黄连、栀子、连翘、灯心草、竹叶、生地、麦冬、玉竹。

内服药同时，加外用冰硼散或珠黄散涂搽患处。

(3)疳肿胀

主症 足踝浮肿，甚或颜面及全身浮肿，面色无华，神疲乏力，四肢欠温，小便不利，舌淡嫩，苔薄白，脉沉迟无力。

治法 健脾温阳，利水消肿。

方药 防己黄芪汤合五苓散加减。常用药如黄芪、白术、甘草、茯苓、猪苓、泽泻、防己、桂枝。

若浮肿明显，腰以下为甚，四肢欠温，偏于肾阳虚者，可用真武汤加减。

【验方偏方】

一、验方偏方

1. 蟾砂散　取大蟾蜍1只，去头足内脏，以砂仁研末，纳入腹中，缝口，黄泥封固，炭火煅存性，候冷，研成极细末。每次服用0.5～1.5克，每日2～3次。用于疳积患儿肚腹膨胀，或夹有食积、虫积者。

2. 胡黄连粉、鸡内金粉，按1∶3混匀。每次1～2克，每日3次。用于疳积证。

3. 山楂肉10克，莲子肉5克，胡黄连5克，蝉衣5克，山药10克，炙鸡金10克，鸡肝3～4具(切成薄片瓦上焙脆)。共研细末，每次服2～3克，1日3次，温开水调服，或在饭内服食亦可。用于疳积证。

4. 皂矾12克，鸡内金6克，红枣(焙干去核)10枚，共研细末，混入白糖100克，每次服1.5～3克，1日2～3次。用于消化不良伴贫血者。

二、药物外治

1. 莱菔子适量研末，阿魏调和。敷于伤湿止痛膏上，外贴于神阙穴。每日1次，连用7日为1疗程。用于疳积证腹部气胀者。

2. 大黄6克，芒硝6克，栀子6克，杏仁6克，桃仁6克，共研细末。加面粉适量，用鸡蛋清、葱白汁、醋、白酒少许，调成糊状，敷于脐部。每日1次，连用3～5日。用于疳积证腹部胀实者。

三、针灸疗法

1. 体针 主穴 合谷、曲池、中脘、气海、足三里、三阴交。配穴 脾俞、胃俞、痞根（奇穴，腰$_1$旁开3.5寸）。中等刺激，不留针。每日1次，7日为1疗程。用于疳气证、疳积轻证。烦躁不安，夜眠不宁加神门、内关；脾虚夹积，脘腹胀满加刺四缝；气血亏虚重加关元；大便稀溏加天枢、上巨虚。

2. 点刺 取四缝穴，常规消毒后，用三棱针在穴位上快速点刺，挤压出黄色黏液或血少许，每周2次，为1疗程。用于疳积证。

四、推拿疗法

1. 补脾经，补肾经，运八卦，揉板门，足三里，捏脊。用于疳气证。
2. 补脾经，清胃经、心经、肝经，捣小天心，分手阴阳、腹阴阳。用于疳积证。
3. 补脾经、肾经，运八卦，揉二马、足三里。用于干疳证。

五、捏脊疗法

可用于疳气证、疳积证。背部无肉，皮包骨头者不可应用。

【临证备要】

一、辨证思路

1. 疳气、疳积、干疳证型辨识 疳气、疳积、干疳三者为疳证的不同阶段，初期脾胃不和或胃强脾弱，食而不运，临床见形体略消瘦，为病之轻浅阶段；若疳气不能及时治疗，可形成积滞内停，壅塞气机，土虚木亢，虚实夹杂的疳积证，症见明显消瘦，面黄，发结如穗，腹大肢细，烦躁不安，大便溏薄；疳证迁延日久，导致脾胃虚损，气血衰败，累及五脏，转为干疳，症见极度消瘦，骨瘦如柴，皮肤干皱，形如老人，毛发干枯，精神委靡，二目无神，腹凹如舟，并发口疳、眼疳、疳肿胀，危重者可因阴竭阳脱而死亡。

2. 疳积证辨识 疳积证多见于疳证的中期，为虚实夹杂之证，症情较重,在临床辨证时要注意以下两点,①辨虚实的轻重程度,大多数患儿虚实之证均为显著,若体质比较强壮,病程较短者,实多虚少;反之,则虚多实少。虚证指脾虚津亏,见神萎气弱,消瘦发枯,舌淡脉细等;实证指积滞内停,见肚腹胀大,按之胀实,饮食异常,大便不调,苔腻脉弦等。②要辨郁热的轻重程度,郁热之证主要表现在:精神烦躁,烦哭不宁,睡中龂齿,夜热盗汗,食欲亢进嗜异,多食多便,或便秘,小便短黄等。疳积郁热不仅造成脾胃积热外,还常影响他脏,如烦躁啼哭为心热,龂齿磨牙为胃热,食欲亢进嗜异,多食多便是胃有伏热,脾运虚弱,揉眉挖鼻、动作异常为肝热,此证中夜热盗汗不可当作阴虚看,是因积热外蒸,津液外泄所致。

二、诊疗注意事项

1. 顾护脾胃 疳证的治疗应重视顾护脾胃,注意津液消长,辨明虚实,消补合度。组方选药应比较平和,避免大补大消之品,可补脾运脾法同用。用药大致有以下四类:①健脾益气药,如党参、黄芪、白术、大枣;②健脾化湿药,如薏苡仁、茯苓、苍术、砂仁等;③健脾消食药,如谷麦芽、鸡内金、山楂等;④健脾行气药,如青皮、陈皮、枳壳等。经临床运用表明,补运兼施是治疗疳证的可靠疗法,在促进患儿消化吸收功能方面有较为确切的疗效,值得深入研究。

2. 肝脾同治 除顾护脾胃外,还须肝脾同治,因"食气入胃,全赖肝木之气以疏泄之,而水谷乃化",所以,肝之疏泄功能对维护脾胃正常运化起着重要的作用。疳证病机特点为不离乎脾胃,也不局限于脾胃,特别是疳气证,脾病及肝,土虚木旺,所以肝脾同治亦是治疗疳证的重要方法之一。

3. 消积理脾 疳积证虽总以消积理脾为原则,但应视全身情况而有所区别,一般采用"壮者先去其积而后扶胃气,衰者先扶胃气而后消之"方法施治。同时也应根据积的不同,给予不同的消积之法,食积者重在消食导滞化积,气积者重在理气行滞消积,虫积者重在驱蛔杀虫消积,血积者重在活血化瘀消积。

4. 干疳以补为要 病情进一步发展至晚期,则脾胃日渐衰败,津液消亡,气血耗伤,元气衰惫,导致重症干疳。干疳病理性质属虚,治当补益气血,故干疳以补为要。但干疳证因脾胃虚惫已极,无力运化,非危急情况,不用大剂峻补,宜用平剂缓调。可健脾开胃为先,使胃气复苏,方有生机,选用人参启脾丸(《医宗金鉴·幼科杂病心法要诀》)治疗。选用人参、白术、茯苓、扁豆、山药、甘草、莲子肉健脾益气,陈皮、木香、谷芽、神曲悦脾助运开胃。脾胃运化功能启动之后,再用八珍汤(《正体类要》)补益气血。

【验案举隅】

验案一

一小儿食肉早,得脾胃病,或泄痢,腹大而坚,肌肉消瘦,已成疳矣。其母日忧,儿病益深。予见悯之,乃制一方:人参、黄芪(蜜炙)、白茯苓、白术、粉草、当归、川芎以补脾胃养气血,陈皮、青皮、半夏曲、木香、砂仁、枳实、厚朴、神曲、麦芽面以消积,三棱、莪术(煨)、九肋鳖甲(醋煮)以消癖,黄干蟾(烧灰存性)、使君子、夜明砂以除疳热。共22味碾末,粟米糊丸麻子大。每服25丸,炒米汤下。调理而安。(万全.幼科发挥.第1版.北京:人民卫生出版社,1957:90.)

按语 饮食不节,喂养不当是引起疳证最常见的病因,这与小儿"脾常不足"的生理特点密切相关。小儿神识未开,乳食不知自节,若喂养不当,乳食太过或不及,均可损伤脾胃,形成疳证。太过指乳食无度,过食肥甘厚味、生冷坚硬难化之物,或妄投滋补食品,以致食积内停,积久成疳。正所谓"积为疳之母"也。不及指母乳匮乏,代乳品配制过稀,未能及时添加辅食,或过早断乳,摄入食物的数量、质量不足,或偏食、挑食,致营养失衡,长期不能满足生长发育需要,气液亏损,形体日渐消瘦而形成疳证。方以人参、黄芪、茯苓、白术、粉草、当归、川芎以补脾胃养气血,陈皮、青皮、半夏曲、木香、砂仁、枳实、厚朴、神曲、麦芽以消积,三棱、莪术、鳖甲以消癖,干蟾、使君子、夜明砂以除疳热。故能取效。

验案二

刘某,男,20个月。1984年12月4日诊。

患儿面色少华,形体较瘦,体重9公斤,毛发稀黄,精神委靡,常自汗出,进食甚少,每餐仅吃稀粥3、5匙,喜甜食,易于感冒、泄泻。7月份先后发热4次,大便日行1~2次,质如稀糊,夹未消化食物。舌质淡,舌苔薄。辨证为脾肺气虚，运化失健，治以健脾助运。处方：党参10克，茯苓10克，淮山药10克，陈皮4克，焦山楂10克，焦神曲10克。每日1剂。

药后食欲渐增，感冒发热减少。连服1月，每餐已能进食50～100克，面色转润，精神活泼，出汗大减，大便正常，体重增至10公斤，病情基本痊愈。

按语　本证为疳证初起阶段，由脾胃失和，纳化失健所致。以形体略瘦，食欲不振为特征。失于调治者，可转为疳积证。治以调脾健运为主要法则。党参、山药益气健脾；茯苓健脾渗湿；陈皮理气；神曲、山楂消食助运。

验案三

许某，女，10个月。1992年8月9日初诊。

2月前患急性菌痢经治而愈，旬日后复患泄泻，大便蛋花样夹少许黏液，日4～5次，有酸臭味，当地医院大便常规检查：见脂肪球及少许脓细胞。诊为消化不良。经庆大霉素、维生素等治疗无效。刻诊：形体消瘦。发无光泽。面黄神萎，腹胀纳减，时有啼闹，大便溏，日3～4次；舌偏红苔薄白。证属乳食伤脾，积久郁热致成疳证。治以健脾消疳。

处方　苍术10克，白术10克，焦楂曲10克，茯苓10克，薏苡仁10克，谷芽10克，麦芽10克，陈皮6克，枳壳6克，甘草2克，3剂。另牛黄消疳散1克，每日3次，服3天。药后腹胀、啼闹均减，大便仍溏，日2次，乳食稍增。原方加太子参、白扁豆各10克，继服3剂后精神大振，大便渐调。继予牛黄消疳散每日2克，连服5天，以清余邪。

按语　患儿初患痢疾，旬日后复患泄泻延月，而致面黄肌瘦，神萎腹胀，大便稀溏，此属乳食伤脾，泻利日久，阴液耗伤，致成疳积。治以健脾助运，辅以牛黄消疳散，清热消疳，相辅相成，收效较快。

验案四

孙某，男，1岁。1991年8月12日初诊。

断乳2月余，近月来形体明显消瘦，面黄无华，毛发稀黄，腹胀膨大，脾气急躁，啼闹不安，多食多便，大便溏臭，舌红苔薄。证属断乳多食，积滞内停，脾胃受损，肝强脾弱，致为疳证。治以消积和脾。苍术10克，白术10克，鸡内金10克，神曲10克，麦芽10克，谷芽10克，木香6克,陈皮6克,胡黄连2克,砂仁2克(后下)。水煎服,每日1剂,另牛黄消疳散每次2克,每日2次,开水调服。上药连服5天,腹胀渐消,大便渐调,继予牛黄消疳散每日2克,连服5天善后。

  按语 患儿因断乳多食,日久积滞内停,脾胃受损以致食而不化,多食体瘦,此虚实挟杂之证。治以消积和脾,疗效满意。

第四章 心肝病证

第一节 病毒性心肌炎

病毒性心肌炎是由病毒感染引起的以局限性或弥漫性心肌炎性病变为主的疾病。以神疲乏力,面色苍白,心悸,气短,肢冷,多汗为临床特征。近年来,病毒性心肌炎的发病率有增加的趋势。本病发病年龄以3~10岁小儿为多,其临床表现轻重不一,轻者可无明显的自觉症状,只出现心电图改变,重者心律失常、心脏扩大,少数发生心源性休克或急性心力衰竭,甚至猝死。本病如能及早诊断和治疗,预后大多良好,部分患儿因治疗不及时或病后调养失宜,可迁延不愈而致顽固性心律失常。

病毒性心肌炎在古代医籍中无专门记载,但有与本病相似症状的描述。根据本病的主要临床症状,属于中医学风温、心悸、怔忡、胸痹、猝死等范畴。

【病因病机】

小儿素体正气亏虚是发病之内因,温热邪毒侵袭是发病之外因。

小儿肺腑娇嫩,卫外不固,脾常不足,易遭风热、湿热时邪所侵。外感风热邪毒多从鼻咽而入,先犯于肺卫;外感湿热邪毒多从口鼻而入,蕴郁于肠胃。继而邪毒由表入里,留而不去,内舍于心,导致心脉瘀阻,心血运行不畅,或热毒之邪灼伤营阴,可致心之气阴亏虚。心气不足,血行无力,血流不畅,可致气滞血瘀;心阴耗伤,心脉失养,阴不制阳,可致心悸不宁;心阳受损,阳失振奋,气化失职,可致怔忡不安。病情迁延,伤及脾肺,脾虚水津不布,肺虚失于清肃,致痰浊内生,痰瘀互结,阻滞脉络。若原有素体阳气虚弱,病初即可出现心肾阳虚甚至心阳欲脱之危证。本病久延不愈者,常因医治不当如汗下太过,或疾病、药物损阴伤阳,气阴亏虚,心脉失养,出现以心悸为主的虚证,或者兼有瘀阻脉络的虚实夹杂证。

总之,本病以外感风热、湿热邪毒为发病主因,瘀血、痰浊为病变过程中的病理产物,疾病耗气伤阴为主要病理变化,病程中或邪实正虚,或以虚为主,或虚中夹实,病机演变多端,要随症辨识,特别要警惕心阳暴脱变证的发生。

【诊断要点】

一、西医诊断要点

1. 临床诊断依据 ①心功能不全、心源性休克或心脑综合征。②心脏扩大。X线、超声心动图检查具有表现之一。③心电图改变:Ⅰ、Ⅱ、avF、V_5导联中2个或2个以上ST-T改变持续4天以上,及其他严重心律失常。④CK-MB升高,心肌肌钙蛋白(cTnI或cTnT)阳性。

2. 病原学诊断依据 ①确诊指标:心内膜、心肌、心包(活检,病理)或心包穿刺液检查分离到病毒,或用病毒核酸探针查到病毒核酸,或特异性病毒抗体阳性。②参考依据:粪便、咽拭子或血液中分离到病毒,且恢复期血清同型抗体滴度较第一份血清升高或降低4倍以上;病程早期患儿血中特异性IgM抗体阳性;用病毒核酸探针自患儿血中查到病毒核酸。

3. 确诊依据 ①具备临床诊断依据2项,可临床诊断为心肌炎。发病同时或发病前1~3周有病毒感染的证据者支持诊断。②同时具备病原学确诊依据之一,可确诊为病毒性心肌炎,具备病原学参考依据之一,可临床诊断为病毒性心肌炎。③凡不具备确诊依据,疑似病毒性心肌炎,应给予必要的治疗或随诊,并根据病情变化,确诊或除外心肌炎。④应除外风湿性心肌炎、中毒性心肌炎、先天性心脏病、结缔组织病，以及代谢性疾病的心肌损害、甲状腺功能亢进症、原发性心肌病、原发性心内膜弹力纤维增生症、先天性房室传导阻滞、心脏自主神经功能异常、β受体功能亢进及药物引起的心电图改变。

二、临床分期

1. 急性期 新发病，症状及检查阳性发现明显且多变，一般病程在半年以内。

2. 迁延期 临床症状反复出现，客观检查指标迁延不愈，病程多在半年以上，1年以内。

3. 慢性期 进行性心脏增大，反复心力衰竭或心律失常，病情时轻时重，病程在1年以上。

三、中医辨证要点

首先需辨明虚实，凡病程短暂，见胸闷胸痛、气短多痰，或恶心呕吐、腹痛腹泻，舌红，苔黄，属实证；病程长达数月，见心悸气短，神疲乏力，面白多汗，舌淡或偏红，舌光少苔，属虚证。一般急性期以实证为主，恢复期、慢性期以虚证为主，后遗症期常虚实夹杂。其次应辨别轻重，神志清楚，神态自如，面色红润，脉实有力者，病情轻；若面色苍白，气急喘息，四肢厥冷，口唇青紫，烦躁不安，脉微欲绝或频繁结代者，病情危重。

【辨证施治】

一、治疗原则

治疗原则为扶正祛邪，清热解毒、活血化瘀，温振心阳、养心固本。病初邪毒犯心者，治以清热解毒，养心活血；湿热侵心者，治以清化湿热，解毒达邪；气阴亏虚者，治以益气养阴，宁心安神；心阳虚弱者，治以温阳活血，养心通络；痰瘀阻络者，治以豁痰活血，化瘀通络。

二、分证论治

1. 风热犯心

主症　发热,低热绵延,或不发热,鼻塞流涕,咽红肿痛,咳嗽有痰,肌痛肢楚,头晕乏力,心悸气短,胸闷胸痛,舌质红,舌苔薄,脉数或结代。

治法　清热解毒,养阴活血。

方药　银翘散加减。常用药如金银花、薄荷、淡豆豉、板蓝根、贯众、虎杖、玄参、太子参、麦冬。

邪毒炽盛加黄芩、生石膏、栀子清热泻火;胸闷胸痛加丹参、红花、郁金活血散瘀;心悸、脉结代加五味子、柏子仁养心安神;腹痛泄泻加木香、扁豆、车前子行气化湿止泻。

2. 湿热侵心

主症　寒热起伏,全身肌肉酸痛,恶心呕吐,腹痛泄泻,心悸胸闷,肢体乏力,舌质红,苔黄腻,脉濡数或结代。

治法　清热化湿,宁心安神。

方药　葛根黄芩黄连汤加减。常用药如葛根、黄连、板蓝根、苦参、黄芩、陈皮、石菖蒲、茯苓、郁金。

胸闷气憋加瓜蒌、薤白理气宽胸;肢体酸痛加独活、羌活、木瓜祛湿通络;心悸、脉结代加丹参、珍珠母、龙骨宁心安神。

3. 气阴亏虚

主症　心悸不宁,活动后尤甚,少气懒言,神疲倦怠,头晕目眩,烦热口渴,夜寐不安,舌光红少苔,脉细数或促或结代。

治法　益气养阴,宁心安神。

方药　炙甘草汤合生脉散加减。常用药如炙甘草、党参、桂枝、生地、阿胶、麦冬、五味子、酸枣仁、丹参。

心脉不整,加磁石、鹿衔草镇心安神;便秘常可诱发或加重心律不齐,故大便偏干应重用麻仁,加瓜蒌仁、柏子仁、桑椹等养血润肠。

4. 心阳虚弱

主症　心悸怔忡,神疲乏力,畏寒肢冷,面色苍白,头晕多汗,甚则肢体浮肿,呼吸急促,舌质淡胖或淡紫,脉缓无力或结代。

治法　温振心阳，宁心安神。

方药　桂枝甘草龙骨牡蛎汤加减。常用药如桂枝、甘草、党参（或人参）、黄芪、龙骨、牡蛎。

形寒肢冷者，加熟附子、干姜温阳散寒；肢体浮肿者，加茯苓、防己利水消肿；头晕失眠者，加酸枣仁、五味子养心安神；阳气暴脱者，加人参、熟附子、干姜、麦冬、五味子回阳救逆，益气敛阴。

5. 痰瘀阻络

主症　心悸不宁，胸闷憋气，心前区痛如针刺，脘闷呕恶，面色晦黯，唇甲青紫，舌体胖，舌质紫黯，或舌边尖见有瘀点，舌苔腻，脉滑或结代。

治法　豁痰活血，化瘀通络。

方药　瓜蒌薤白半夏汤合失笑散加减。常用药如全瓜蒌、薤白、半夏、姜竹茹、蒲黄、五灵脂、红花、郁金。

心前区痛甚加丹参、降香理气散瘀止痛；咳嗽痰多者加白前、款冬花化痰止咳；夜寐不宁者加远志、酸枣仁宁心安神。

【**验方偏方**】

一、验方偏方

1. 人参、麦冬、酸枣仁、瓜蒌皮、炙甘草各10克，生地、丹参各15克，夜交藤20克，桂枝6克。每日1剂，用于气阴两虚证。

2. 党参、黄芪、莲子肉、车前子（包煎）各15克，麦冬、茯苓、地骨皮各12克，黄芩、甘草各4克。

3. 麦冬、党参、当归、银花各10克，五味子6克，板蓝根、丹参各15克。每日1剂，1个月为1疗程。用于风热犯心证。

4. 银花8克，赤芍、川芎各10克，丹皮12克，水煎服，用于邪毒犯心证。

5. 五味子120克，枸杞子130克，太子参80克，天冬、麦冬各75克，研成细末，加入姜汁，制成小丸。每次8～10克，每日2次。用于气阴亏虚证。

6. 丹参70克，川芎20克，郁金、红花各30克，研成细末，加蜂蜜适量,制成小丸。每次6~10克,每日3次。用于痰瘀阻络证。

二、针灸疗法

1. 体针　主穴取心俞、巨阙、间使、神门、血海,配穴取大陵、膏肓、丰隆、内关。用补法,得气后留针30分钟,隔日1次。

2. 耳针　取心、交感、神门、皮质下,隔日1次。或用王不留行籽压穴,用橡皮膏固定,每日按压2~3次。

【临证备要】

一、辨证思路

由于本病临床表现不一,证候错杂,辨证论治亦较为复杂。可依据临床表现辨别心阴心阳,心气心血,作为辨证的基本点。

此外,尚可结合病原是病毒,心律失常是主要临床症状等特点,辨证与辨病相结合,可将本病分为急性期、迁延期、慢性期三期进行辨证论治。急性期为外感邪毒,以邪实为主,但温邪最易耗伤气阴而出现虚实错杂之证,并随时注意心阳虚衰之变化;迁延期大多由气及血,由心用累及心体,以气阴两虚兼有余邪留伏为其基本特点;慢性期系体病较重的阶段之一,以阴阳两虚为主,尤以阳气不足,水气泛溢多见,可有瘀滞阻络之兼症。

二、诊疗注意事项

本病的治疗应特别注意驱邪与扶正的关系:

1. 清热解毒、通络化瘀　急性期重在清热解毒、疏利达邪,邪去则正安,这对保护心脏功能十分重要。同时,由于热毒损心,又宜注意护养气阴,宁心安神。恢复期或慢性期,以扶正为主,根据气血阴阳损伤情况予以扶补、扶养心神,同时配合活血化瘀,有利于心功能恢复。在这一阶段,还要注意进一步清除余邪热毒,由于余邪热毒常常滞留心包络,因此宜清热解毒,通络化瘀。若在这一过程中兼感外邪,则宜及时解表达邪,以免病情加重。

2. 活血化瘀　导致邪毒侵心的重要原因是体伤虚弱,发病以后,特别是后期将累及其他脏腑,因此应按照五脏相关的理论,"心病"治心而不限于心,调整脏腑的气血阴阳而利于心,即从整体着眼加以调治。由于心主血脉,心肌受损,血脉为之痹阻,故在各阶段的治疗中均应适当增加活血化瘀之药以通脉养心,利于受损心肌的恢复。方用血府逐瘀汤加减。常用药有当归、赤芍、桃仁、红花、炙甘草、柴胡、川芎、枳壳、川楝子、桔梗、生山楂等。胸痛不明显,舌质正常或稍暗者,加入丹参。如若胸痛明显,舌质暗有瘀点者加入当归、赤芍、降香、川芎、桃仁、红花等。复方丹参注射液在缺氧状态下可保护线粒体、心肌纤维及促进心肌细胞再生,扩张冠状动脉,增加心肌血流量,对缺血或损伤的心肌有促进恢复作用。临床可结合辨证使用。

3. 心律失常的对症治疗 心律失常是病毒性心肌炎的重要表现,治疗心律失常是本病治疗的关键之一,快速的心律失常多属实热证或虚热证,治疗宜清心通络、宁心安神或养阴清热。慢速的心律失常多属寒实证或虚寒证,治宜温通心阳、养心安神。传导阻滞则应配合行气通络、活血化瘀。另外可在辨证论治的基础上,结合心电图和化验结果,酌情用药。如心电图报告有传导阻滞加用赤丹参、当归、三七粉、红花、川芎。有室性、室上性、窦性心动过速加清热养阴安神药,如麦冬、五味子、黄连、生地、朱砂、万年青根之类。有心动过缓用强心温阳药,如鹿衔草、桂枝、附子、紫石英、人参之类。心功能不全用强心利尿药,如附子、葶苈子、茯苓、椒目。心律失常、早搏,加用青龙齿、琥珀粉、磁石、苦参、丹参、党参、鹿衔草。丹参和党参可稳定心率,苦参和鹿衔草两药也有抗心律失常的作用。或合用炙甘草汤,须指出的是方中桂枝虽有通阳复脉的作用,但在使用时需注意,如小儿咽红赤、舌红时不宜用,正如古书中说,桂枝下咽阳盛则毙。若小儿舌淡胖,咽不红者可用,用量一般在6克以内。

【验案举隅】

验案一

王某,女,12岁。1990年3月4日初诊。

自述心悸2月余,伴气短,乏力,动则汗出,咽痛,食欲不振,时轻时重。曾在北京儿童医院诊为病毒性心肌炎,今前来求治。查体:面色苍白,咽红,扁桃体Ⅲ°大,未见脓性分泌物,舌质淡红,苔白腻,脉结代。听诊心尖部位可闻及第一心音低钝,频发早搏,心率110次/分。心电图示:ST-T Ⅱ上移,T Ⅱ、aVF低平,T Ⅲ倒置,频发室性早搏。实验室检查:血象:白细胞$12.5×10^9$/L,中性粒细胞60%,淋巴细胞40%。谷草转氨酶48IU/L,α-羟丁酸脱氢酶273IU/L。辨证属邪毒内陷,心脉失养。治以清咽利喉,养血复脉。处方:辛夷10克,苍耳子10克,玄参10克,板蓝根10克,山豆根5克,黄芪15克,麦冬10克,五味子10克,丹参15克,苦参15克,蚤休15克,阿胶(烊化)10克,青果10克,锦灯笼10克,焦山楂10克,焦神曲10克,焦麦芽10克。每日1剂,水煎服。7剂。

二诊 服药后咽痛明显减轻,纳食增,心悸略减,仍动则汗出。上方去青果、锦灯笼,加生姜3片,大枣5枚,7剂。

三诊 诸症明显减轻,效不更方。继以前方加减服用,3个月痊愈。随访未复发。(于作洋.中国百年百名中医临床家丛书·刘弼臣.第1版.北京:中国中医药出版社,2001:21.)

按语 病毒性心肌炎疾病初起阶段见汗出,咽痛等风热上袭的症状,治宜清咽利喉,养血复脉。方用辛夷、苍耳子、玄参、板蓝根、山豆根、苦参、蚤休等清热解毒、清咽利喉;黄芪、麦冬、五味子、丹参等养血复脉。

验案二

李某,男,5岁。1978年3月11日初诊。

患病已8日,初则发热,形寒肢冷,呼吸气粗,心烦泛恶,胸闷憋气,精神困惫,面色欠华,小便微黄,大便溏,活动后心悸气短,经多方治疗未见好转,遂来就诊。刻下症见:面色苍白,咳嗽痰多,气逆作喘,汗出唇绀,肢端发凉,舌质淡,苔白腻,脉结代。心率160次/分,心律不规整,双肺可闻及湿啰音,肝肋下3cm。胸透示心界扩大。诊断为病毒性心肌炎合并心力衰竭。曾用毒毛旋花子甙K每次0.008mg/kg,后改为中药治疗。中医辨证为邪盛正衰,心阳欲脱。急宜温振心阳,益气固脱。宗参附龙牡救逆汤,处方如下:炮附子10克,五加皮10克,五味子10克,白芍10克,生龙骨15克,生牡蛎15克,炙甘草6克。1剂,水煎。另用红参15克,文火浓煎兑服。

二诊 服1剂后汗出,手足转温,面色微华,惟咳逆痰多,心悸胸闷,苔白,脉细无力。处方如下:炙甘草6克,生龙骨15克,生牡蛎15克,五味子10克,桂枝10克,炮附子10克,茯苓10克,陈皮10克,五加皮10克,万年青10克。每日1剂,水煎服。6剂。

三诊 服药后,患儿心衰已纠正。后予调肺养心冲剂治疗3个月,诸症消失,心电图正常。随访未复发。(于作洋.中国百年百名中医临床家丛书·刘弼臣.第1版.北京:中国中医药出版社,2001:17.)

按语 心阳虚弱证病程多在一年以上,以心悸怔忡、脉缓无力或结代,伴阳气虚弱的表现为临床特点。本例患儿病情严重,面色苍白,咳嗽痰多,气逆作喘,汗出唇绀,肢端发凉,舌质淡,苔白腻,脉结代。中医辨证为邪盛正衰,心阳欲脱。急宜温振心阳,益气固脱。方中红参、熟附子、干姜、麦冬、五味子回阳救逆,益气敛阴。手足转温后再予温振心阳,宁心安神。

第二节 注意力缺陷多动症

注意力缺陷多动症又称轻微脑功能障碍综合征,是一种较常见的儿童时期行为障碍性疾病。临床以注意力不集中、自我控制差,动作过多、情绪不稳、冲动任性,伴有学习困难,但智力正常或基本正常为主要特征。本病男孩多于女孩,多见于学龄期儿童。发病与遗传、环境、产伤等有一定关系。本病预后较好,绝大多数患儿到青春期逐渐好转而痊愈。

本病在古代医籍中未见专门记载,根据其神志涣散、多语多动、冲动不安,可归入"脏躁"、"躁动"证中;由于患儿智能接近正常或完全正常,但活动过多,思想不易集中而导致学习成绩下降,故又与"健忘"、"失聪"证有关。

【病因病机】

注意力缺陷多动症的病因主要有先天禀赋不足,或后天护养不当,外伤、病后、情志失调等因素。其主要病变在心、肝、脾、肾功能不足。

因人的情志活动与内脏有着密切的关系,必须以五脏精气作为物质基础,五脏功能的失调,必然影响人的情志活动,使其失常。《素问·宣明五气》说:"五脏所藏:心藏神,肺藏魄,肝藏魂,脾藏意,肾藏志。"若心气不足,心失所养可致心神失守而情绪多变,注意力不集中;肾精不足,髓海不充则脑失精明而不聪;肾阴不足,水不涵木,肝阳上亢,可有多动,易激动;脾虚失养则静谧不足,兴趣多变,言语冒失,健忘,脾虚肝旺,又加重多动与冲动之证。阴主静、阳主动,人体阴阳平衡,才能动静协调,如《素问·生气通天论》说:"阴平阳秘,精神乃治。"若脏腑阴阳失调,则产生阴失内守、阳躁于外的种种情志、动作失常的病变。

先天禀赋不足:父母健康欠佳,肾气不足,或妊娠期间孕妇精神调养失宜等,致使胎儿先天不足,肝肾亏虚,精血不充,脑髓失养,元神失藏。

产伤外伤瘀滞:产伤以及其他外伤,导致患儿气血瘀滞,经脉流行不畅,心肝失养而神魂不宁。

后天护养不当:过食辛热炙煿,则心肝火炽;过食肥甘厚味,则酿生湿热痰浊;过食生冷,则损伤脾胃;病后失养,脏腑损伤,气血亏虚,均可导致心神失养、阴阳失调,而出现心神不宁、注意力涣散和多动。

情绪意志失调:小儿为稚阴稚阳之体,肾精未充,肾气未盛。由于生长发育迅速,阴精相对不足,导致阴不制阳,阳胜而多动。小儿年幼,心脾不足,情绪未稳,若教育不当,溺爱过度,放任不羁,所欲不遂,则心神不定、脾意不藏、躁动不安,冲动任性,失忆善忘。

【诊断要点】

一、西医诊断要点

1. 多见于学龄期儿童,男性多于女性。
2. 注意力涣散,上课时思想不集中,坐立不安,喜欢做小动作,活动过度。
3. 情绪不稳,冲动任性,动作笨拙,学习成绩差,但智力正常。
4. 翻手试验、指鼻试验、指—指试验阳性。

二、中医辨证要点

本病以脏腑、阴阳辨证为纲。脏腑辨证：在心者，注意力不集中，情绪不稳定，多梦烦躁；在肝者，易于冲动，好动难静，容易发怒，常不能自控；在脾者，兴趣多变，做事有头无尾，记忆力差；在肾者，脑失精明，学习成绩低下，记忆力欠佳，或有遗尿、腰酸乏力等。阴阳辨证：阴静不足，证见注意力不集中，自我控制差，情绪不稳，神思涣散；阳亢躁动，证见动作过多，冲动任性，急躁易怒。本病的实质为虚证，亦有标实之状，临床多见虚实夹杂之证。

【辨证施治】

一、治疗原则

治疗原则为调和阴阳。心肾不足者，治以补益心肾；肾虚肝亢者，治以滋肾平肝；心脾气虚者，治以补益心脾。病程中见有痰浊、痰火、瘀血等兼证，则佐以化痰、清热、祛瘀等治法。

二、分证论治

1. 肝肾阴虚

主症　多动难静，急躁易怒，冲动任性，难于自控，神思涣散，注意力不集中，难以静坐，或有记忆力欠佳、学习成绩低下，或有遗尿、腰酸乏力，或有五心烦热、盗汗、大便秘结，舌质红，舌苔薄，脉细弦。

治法　滋养肝肾，平肝潜阳。

方药　杞菊地黄丸加减。常用药如枸杞子、熟地黄、山茱萸、山药、茯苓、菊花、丹皮、泽泻、青龙齿、龟版。

夜寐不安者，加酸枣仁、五味子养心安神；盗汗者，加浮小麦、龙骨、牡蛎敛汗固涩；易怒急躁者，加石决明、钩藤平肝潜阳；大便秘结者，加火麻仁、桑椹润肠通便。

2. 心脾两虚

主症　神思涣散，注意力不能集中，神疲乏力，形体消瘦或虚胖，多动而不暴躁，言语冒失，做事有头无尾，睡眠不熟，记忆力差，伴自汗盗汗,偏食纳少,面色无华,舌质淡,苔薄白,脉虚弱。

治法　养心安神,健脾益气。

方药　归脾汤合甘麦大枣汤加减。常用药如党参、黄芪、白术、大枣、炙甘草、茯神、远志、酸枣仁、龙眼肉、当归、浮小麦、木香。

思想不集中者,加益智仁、龙骨养心宁神;睡眠不熟者,加五味子、夜交藤养血安神;记忆力差,动作笨拙,苔厚腻者,加半夏、陈皮、石菖蒲化痰开窍。

3. 痰火内扰

主症　多动多语,烦躁不宁,冲动任性,难于制约,兴趣多变,注意力不集中,胸中烦热,懊忱不眠,纳少口苦,便秘尿赤,舌质红,苔黄腻,脉滑数。

治法　清热泻火,化痰宁心。

方药　黄连温胆汤加减。常用药如黄连、陈皮、法半夏、胆南星、竹茹、瓜蒌、枳实、石菖蒲、茯苓、珍珠母。

烦躁易怒者,加钩藤、龙胆草平肝泻火;大便秘结者,加大黄通腑泻火。

【验方偏方】

一、验方偏方

1. 海参、茯苓、石菖蒲、麦芽各9克,半夏、益智仁、枳壳各6克,陈皮3克,牡蛎15克,制成糖浆90ml。每服5ml,每日3次。20日为1疗程,连服2个疗程。

2. 龟版30克,龙骨100克,远志60克,九节菖蒲150克,制成糖浆500ml。每服10～15ml,每日3次。

3. 龙胆草、茯苓、远志、珍珠母、神曲、甘草,研细末,水泛为丸。每服10～15克,每日2次。一般服2个月为1疗程。

4. 九节菖蒲、麦冬各10克,胆南星、法半夏、云茯苓、紫丹参、僵蚕各9克,明天麻、川贝、陈皮、全蝎、白附子各6克,铁落花(先煎)25克,每日1剂。用于痰火内扰证。

5. 九节菖蒲、女贞子、旱莲草、沙参、青果、麦冬各10克,生地20

克,玄参、丹参、茯苓、当归、炙甘草各6克,柏子仁9克,每日1剂。用于肝肾阴虚证。

6. 女贞子15克,夜交藤、枸杞子、生牡蛎各12克,白芍、珍珠母各10克。水煎服,每日1剂。用于肝肾阴虚证。

二、针灸疗法

1. 体针 主穴取内关、太冲、大椎、曲池,配穴取百会、四神聪、隐白、神庭、心俞。捻转进针,用泻法,不留针。1日1次。

2. 耳针 取心、神门、交感、脑点。浅刺不留针,1日1次。或用王不留行子压穴,取穴同上。

三、推拿疗法

补脾经,揉内关、神门,按揉百会,摩腹,按揉足三里,揉心俞、肾俞、命门,捏脊,擦督脉、膀胱经第一侧线。

【临证备要】

一、辨证思路

1. 辨虚实 本病的实质为虚证,但也有标实之状。多动、急躁、易发脾气乃肝阳过亢之征;心神不定,难以静谧,注意力涣散乃心脾不足之象。故多现虚实夹杂之证。以辨舌象最为简捷。舌淡,苔薄白为气虚;舌红,少苔为阴虚;舌淡,苔白厚或黄腻,为痰湿或痰热,属虚中夹实;舌红,苔黄或腻,为痰热,属实。

2. 辨脏腑 神不定者病在心,志无恒者病在肾,情无常者病在脾,性急躁者病在肝。

3. 辨阴阳 本病的主要病机特点是阴阳失衡,即阳动有余,阴静不足。因此在辨证时,除要辨脏腑虚实外,还应辨明阴阳的消长。若仅有注意力不集中,小动作过多,为阴亏不甚,阳亢亦微;若出现烦躁易怒,容易冲动,不能自控,五心烦热,午后升火,为阴液亏损,阳气过亢,病情较重。

二、诊疗注意事项

1. 以肾为本，调理脏腑　①以肾为本，心脑并治。在补肾的基础上，清心平肝，健脾祛痰，兼以益智化瘀。标本同治，以本为主。②调理脏腑，燮理阴阳（燮理即调和之意）。重在补不足，泻有余，使阴平阳秘，精神乃治。切不可因患儿活动过多，冲动暴躁而过用苦寒或重镇安神之剂。③除辨证用药外，同时应注意酌情使用安神定志益智药物。常可配用远志、石菖蒲、茯神、益智仁、酸枣仁、五味子、龟版、珍珠母、龙骨等药。

2. 调和阴阳法　注意力缺陷多动症的主要病机特点是阳动有余，阴静不足。所以调和阴阳是本病的根本治疗原则。而调和阴阳主要在于调整脏腑功能和调理气血，以达到"五脏安定，血脉和利，精神乃居"的目的。贯彻以和为贵，治病求本的原则，补虚泻实，做到补而不滞，泻不伤正，方能"阴平阳秘，精神乃治"。

3. 注重安神益智法的运用　治疗注意力缺陷多动症的中药基本可分两类：一是调理脏腑功能，平衡阴阳治本的药物，其中使用频率较高的有熟地黄、龟版、黄芪、党参、枸杞子、白芍、女贞子、山药、鹿角及茯苓。二是方中大量使用了一些安神开窍治标的中药，如石菖蒲、远志、龙骨、牡蛎、五味子、酸枣仁等。具有"聪明益智"、"强记助神"功效的方剂，其中使用次数最多的药物是远志，以下依次为石菖蒲、人参、茯苓、茯神、熟地黄、柏子仁、龙骨、酸枣仁、五味子、菟丝子、山药、朱砂等。

4. 补充微量元素　现代研究表明注意力缺陷多动症患儿微量元素铁、锌、铜均显著低于正常儿童。微量元素缺乏可导致神经递质水平下降，神经递质的下降可导致多动症。研究发现党参、茯苓、白术、当归、黄芪、地黄等锌、铜、铁含量高，且某些中药如党参、石菖蒲、远志、酸枣仁、黄芪、当归、芍药等具有益智功效，可提高人的记忆力。所以治疗儿童多动症在辨证论治的基础上可以有目的地从上述各类药物中挑选较适当的药物进行配伍加减，可提高疗效。

【验案举隅】

验案一

何某,男,10岁。1993年4月初诊。

患儿纳差,面色不华,寐少,时有短气,多动不宁,不能按时完成作业,注意力不集中,校对试验水平差,二便正常,舌质淡,苔少,脉细。诊断为注意力缺陷多动症。辨证:心脾两虚,心神不宁。治法:补益心脾,宁心定神。处方:党参8克,白术6克,茯苓20克,炙黄芪10克,山药10克,石菖蒲10克,远志6克,酸枣仁20克,钩藤10克,夜交藤10克,炙甘草5克,生龙骨15克,生牡蛎15克,生稻芽15克,焦麦芽15克,焦山楂15克,焦神曲15克。

服上药14剂后,患儿纳食明显增多,面色好转,睡眠亦明显安稳,但上课仍不能认真听讲,精神不集中。上方去焦三仙、夜交藤,加五味子6克、麦冬8克,取生脉散之意,养心敛气;加珍珠母15克,镇心安神。再进30剂后,家长反映患儿上课能坚持听讲,回家后能主动完成作业。再查校对试验水平已在正常范围。(宋文芳,等.中国百年百名中医临床家丛书·宋祚民.第1版.北京:中国中医药出版社,2001:66.)

按语 本证以神思涣散,多动而不暴躁,记忆力差,神疲乏力,舌淡苔薄白,脉虚弱为特征。偏心气虚者,形体消瘦,睡眠不熟,伴自汗盗汗;偏脾气虚者,形体虚胖,偏食纳少,面色无华,记忆力差。

本证虚多实少,法当补益为主,平抑为次。治法宜养心安神,健脾益气。方用归脾汤合甘麦大枣汤加减。归脾汤乃治疗心脾两虚的经典方,出自《济生方》,由白术、茯神、黄芪、龙眼肉、酸枣仁、人参、木香、甘草、当归、远志组成。方中参、芪、术、草、姜、枣甘温补脾益气;当归甘辛温养肝而生心血;茯神、枣仁、龙眼肉甘平养心安神;远志交通心肾而定志宁心;木香理气醒脾,以防益气补血药滋腻滞气,有碍脾胃运化功能。故本方为养心与益脾并进之方。因睡眠不熟,用五味子、夜交藤养血安神;记忆力差,动作笨拙,用远志、石菖蒲化痰开窍。药症相符故能取效。

验案二

方某,男,9岁。2003年5月20日就诊。

第1胎第1产,足月顺产,生后无窒息,无黄疸。患儿上课学习注意力分散,活动过多,难以制约,烦躁易怒,多语。其母因担心服利他林西药有副作用来本科诊治。患儿平素喜食肥甘厚味,多动多语,神志不守,口秽,喉中有痰,腹胀不适,小便色黄,舌苔白腻,质红起刺,脉滑。诊断为儿童多动症。属痰火扰心证。治以清热化痰,宁神定志。药用:黄连4克,竹茹、菖蒲、生山栀子、白芍各9克,陈皮、法半夏各6克,胆南星4克,远志6克,枳壳8克,柴胡9克,生甘草4克,钩藤(后下)10克。10剂,水煎服,日服3次。饮食避免食肥甘油腻、辛辣和膨化食品。

复诊,患儿上课注意力分散有所好转,情绪平稳,多语多动减少,舌苔薄腻。嘱继服原方30剂。再诊,患儿病情大为好转,学习成绩提高。后改为免煎中药颗粒剂巩固治疗。

按语 该证型的主要病机是痰火扰心。《丹溪心法·小儿》中说:"乳下小儿,常多湿热、食积、痰热、伤乳为病。"心主神明,痰与火结,痰火扰心,心失所主,故神思涣散,注意力不能集中,烦躁不宁,多语多动,心火内炽,则心烦失眠,津为热灼则口渴喜饮。心与小肠相表里,小肠泌别清浊,心热下移小肠,故小便黄赤。舌红苔黄腻,脉滑数,皆为痰火壅盛之象。治则清热泻火,化痰宁心,方用黄连温胆汤,该方出自《六因条辨》,由陈皮、法半夏、茯苓、甘草、竹茹、胆南星、瓜蒌、枳实、黄连、石菖蒲、珍珠母组成,方中黄连苦寒清热,陈皮、法半夏、竹茹化痰降逆,瓜蒌、枳实、胆南星开胸降痰,茯苓健脾利湿,石菖蒲开心窍,珍珠母镇心安神,甘草调和诸药。诸药同伍,共奏清热利湿化痰,开胸宁心安神之功。

验案三

朱某,男,8岁。2005年7月22日就诊。

患儿为第2胎第1产,足月剖宫产,母亲为高龄产妇,生后无窒息,无头颅外伤,无黄疸。患儿多动2年余,注意力不集中,学习主动性差,成绩差,食欲不振,面黄,便溏,乏力,不暴躁,舌质淡苔薄白,脉滑。诊断:儿童多动症,痰湿内阻证。治则:燥湿化痰,理气和中。方用二陈汤加减。药用:陈皮、半夏各5克,茯苓10克,南星5克,菖蒲、远志各6克,神曲、鸡内金各9克,苍术6克,山药12克,甘草5克。服10剂,日3次。

复诊,面色转红,食欲可,大便成形,多动多语减轻,上课专心听讲,成绩提高。继服上方30剂后,改为免煎中药服用1个月痊愈。

按语　证候病机主要涉及心脾两脏。心主神明,为五脏六腑之大主,脾主运化,在志为思,二者与精神思维活动密切相关。脾胃为后天之本,气血生化之源,气血又为神志活动的物质基础。由于脾气不足,运化失职,一方面气血亏虚,神明失养;另一方面因不能运化水湿,湿聚为痰,扰及心神。以上因素导致小儿多动等症。如《丹溪心法·健忘》:"健忘由精神短少者,亦有痰者。"治则燥湿化痰,理气和中。方用二陈汤加减,该方源于《太平惠民和剂局方》,为治痰基本方剂,由半夏、陈皮、茯苓、甘草组成。半夏性温性燥,可燥湿化痰,和胃降逆为主药;痰因气滞,气顺则痰降,故用陈皮理气、燥湿和中化痰;痰由湿生,湿去则痰消,故用茯苓渗湿化痰;中不和则痰涎聚,故以甘草益气和中补脾为辅助药。如《医林绳墨·痰》云:"痰生于脾胃者,宜实脾以行湿。"

第三节　多发性抽动症

多发性抽动症又称抽动-秽语综合征。其临床特征为慢性、波动性、多发性运动肌快速抽搐,并伴有不自主发声和语言障碍。起病在2～12岁,病程持续时间长,可自行缓解或加重。本病发病无季节性,男孩发病率较女孩约高3倍。

本病以肢体抽掣及喉中发出怪声或口出秽语为主要临床表现,可归属于中医的慢惊风、抽搐等范畴。

【病因病机】

多发性抽动症的病因与先天禀赋不足、产伤、窒息、感受外邪、情志失调等因素有关,多由五志过极,风痰内蕴而引发。病位主要在肝,与心、脾、肾密切相关。因肝体阴而用阳,为风木之脏,主藏血,喜条达而主疏泄,其声为呼,其变动为握。

气郁化火:"人有五脏化五气,以生喜怒悲忧恐。"肝主疏泄,性喜条达,若情志失调,五脏失和,则气机不畅,郁久化火,引动肝风,上扰清窍,则见皱眉眨眼,张口歪嘴,摇头耸肩,口出异声秽语。气郁化火,耗伤阴精,肝血不足,筋脉失养,虚风内动,故伸头缩脑,肢体颤动。

脾虚痰聚:禀赋不足或病后失养,损伤脾胃,脾虚不运,水湿潴留,聚液成痰,痰气互结,壅塞胸中,心神被蒙,则胸闷易怒,脾气乖戾,喉发怪声;脾主肌肉四肢,脾虚则肝旺,肝风挟痰上扰走窜,故头项、四肢、肌肉抽动。

阴虚风动:素体真阴不足,或热病伤阴,或肝病及肾,肾阴虚亏,水不涵木,虚风内动,故头摇肢搐。阴虚则火旺,木火刑金,肺阴受损,金鸣异常,故喉发异声。

【诊断要点】

一、西医诊断要点

1. 起病年龄在 2～12 岁,可有疾病后及情志失调的诱因或有家族史。

2. 不自主的眼、面、颈、肩及上下肢肌肉快速收缩,以固定方式重复出现,无节律性,入睡后消失。在抽动时,可出现异常的发音,如咯咯、咳声、呻吟声或粗言秽语。

3. 抽动能受意志遏制,可暂时不发作。

4. 病状呈慢性过程,但病程呈明显波动性。

5. 实验室检查多无特殊异常,脑电图正常或非特异性异常。智力测试基本正常。

二、中医辨证要点

本病以八纲辨证为纲,重在辨阴、阳、虚、实。本病之标在风火痰湿,其本在肝脾肾三脏,尤与肝经最为关切。往往三脏合病,虚实并见,风火痰湿并存,变异多端。气郁化火者,病初多为肝阳上亢,属实证,其面红耳赤,急躁易怒,抽动频繁,舌红苔黄;脾虚痰聚者,为本虚标实,虚实夹杂,其面黄体瘦,胸闷作咳,抽动无常,舌淡苔白或腻;阴虚风动者,为肝肾不足,属虚证,其形体消瘦,两颧潮红,抽动无力,舌红苔少。

【辨证施治】

一、治疗原则

多发性抽动症的治疗,以平肝熄风为基本法则。气郁化火者,宜清肝泻火,熄风镇惊;脾虚痰聚者,宜健脾化痰,平肝熄风;阴虚风动者,宜滋阴潜阳,柔肝熄风。

二、分证论治

1. 气郁化火证

主症 面红耳赤,烦躁易怒,皱眉眨眼,张口歪嘴,摇头耸肩,发作频繁,抽动有力,口出异声秽语,大便秘结,小便短赤,舌红苔黄,脉弦数。

治法 清肝泻火,熄风镇惊。

方药 方用清肝达郁汤加减。常用药如栀子、菊花、丹皮、柴胡、薄荷、青橘叶、钩藤、白芍、蝉蜕、琥珀、茯苓、甘草。

肝火旺者,加龙胆草清泻肝火;大便秘结者,加槟榔、瓜蒌仁顺气导滞;喜怒不定,喉中有痰者,加浙贝母、竹茹清化痰热。

2. 脾虚痰聚证

主症 面黄体瘦,精神不振,胸闷作咳,喉中声响,皱眉眨眼,嘴角抽动,肢体动摇,发作无常,脾气乖戾,夜睡不安,纳少厌食,舌质淡,苔白或腻,脉沉滑或沉缓。

治法 健脾化痰,平肝熄风。

方药 方用十味温胆汤加减。常用药如党参、茯苓、陈皮、半夏、枳实、远志、枣仁、钩藤、白芍、石决明、甘草。

痰热甚者,去半夏,加黄连、瓜蒌皮清化痰热;纳少厌食者,加神曲、麦芽调脾开胃。

3. 阴虚风动证

主症 形体消瘦,两颧潮红,五心烦热,性情急躁,口出秽语,挤眉眨眼,耸肩摇头,肢体震颤,睡眠不宁,大便干结,舌质红绛,舌苔光剥,脉细数。

治法 滋阴潜阳,柔肝熄风。

方药 方用大定风珠加减。常用药如龟版、鳖甲、生牡、生地、阿胶、鸡子黄、麦冬、麻仁、白芍、甘草。

心神不定,惊悸不安者,加茯神、钩藤、炒枣仁养心安神;血虚失养者,加何首乌、玉竹、沙苑子、天麻养血柔肝。

【验方偏方】

一、验方偏方

1. 薏米莲子粥 薏苡仁30克,莲子(去皮心)30克,冰糖适量,桂花少许。先煮薏苡仁,继以莲子、茯苓,粥成加冰糖及桂花,作早餐食用,或不拘时食用。用于心脾不足证。

2. 竹笋15克,荸荠9克,红糖适量,水煎饮服。每天1次,用于湿热痰火上扰证。

3. 桑椹子、枸杞子、大枣各10～15克,鸡蛋2个。放沙锅内加水适量同煮,蛋熟去壳再共煮片刻,吃蛋喝汤,每日1次,连服。用于肝肾阴虚证。

二、针灸疗法

1. 体针 主穴:太冲、风池、百会。配穴:印堂、迎香、四白、地仓、内关、丰隆、神门。

2. 耳针 皮质下、神门、心、肝、肾,每次选2～3穴。耳穴埋针,每周2次。每日可按压2～3次,每次5分钟。

【临证备要】

一、辨证思路

气郁化火证与阴虚风动证的辨识:两证都有热象,而一为实热,一为虚热,气郁化火证起病较急,病程较短,临床表现实热证为主,以面红耳赤,烦躁易怒,发作频繁,抽动有力,舌红苔黄,脉弦数为特征。阴虚风动证起病较缓,病程较长,以形体消瘦,两颧潮红,五心烦热,舌红绛,苔光剥,脉细数的虚热象为特征。

二、诊疗注意事项

1. 辨证用药 多发性抽动症治疗上除了单纯的滋阴养血,平肝潜阳外,还应根据小儿自身的生理特征灵活多变,辨证用药:①治随"风变"。多发性抽动症皆因"风动"所致。"内风"之根本在于阴血亏虚,阴不制阳。《素问·风记》曰:"风者,百病之长也。"小儿内风多挟痰带食,挟热带火,同时风善行而数变,故治疗应"随风而变",或化痰熄风或消食平肝……。当辨清病证,随症下药,不可一方至底,一治方休。②治随"时变"。《素问·四气调神大论》曰:"春夏养阳,秋冬养阴。"治病当顺从自然,天人合一。小儿"稚阴稚阳",难以适应四时六气之变更。春季多风,乃小儿发病之巅峰,治疗重在平肝熄风;夏日炎热,平肝勿忘清暑;秋时干燥,治肝更应柔濡;冬主封藏,不病亦应固肾。③治随"体变"。宋·钱乙云:"脏腑柔弱,易虚易实,易寒易热"(《小儿药证直诀·序》)。小儿脏腑,成而未全,全而未壮,机体娇嫩,形体未充,发病容易,变化迅速。寒则伤阳,热必损阴;滋则碍胃,消必耗气。恰如清·陆以湉云:"(小儿)用药不可太猛,峻攻峻补,反受药累,此幼科之要诀"(《冷庐医话·诊法》)。故而小儿多发性抽动症应根据体质变化选方用药,调谐阴阳,疏理脾胃。

近10年来大量专业文献检索的结果和临床实践经验表明,在治疗多发性抽动症的有效中药中使用频率较高的药物有:龙骨、牡蛎、龟板、鳖甲、女贞子、珍珠母、石决明、白蒺藜、天竺黄、僵蚕、蝉衣、蜈蚣、柴胡、川连、菊花、夏枯草、远志、菖蒲、合欢皮等。可根据季节、症状有选择地辨证用药。

2. 心理疏导 首先要让家长认识到患儿所出现的各种抽动表现是疾病本身的病态表现,而不是患儿调皮或有意所为。要体谅孩子、关心孩子,不能通过打骂等强硬手段阻止抽动的发生。同时向家长解释本病的性质和可能的转归,消除家长一些不必要的思想顾虑。家长要给孩子创造轻松愉快的环境,合理安排好孩子的日常生活,减轻学习压力和负担,并进行以下治疗:①消除患儿心理困扰:减少焦虑、抑郁情绪,适应现实环境,积极参加各种有趣的游戏和活动,转移注意力,避免过度的兴奋激动和紧张疲劳,减少看电视的时间,特别是以眨眼为主要症状的患儿,尽量不看电视,不玩电脑。②正性强化法:帮助患儿用意念去克制自己的抽动行为,只要患儿的抽动行为有点减轻,就及时给予适当的表扬和鼓励,以强化患儿逐步消除抽动症状。③集结练习法:故意让抽动动作进行一段时间,然后再休息一段时间。抽动动作的快速重复可导致"反应性抑制"和抽动动作的减少。

【验案举隅】

验案一

王某,男,10岁,1992年8月11日初诊。

患儿自5月份起不明原因出现不自主摇头、伸颈、张口、肩膀抖动等奇怪动作,每日频繁发作,短则几分钟,长则半小时至1小时发作,每次数十秒钟至数分钟不等,屡经中西医治疗未效。近1个月症状益甚,注意力分散时动作略减少,发作严重时伸颈、探头,且颈软头不得直举,夜寐方休,精神倦怠,神疲乏力,食欲减退,学习成绩下降,二便正常,各项检查均(一),舌质偏红,苔薄黄。证属肝风妄动,治拟平肝潜阳,熄风安神法。

药用石决明15克(先煎),僵蚕、钩藤、地龙、生白芍、葛根各10克,全蝎2克,煅龙牡各20克,川芎8克,炙甘草6克,7剂,水煎服。

家长诉服药至第4剂,症状明显改善,近两日已基本消失。见苔薄黄,根中稍腻。治已应手,再拟原法巩固之。药用珍珠母、煅石决明各15克(先煎),天麻、白芍、僵蚕、地龙各10克,炙甘草、陈胆星各8克,全蝎3克,川军6克,7剂。药后,未再复发。

按语 小儿抽动症多属于中医"肝风"范围。小儿"肝常有余",易发动风、抽搐之证。关键在于肝,一般采用平肝潜阳、熄风定惊之法,每能获效。

验案二

张某,男,14岁,学生。1999年4月28日初诊。

患者于5岁时发现无原因的挤眼,喉中"咳""咳"不停,多次到医院就诊,曾反复被诊断为结膜炎、咽炎,长期服用抗生素及点抗生素眼药水无效。在一次外感发烧后。又增加皱眉、咧嘴、不停的扭脖子,语不成句,说话时乱叫等症状。某医院诊断为抽动秽语综合征,给泰必利治疗,初期效果较好,症状基本控制。服药3个月后,因和同学打架症状加重。泰必利加量后症状稍好转,但上课不注意听讲,反应迟钝,回答缓慢,运动不协调等。多次因此受到老师批评并找家长谈话,家长压力很大,患儿厌学明显。终于在1年前辍学在家。多方求医,效不明显,求治于中医。初诊时症见挤眉眨眼,咧嘴拧脖,动作频繁,形体消瘦,面色潮红,并伴烦躁易怒,头痛头晕,失眠盗汗。大便秘结,舌质红,舌苔少,脉弦数。证属肝阳上亢、肝肾阴虚。治以平肝熄风,滋阴降火。方药:石决明、生龙骨、生牡蛎、龟版、鳖甲各15克,钩藤、地龙、生地、葛根、生大黄、丹皮、知母各10克,黄柏、桔梗各6克。嘱其泰必利减半量。

10剂后面部抽动好转。上课能回答问题,大便通畅,舌红好转。上方减鳖甲加茯神继续服用。

3个月后症状基本控制,学习成绩提高。上方加减,连续服用1年停药。1年后电话随访,无复发。

按语 患儿久病伤阴,致使肝肾阴虚,肝火亢盛。在平肝基础上加生地、鳖甲、龟版以滋阴降火;龙胆草、菊花以清肝经之热;桔梗引药上行,缓解面部动作。

验案三

刘某,男,10岁,2000年4月初诊。

患儿自幼善食,喜食肥甘食品,活动较少,动作缓慢。自5年前发现有面部抽动后到某医院确诊为抽动秽语综合征。曾反复服用泰必利、氟哌丁醇等治疗,时发时止。2年前又增加急躁易怒,动则骂人,上课乱动,作业不能按时完成。其父母认为是病情进一步加重,要求中医治疗。诊时见患儿形体肥胖,皱眉挤眼,咧嘴拧脖明显有力,不停的扭动手指。舌质红,舌苔黄腻,脉濡数。治疗以祛痰清热,平肝安神为原则。方药:钩藤、僵蚕、地龙、石菖蒲、广郁金、清半夏各10克,生龙骨、生牡蛎、礞石各15克,黄芩、制大黄各6克,沉香末3克。水煎服。每日1剂。

10天后面部动作减少，黄腻苔变薄。原方加减治疗4个月症状基本缓解。嘱继续加减用药1年，以巩固疗效。

按语　肝主疏泄，性喜调达；肝藏血，主筋；肝主风，风善行数变；热邪易引动肝风。临床与情绪、抽动有关的大部分疾病从肝论治。抽动秽语综合征符合此特点，故以镇肝熄风，滋阴降火为原则拟定基础方。首选钩藤、石决明、生龙骨、生牡蛎以镇肝熄风；风燥易于伤阴，阴虚血少，筋失所养，加重肝风，故用生地、白芍以滋阴液、柔肝缓肌助熄风镇惊。本病例兼痰热扰神，在原基础上加礞石以祛除顽痰；沉香降气，使上扰之痰火下行；菖蒲、郁金、清半夏，以豁痰开窍；黄芩、制大黄以清热泻火。共达痰火清，心神宁的目的。

第四节　眩　晕

眩晕是以头昏眼花，视物发黑，甚至动荡旋转，如坐舟车为特征的病证。眩晕又名眩运，明·李梴《医学入门》言："眩言其黑，运言其转。"眩，从目从玄。玄黑也，目黑为眩，晕运也，旋转也。眩是指眼花或眼前发黑，晕是指头晕或感觉自身或外界景物旋转。二者常同时并见，故统称为"眩晕"。轻者闭目即止；重者如坐车船，旋转不定，不能站立，或伴有恶心、呕吐、汗出，甚则昏倒等症状。

本病与西医学中的眩晕含义基本相同（现代医学认为眩晕是自我平衡感觉和定向障碍，是自身或外物的运动性幻觉），常见于内耳迷路病（如眩晕综合征——梅尼埃病）、迷路炎、脑动脉硬化、高血压病、低血压、贫血、神经官能症等，以及某些脑部疾患。

【病因病机】

多由内伤所致，如情志、饮食、久病、劳欲等。

情志不遂，肝气郁结，恼怒而致肝阳上亢，阳亢化风，气郁化火，如平素肝肾阴虚，一旦遇有情志刺激，则更易致病。

饮食不节：恣食甘肥，脾运失健，痰湿内盛。素体肥胖，肥人多痰，饮食甘肥，多食少动者多肥，易积湿生痰。

病后体虚：久病体虚，脾胃虚弱，失血之后，耗伤气血，气血两虚，清阳不升，清窍失养，发为眩晕。

跌仆损伤：跌仆损伤，瘀血内阻或跌仆坠损，头脑外伤而致瘀血停留，阻滞经脉，气血不能上荣于头目，故眩晕时作。

病变主要在肝，涉及肾和心、脾。病理因素以风、火、痰为主，三者互有联系，如"火动风生"、"风火相煽"、"痰郁化火"等，故临床常错杂兼见。病理性质有虚有实，虚实之间互有转化与夹杂。初病以阳亢居多，继则由阳亢渐致阴虚，或素体阴虚而致阳亢，久病体虚，阳亢风动。

【诊断要点】

一、西医诊断要点

1. 头晕目眩，视物旋转，轻者闭目即止，重者如坐车船，甚则仆倒。
2. 严重者可伴有头痛、项强、恶心呕吐、眼球震颤、耳鸣耳聋、汗出、面色苍白等表现。
3. 多有情志不遂、体虚、饮食不节、跌仆损伤等病史。
4. 相关检查　测血压、查心电图、超声心动、检查眼底、肾功能等，有助于明确诊断高血压病及高血压危象和低血压。查颈椎X线片，经颅多普勒有助于诊断椎-基底动脉供血不足、颈椎病、脑动脉硬化，必要时作CT及核磁共振以进一步明确诊断。检查电测听、脑干诱发电位等，有助于诊断梅尼埃综合征，检查血常规及血液系统检验有助于诊断贫血。

二、中医辨证要点

1. **辨脏腑病位**　肝阳眩晕兼见头胀痛、面色潮红、急躁易怒、口苦脉弦等症状。脾胃虚弱，气血不足之眩晕，兼有纳呆、乏力、面色㿠白等症状。脾失健运，痰湿中阻之眩晕，兼见纳呆呕恶、头痛、苔腻诸症；肾精不足之眩晕，多兼有腰酸腿软，耳鸣如蝉等症。
2. **辨证候虚实**　病程较长，反复发作，遇劳即发，伴两目干涩，腰膝酸软，或面色苍白，神疲乏力，脉细或弱者，多属虚证，由精血不足或气血亏虚所致。其中，肝肾阴虚者，头眩目涩，舌红少苔，脉弦细数；气血不足者,神倦乏力,面色㿠白,唇舌色淡,脉细弱无力。病程短,或突然发作,眩晕重,视物旋转,伴呕恶痰涎,头痛、面赤、形体壮实者,多属实证。痰湿中阻证,头重昏蒙、胸闷呕恶、苔腻脉滑;瘀血阻窍证,头痛固定、唇舌紫黯、舌有瘀斑。

【辨证施治】

一、治疗原则

眩晕的治疗原则是补虚泻实,调整阴阳。虚者当滋补肝肾、补益气血、填精生髓。实证当平肝潜阳、清肝泻火,化痰行瘀。虚实夹杂,兼顾治疗。

二、分证论治

1. 肝阳上亢证

主症　眩晕,耳鸣,头目胀痛,口苦,失眠多梦。遇烦劳、郁怒而加重,甚则仆倒、颜面潮红、急躁易怒,肢麻震颤。舌红苔黄,脉弦或数。

治法　平肝潜阳,清火熄风。

方药　天麻钩藤饮加减。常用药如天麻、石决明、钩藤、牛膝、杜仲、桑寄生、黄芩、山栀、菊花、白芍。

肝火上炎,口苦目赤,胁痛胀,烦躁易怒者,酌加龙胆草、丹皮、夏枯草清肝泻火。肝肾阴虚较甚,目涩耳鸣,腰酸膝软,舌红少苔,脉弦细数者,可酌加枸杞子、首乌、生地、麦冬、玄参。(天麻钩藤饮合杞菊地黄丸)。若见目赤便秘,可选加大黄、芒硝或当归龙荟丸以通腑泄热。眩晕剧烈,兼见手足麻木或震颤者,加羚羊角、石决明、生龙骨、生牡蛎、全蝎、蜈蚣等镇肝熄风,清热止痉。如肝阳化风,眩晕急剧,肢麻手抖,应注意是否中风之先兆,酌加龙骨、牡蛎、珍珠母、羚羊角(山羊角)以潜阳熄风。

2. 痰湿中阻证

主症　眩晕,头重昏蒙,或伴视物旋转,胸闷恶心。呕吐痰涎,食少多寐。舌苔白腻,脉濡滑。

治法　化痰祛湿,健脾和胃。

方药 半夏白术天麻汤加减。常用药如半夏、陈皮、白术、薏苡仁、茯苓、天麻。

眩晕较甚，呕吐频作，视物旋转，可酌加代赭石、竹茹、生姜、旋复花以镇逆止呕。脘闷纳呆，加砂仁、白蔻仁等芳香和胃。兼见耳鸣重听，可酌加郁金、石菖蒲、葱白、白芷以通阳开窍。痰郁化火，头痛头胀，心烦口苦，渴不欲饮，舌红苔黄腻，脉弦滑者，宜用黄连温胆汤清化痰热。

3. 气血亏虚证

主症 眩晕动则加剧，劳累即发，面色㿠白，神疲乏力，倦怠懒言。唇甲不华，发色不泽，心悸少寐，纳少腹胀。舌淡苔薄白，脉细弱。

治法 补益气血，调养心脾。

方药 归脾汤加减。常用药如党参、白术、黄芪、当归、熟地、龙眼肉、大枣、茯苓、炒扁豆、远志、枣仁。

中气不足，清阳不升，兼见气短乏力，纳少神疲，便溏下坠，脉象无力者，可合用补中益气汤。气虚卫阳不固，兼自汗时出，易于感冒，重用黄芪，加防风、浮小麦益气固表敛汗。脾虚湿盛，腹泻或便溏、腹胀纳呆，舌淡舌胖，边有齿痕，可酌加薏苡仁、炒扁豆、泽泻等，当归宜炒用。兼见形寒肢冷，腹中隐痛，脉沉者，可酌加桂枝、干姜以温中助阳。血虚较甚，面色苍白，唇舌色淡者，可加阿胶、紫河车粉（冲服）；兼见心悸、怔忡、少寐健忘者，可加柏子仁、合欢皮、夜交藤养心安神。

4. 肾精不足证

主症 眩晕日久不愈，精神委靡，腰酸膝软，少寐多梦，健忘。两目干涩，视力减退。或遗精、滑泄，耳鸣，齿摇；或颧红咽干，五心烦热。舌红少苔，脉细数。

治法 滋养肝肾，益精填髓。

方药 左归丸加减。常用药如熟地、山萸肉、山药、龟版、鹿角胶、紫河车、杜仲、枸杞子、菟丝子、牛膝。

阴虚火旺，症见五心烦热，潮热颧红，舌红少苔，脉细数者，可加鳖甲、知母、黄柏、丹皮、地骨皮等。肾失封藏固摄，遗精滑泄者，可酌加芡实、莲须、桑螵蛸等。兼失眠、多梦、健忘诸症，加阿胶、鸡子黄、酸枣仁、柏子仁等交通心肾，养心安神。阴损及阳，表现为四肢不温，形寒怕冷，精神委靡，舌淡脉沉者，肾阳虚明显者，或予右归丸（《景岳全书》）温补肾阳,填精补髓;或酌配巴戟天、仙灵脾、肉桂。

【验方偏方】

1. 太子参、白术、当归、酸枣仁、熟地各10克,炙甘草6克,大枣6枚。每日1剂。用于气血两虚证。

2. 半夏、陈皮、鸡内金各6克,白术、茯苓、天麻、炒谷芽、炒麦芽各10克。每日1剂。用于痰湿中阻夹有食积证。

【临证备要】

诊疗注意事项

1. 重视调补肝肾　从肝论治眩晕,当注重平肝、柔肝、养肝、疏肝、清肝诸法。经曰"诸风掉眩,皆属于肝",肝木旺,风气甚则头目眩晕,故眩晕之病与肝关系最为密切。其病位虽主要在肝,但由于病人体质因素及病机演变的不同,可表现肝阳上亢,内风上旋;水不涵木,虚阳上扰;阴血不足,血虚生风;肝郁化火,火性炎上等不同的证候。因此,临证之时当根据病机的异同分别论治。若属肝阳上亢,内风上旋,表现为眩晕头胀、面赤口苦、急躁脉弦者,治当平肝潜阳,宜用天麻钩藤饮或代赭石、珍珠母、石决明、龙齿、龙骨、牡蛎等。若兼肝郁化火,可配合龙胆泻肝汤或夏枯草、钩藤以清肝泻火。若素体肝肾阴亏,水不涵木,虚阳上扰,表现为眩晕欲仆,腰膝酸软,耳鸣失眠者,治宜滋阴潜阳,方用知柏地黄丸,或加用枸杞、何首乌、白芍等,酌配潜镇之品。若阴血不足,虚风内动,表现为头晕目眩,面色萎黄,少寐多梦,神疲乏力,脉细舌淡,故治疗当宗"柔肝之体,以养肝阴","血行风自灭"之意,治以滋阴养血柔肝之法,加用生地、当归、阿胶、白芍、枸杞等。另外,肝主疏泄,调畅气机,若眩晕因情绪因素所致,兼见肝郁不舒诸症,可配合逍遥散或小柴胡汤以疏肝和解。

2. 眩晕乃中风之渐　警惕"眩晕乃中风之渐"。眩晕一证在小儿临床并不多见,其病机以虚为主。其中因肝肾阴亏,肝阳上亢而导致的眩晕较为常见,此型眩晕若肝阳暴亢,阳亢化风,可挟痰挟火,窜走经遂,患儿可以出现眩晕头胀,面赤头痛,肢麻震颤,甚则昏倒等症状,此时当警惕有发生中风的可能,如小儿急性肾小球肾炎出现高血压时,对于此类患儿,当严密监测血压、神志、肢体肌力、感觉等方面的变化,以防病情突变,还应嘱患儿忌恼怒急躁、忌肥甘厚腻煎炸食品,按时服药,控制血压,定期就诊,监测病情变化。

3. 注意阴阳互根关系 善补阴者,必阳中求阴;善补阳者,必阴中求阳。

用药注意阴阳互根,如右归丸,补阳配合地黄、当归等补阴药;左归丸补阴方中用参、芪补气阳。切勿刚燥,以免耗伤其阴。

4. 肝阳上扰证往往兼有阴伤,或夹杂虚火为患,治疗上须兼顾其阴阳,并注意清火化痰。因痰饮、痰浊所致的眩晕,治疗上还可参入利小便一法,常取泽泻汤伍入。

【验案举隅】

验案一

钱某,女,13岁,因心悸、眩晕2月,昏厥1次,于2004年2月23日初诊。

患儿心悸、眩晕2个月,时常发作。10天前在南京市儿童医院住院诊为β-肾上腺素受体功能亢进综合征。心电图示:T波导联低平,avF,avR浅倒,V_6略低平。经治好转出院。今日中午前昏厥1次,历时3~4分钟,自行苏醒,无四肢抽搐,无吐泻。舌红偏紫,苔薄白,脉细数。病机为气阳不足,阴血不畅。取意桂枝甘草龙骨牡蛎汤化裁:炙甘草10克,桂枝6克,丹皮、丹参各10克,茯神10克,炙远志10克,夜交藤10克,广郁金10克,川楝子10克,川芎10克,太子参10克,黄芪15克,黄精15克,煅龙牡各20克。7剂。

2004年2月27日二诊:诉药后眩晕减轻,偶有心悸,余症同前。舌红偏紫,脉细。原方加当归、桃仁养血活血。处方:炙甘草10克,桂枝6克,丹皮、丹参各10克,当归10克,桃仁10克,茯神10克,炙远志10克,夜交藤10克,广郁金10克,川楝子10克,川芎10克,太子参10克,黄芪15克,黄精15克。7剂。

2004年3月5日三诊:精神好转,头晕较甚,心悸未有再发,面色欠华,食欲尚可,二便调。舌红紫气减轻。PE:神清,一般可,心脏听诊无明显异常。患儿心神渐定，但肝阳偏亢，故去茯神、远志加菊花、天麻。方药整理如下：炙甘草 10 克，桂枝 6 克，菊花 6 克，天麻 10 克，当归 10 克，丹皮、丹参各 10 克，太子参 15 克，黄芪 15 克，黄精 15 克，茯苓 10 克，桃仁 10 克，川芎 10 克，广郁金 10 克。7 剂。

2004 年 3 月 12 日四诊：精神好转，眩晕偶作，无心慌心悸，面色欠华，食欲尚可，舌苔薄。PE：神清，一般可，HR66 次/分钟，心音有力。心电图示正常心电图。患儿诸脏渐安，加柏子仁养心安神。处方：炙甘草 10 克，桂枝 6 克，天麻 10 克，当归 10 克，丹皮、丹参各 10 克，太子参 15 克，黄芪 15 克，黄精 15 克，茯苓 10 克，桃仁 10 克，川芎 10 克，广郁金 10 克，柏子仁 10 克。7 剂。

2004 年 3 月 19 日五诊：患儿神清，精神好，无明显头晕不适，无胸闷心悸心慌。面色欠华，食欲可，舌淡紫，苔薄白，脉细。患儿诸症渐平，惟脏腑薄弱。守方继进，心肝脾同调，佐以理气活血，巩固疗效。

按语　β-肾上腺素受体功能亢进综合征是心脏神经官能症的一种，因这些患者同时有高动力循环的表现，支持心脏神经官能症存在β-肾上腺素受体功能亢进，故被称为 β-肾上腺素受体功能亢进综合征，其临床表现涉及循环、呼吸及神经系统的症状。具体循环系统的症状、体征表现为心率增快、偶有早搏或阵发性心动过速、暂时性血压升高，还有心前区痛，大多为一过性刺痛，持续时间不等，数分钟至数小时，甚至数天。呼吸道症状多为呼吸困难，休息及劳累后均可出现，自觉空气不足，但呼吸频率不快，经常有叹息样呼吸。神经系统症状有焦虑、出汗、失眠、眩晕及乏力。两手颤抖，易激动。中医没有 β-肾上腺素受体功能亢进综合征的病名，根据其临床表现，属中医"心悸"、"眩晕"范畴。根据患儿心悸、头晕、时有晕厥、面白欠华、舌有紫气苔薄白、脉细，可辨证为心阳不足、运血无力、血运不畅、脉气不相接续，故脉结代、心动悸；因虚神明散乱，心失所主，发为晕厥；心气虚不能行血，肌肉不荣故面白，脉络瘀滞，则见舌质紫黯。患儿在南京市儿童医院，根据上述心血管系统功能失调的症状，加上全身性神经官能症的表现，经详细的全身和心血管系统方面检查如心电图、心脏彩超、骨髓检查、血液各组成、细胞因子及其他生物学检查，排除内分泌代谢疾病、器质性心脏病和其他原因引起 ST-T 波改变的疾病后被诊为该综合征，根据患儿心阳不足，血运不畅,脉络瘀滞的表现,治宜益心气,温心阳,通血脉,以复心之用。经云:"火逆下之,因烧针烦躁者,桂枝甘草龙骨牡蛎汤主之。"故以炙甘草、太子参、黄芪、茯苓补益心脾;桂枝温心阳通血脉;龙骨、牡蛎潜敛心神;黄精、当归养血充脉;佐以丹皮、丹参、桃仁、川芎、郁金活血行气。从而阳气足而心脉通,阴血足而血脉充,气血充足,阴阳调和,悸定脉复。

验案二

孙某,男,12岁。2002年12月6日初诊。

眩晕盗汗数月,食欲不振,时有腹胀,形体消瘦,舌苔薄白,脉虚软。治以潜阳育阴。

黄附片9克(先煎),生牡蛎60克(先煎),灵磁石30克(先煎),生龙齿30克(先煎),陈阿胶9克(烊化),麻黄根3克,酸枣仁12克,朱茯苓18克,沙苑子12克,陈蒲葵30克(包),炒白术12克,料豆衣12克,红枣4枚,鸡子黄1枚(打冲)。

二诊 眩晕盗汗均减,食欲不振,形体消瘦,舌少苔,脉虚软。气阴两虚,再宗前法。

黄附片9克(先煎),生牡蛎60克(先煎),生龙骨30克(先煎),陈阿胶9克(烊化),麻黄根4.5克,酸枣仁12克,朱茯苓18克,沙苑子12克,陈蒲葵30克(包),生白术12克,糯稻根12克,鸡子黄1枚(打冲)。

继续服药7剂,眩晕盗汗均已消失。

按语 本案症见眩晕盗汗,乃气阴两虚,虚阳上亢,治以潜阳育阴。药用附片、牡蛎、灵磁石、龙齿温下潜阳;阿胶、鸡子黄育阴养血;麻黄根、酸枣仁、陈蒲葵、料豆衣养心止汗;炒白术、茯苓、沙苑子、红枣补肾健脾。复诊眩晕盗汗均减,再宗前法,以冀收功。

第五节 惊 风

惊风是小儿时期常见的急重病证,临床以抽搐、昏迷为主要症状。惊风是一个证候,可发生在许多疾病之中,以1~5岁的儿童发病率最高,一年四季均可见到。临床抽搐时的主要表现,可归纳为八种,即搐、搦、掣、颤、反、引、窜、视,古人称之为惊风八候。

惊风一般分为急惊风、慢惊风两大类。凡起病急暴属阳属实者,称为急惊风;凡病久中虚属阴属虚者,称为慢惊风;慢惊风中若出现纯阴无阳的危重证候,称为慢脾风。西医学称惊风为小儿惊厥。急惊风痰、热、惊、风四证俱备,临床以高热、抽风、昏迷为主要表现,多由外感时邪、内蕴湿热和暴受惊恐而引发。

【病因病机】

外感时邪:时邪包括六淫之邪和疫疠之气。小儿肌肤薄弱,卫外不固,若冬春之季,寒温不调,气候骤变,感受风寒或风热之邪,邪袭肌表或从口鼻而入,易于传变,郁而化热,热极生风;小儿元气薄弱,真阴不足,易受暑邪,暑为阳邪,化火最速,传变急骤,内陷厥阴,引动肝风;暑多夹湿,湿蕴热蒸,化为痰浊,蒙蔽心窍,痰动则风生;若感受疫疠之气,则起病急骤,化热化火,逆传心包,火极动风。

内蕴湿热:饮食不洁,误食污秽或毒物,湿热疫毒蕴结肠腑,内陷心肝,扰乱神明,而致痢下秽臭,高热昏厥,抽风不止。甚者肢冷脉伏,口鼻气凉,皮肤花斑。

暴受惊恐:小儿元气未充,神气怯弱,若猝见异物,乍闻异声,或不慎跌仆,暴受惊恐,惊则气乱,恐则气下,致使心失守舍,神无所依,轻者神志不宁,惊惕不安;重者心神失主,痰涎上壅,引动肝风,发为惊厥。

【诊断要点】

一、西医诊断要点

1. 3岁以下婴幼儿为多,5岁以上则逐渐减少。

2. 本病以四肢抽搐,颈项强直,角弓反张,神志昏迷为主要临床表现。

3. 有接触疫疠之邪,或暴受惊恐史。

4. 有明显的原发疾病,如感冒、肺炎喘嗽、中毒性痢疾、流行性腮腺炎、流行性乙型脑炎等。中枢神经系统感染者,神经系统检查出现病理反射。

5. 必要时可作大便常规、大便细菌培养、血培养、脑脊液等检查协助诊断。

二、中医辨证要点

1. 辨表热、里热 昏迷、抽搐为一过性,热退后抽搐自止为表热;高热持续,反复抽搐、昏迷为里热。

2. 辨痰热、痰火、痰浊 神志昏迷,高热痰鸣,为痰热上蒙清窍;妄言谵语,狂躁不宁,为痰火上扰清空;深度昏迷,嗜睡不动,为痰浊内陷心包,蒙蔽心神。

3. 辨外风、内风 外风邪在肌表,清透宣解即愈,如高热惊厥,为一过性证候,热退惊风可止;内风病在心肝,热、痰、风三证俱全,反复抽搐,神志不清,病情严重。

4. 辨外感惊风,区别时令、季节与原发疾病 六淫致病,春季以春温为主,兼加火热,症见高热、抽风、昏迷、呕吐、发斑;夏季以暑热为主,暑必夹湿,暑喜归心,其症以高热、昏迷为主,兼见抽风,常热、痰、风三证俱全;若夏季高热、抽风、昏迷,伴下痢脓血,则为湿热疫毒,内陷厥阴。

5. 辨轻症、重症 一般说来,抽风发作次数较少(仅1次),持续时间较短(5分钟以内),发作后无神志障碍者为轻症;若发作次数较多(2次以上),或抽搐时间较长,发作后神志不清者为重症。尤其是高热持续不退,并有抽风反复发作时,应积极寻找原发病,尽快早期治疗,控制发作,否则可危及生命。

【辨证施治】

一、治疗原则

急惊风的主证是热、痰、惊、风,因此,治疗应以清热、豁痰、镇惊、熄风为基本法则。热甚者应先清热,痰壅者给予豁痰,惊重者治以镇惊,风盛者急施熄风。然而急惊之热有表热和里热的不同,痰有痰火和痰浊的区别,风有外风和内风的差异,惊有恐惧、惊惕的虚证和惊跳、嚎叫的实证。因此,在清热中有解肌透表、苦寒解毒的差异;豁痰中有芳香开窍、清心涤痰的区别;镇惊有平肝镇惊、养血安神的分类;熄风有祛风和熄风的不同。在急惊风的治则中既要顾及熄风镇惊的作用,又不可忽视原发病的治疗,分清主次,辨证结合辨病施治,治标与治本并举。

二、分证论治

1. 风热动风

主症　起病急骤,发热,头痛,鼻塞,流涕,咳嗽,咽痛,随即出现烦躁、神昏、惊风,舌苔薄白或薄黄,脉浮数。

治法　疏风清热,熄风定惊。

方药　银翘散加减。常用药如金银花、连翘、薄荷、荆芥穗、防风、牛蒡子、钩藤、僵蚕、蝉蜕。

高热不退者加生石膏、羚羊角粉清热熄风;喉间痰鸣者,加天竺黄、瓜蒌皮清化痰热;咽喉肿痛,大便秘结者,加生大黄、黄芩清热泻火;神昏抽搐较重者,加服小儿回春丹清热定惊。

2. 气营两燔

主症　多见于盛夏之季,起病较急,壮热多汗,头痛项强,恶心呕吐,烦躁嗜睡,抽搐,口渴便秘,舌红苔黄,脉弦数。病情严重者高热不退,反复抽搐,神志昏迷,舌红苔黄腻,脉滑数。

治法　清气凉营,熄风开窍。

方药　清瘟败毒饮加减。常用药如生石膏、知母、连翘、黄连、栀子、黄芩、赤芍、玄参、生地、水牛角、丹皮、羚羊角粉、钩藤、僵蚕。

昏迷较深者,可选用牛黄清心丸或紫雪丹熄风开窍;大便秘结加大黄、玄明粉通腑泻热;呕吐加半夏、玉枢丹降逆止呕。

3. 邪陷心肝

主症　起病急骤,高热不退,烦躁口渴,谵语,神志昏迷,反复抽搐,两目上视,舌质红,苔黄腻,脉数。

治法　清心开窍,平肝熄风。

方药　羚角钩藤汤加减。常用药如羚羊角粉、钩藤、僵蚕、菊花、石菖蒲、川贝母、广郁金、龙骨、胆南星、栀子、黄芩。

神昏抽搐较甚者加服安宫牛黄丸清心开窍;便秘者加大黄、芦荟通腑泻热;头痛剧烈加石决明、龙胆草平肝降火。

4. 湿热疫毒

主症　持续高热,频繁抽风,神志昏迷,谵语,腹痛呕吐,大便黏腻或夹脓血,舌质红,苔黄腻,脉滑数。

治法　清热化湿,解毒熄风。

方药　黄连解毒汤合白头翁汤加减。常用药如黄连、黄柏、栀子、黄芩、白头翁、秦皮、马齿苋、羚羊角粉、钩藤。

呕吐腹痛明显者,加用玉枢丹辟秽解毒止吐;大便脓血较重者,可用生大黄水煎灌肠,清肠泄毒。

本证若出现内闭外脱,症见面色苍白,精神淡漠,呼吸浅促,四肢厥冷,脉微细欲绝者,改用参附龙牡救逆汤灌服或参附注射液静脉滴注,回阳固脱急救。

5. 惊恐惊风

主症　暴受惊恐后惊惕不安,身体颤栗,喜投母怀,夜间惊啼,甚至惊厥、抽风,神志不清,大便色青,脉律不整,指纹紫滞。

治法　镇惊安神,平肝熄风。

方药　琥珀抱龙丸加减。常用药如琥珀粉、远志镇惊安神;石菖蒲、胆南星、天竺黄、人参、茯苓、全蝎、钩藤、石决明。

呕吐者加竹茹、姜半夏降逆止呕;寐中肢体颤动,惊啼不安者,加用磁朱丸重镇安神;气虚血少者,加黄芪、当归、炒枣仁益气养血安神。

【验方偏方】

一、验方偏方

1. 嚏惊散　生半夏3克,皂角刺1.5克,为末,取少许吹入鼻中,嚏后即醒。用于高热抽风。

2. 通关散(又名开关散)　蜈蚣1条,白僵蚕、南星(炮)、猪牙皂角各3克,麝香0.3克,略烧灰存性为末,以手点姜汁蘸药少许擦牙,或用药引滴入口中,涎出牙关自开。用于急惊实证,牙关紧闭者。

二、针灸疗法

1. 体针　急惊风中外感惊风，取穴人中、合谷、太冲、手十二井（少商、商阳、中冲、关冲、少冲、少泽），或十宣、大椎。以上各穴均施行捻转泻法，强刺激。人中穴向上斜刺，用雀啄法。手十二井或十宣点刺放血。湿热惊风，取穴人中、中脘、丰隆、合谷、内关、神门、太冲、曲池。上穴施以提插捻转泻法，留针20～30分钟，留针期间3～5分钟施术1次。

2. 耳针　取穴神门、脑（皮质下）、心、脑点、交感。强刺激，每隔10分钟捻转1次，留针60分钟。

三、推拿疗法

1. 急惊风欲作时，大敦穴上拿之，或鞋带穴拿之。
2. 惊风发作时，身向前曲者，将委中穴掐住；身向后仰者，掐膝眼穴。牙关不利，神昏窍闭，掐合谷穴。
3. 慢惊风来势缓慢，抽搐无力，时作时止，反复难愈，多伴昏迷、瘫痪等症。

【病因病机2】

脾胃虚弱：由于暴吐暴泻，或他病妄用汗、下之法，导致中焦受损，脾胃虚弱。脾土既虚，则脾虚肝旺，肝亢化风，致成慢惊风之证。

脾肾阳虚：若胎禀不足，脾胃素虚，复因吐泻日久，或误服寒凉，伐伤阳气，以致脾阳式微，阴寒内盛，不能温煦筋脉，而致时时搐动之慢脾风证。

阴虚风动：急惊风迁延失治，或温热病后期，阴液亏耗，肝肾精血不足，阴虚内热，灼烁筋脉，以致虚风内动而成慢惊。

总之，慢惊风患儿体质多羸弱，素有脾胃虚弱或脾肾阳虚，而致脾虚肝亢或虚极生风。此外，也有急惊风后驱邪未尽，而致肝肾阴虚，虚风内动。病位在肝、脾、肾，性质以虚为主，也可见虚中夹实证。

【诊断要点】

一、西医诊断要点

1. 具有反复呕吐、长期泄泻、急惊风、解颅、佝偻病、初生不啼等病史。

2. 多起病缓慢，病程较长。症见面色苍白，嗜睡无神，抽搐无力，时作时止，或两手颤动，筋惕肉瞤，脉细无力。

3. 根据患儿的临床表现，结合血液生化、脑电图、脑脊液、头颅CT等检查，以明确诊断原发病。

二、中医辨证要点

慢惊风病程较长，起病缓慢，神昏、抽搐症状相对较轻，有时仅见手指蠕动。辨证多属虚证，继辨脾、肝、肾及阴、阳。脾胃虚弱者，证见精神委靡，嗜睡露睛，不欲饮食，大便稀溏，抽搐无力，时作时止；脾肾阳衰者，证见神萎昏睡，面白无华，四肢厥冷，手足震颤；肝肾阴虚者，证见低热虚烦，手足心热，肢体拘挛或强直，抽搐时轻时重，舌绛少津。

【辨证施治】

一、治疗原则

慢惊风一般属于虚证，有虚寒和虚热的区别，其治疗大法应以补虚治本为主，常用的法则有温中健脾，温阳逐寒，育阴潜阳，柔肝熄风。

二、分证论治

1. 脾虚肝亢

主症　精神委靡，嗜睡露睛，面色萎黄，不欲饮食，大便稀溏，色带青绿，时有肠鸣，四肢不温，抽搐无力，时作时止，舌淡苔白，脉沉弱。

治法　温中健脾，缓肝理脾。

方药　缓肝理脾汤加减。常用药如人参、白术、茯苓、炙甘草、白芍、钩藤、干姜、肉桂。

抽搐频发者,加天麻、蜈蚣熄风止痉;腹泻日久,将干姜改为煨姜,加山楂炭、葛根温中止泻;纳呆食少者,加焦神曲、焦山楂、砂仁开胃消食;四肢不温,大便稀溏者,改用附子理中汤温中散寒,健脾益气。

2. 脾肾阳衰

主症 精神委顿,昏睡露睛,面白无华或灰滞,口鼻气冷,额汗不温,四肢厥冷,溲清便溏,手足蠕蠕震颤,舌质淡,苔薄白,脉沉微。

治法 温补脾肾,回阳救逆。

方药 固真汤合逐寒荡惊汤加减。常用药如人参、白术、山药、茯苓、黄芪、炙甘草、炮附子、肉桂、炮姜、丁香。

汗多者加龙骨、牡蛎、五味子收敛止汗;恶心呕吐者,加吴茱萸、胡椒、半夏温中降逆止呕。

慢惊风脾肾阳衰证为亡阳欲脱之证,上述症状但见一二者,即应投以益气回阳固脱之品,不可待诸症悉具再用药,否则延误投药时机,可危及患儿生命。

3. 阴虚风动

主症 精神疲惫,形容憔悴,面色萎黄或时有潮红,虚烦低热,手足心热,易出汗,大便干结,肢体拘挛或强直,抽搐时轻时重,舌绛少津,苔少或无苔,脉细数。

治法 育阴潜阳,滋肾养肝。

方药 大定风珠加减。常用药如生白芍、生地、麻仁、五味子、当归、龟版、鳖甲、生龙骨、生牡蛎。

日晡潮热者,加地骨皮、银柴胡、青蒿清热除蒸;抽搐不止者,加天麻、乌梢蛇熄风止痉;汗出较多者,加黄芪、浮小麦固表止汗;肢体麻木,活动障碍者,加赤芍、川芎、地龙活血通络;筋脉拘急,屈伸不利者,加黄芪、党参、鸡血藤、桑枝益气养血通络。

【验方偏方】

一、验方偏方

集成金粟丹 制胆星、天麻(姜汁炒)、乳香(去油)、全蝎(去尾足)、煅赭石、白附子、白僵蚕各30克,麝香0.6克,冰片0.9克,金箔50张为衣,共研细末,水泛为丸,如皂角子大,每日早晨开水化服1丸。用于小儿发热惊厥反复发作,在未发作前,每日连服1个月,重者连服2个月。

二、针灸疗法

1. 体针　取穴脾俞、胃俞、中脘、天枢、气海、足三里、太冲,其中太冲穴施捻转泻法,余穴皆用补法,用于脾虚肝亢证。取穴脾俞、肾俞、章门、关元、印堂、三阴交,诸穴均用补法,用于脾肾阳虚证。取穴关元、百会、肝俞、肾俞、曲泉、三阴交、太溪、太冲,诸穴均用补法,用于阴虚风动证。

2. 艾灸　取穴大椎、脾俞、命门、关元、气海、百会、足三里。用于脾虚肝亢证,脾肾阳虚证。

三、推拿疗法

运五经,推脾土,揉脾土,揉五指节,运内八卦,分阴阳,推上三关,揉涌泉,掐足三里。

【临证备要】

一、辨证思路

1. 急惊风与慢惊风的辨识　惊风可根据其病史的长短、发病的缓急、是否伴有发热,以及神昏、抽搐症状的轻重,分为急惊风、慢惊风两大类。凡起病急暴属阳属实者,称为急惊风;凡病久中虚属阴属虚者,称为慢惊风。急惊风病史较短,起病急骤,多伴有高热等症状,神昏、抽搐较重。慢惊风病史较长,起病缓慢,多不伴有发热症状,神昏、抽搐症状相对较轻,有时仅见手指蠕动。

2. 外感时邪急惊风的证候辨识　外感时邪急惊风可见于三种情况:感受风邪,感受暑邪,感受疫邪,其共同特点是以热邪为主,热极则生痰生风,临证需对三者证候加以鉴别,三者虽然都表现为起病急,高热、神昏、抽搐,但可以从发病季节、年龄、病史、伴见症状,以及实验室检查加以鉴别。

二、诊疗注意事项

1. 注意清热类药在急惊风中的应用 中医学认为"热极生风"，"热"是本，"风"是标。惊风是多脏腑疾病，治热可防惊，治热可熄风，清热实为治本之法。多数医家认为，急惊风主要表现为心肝二经郁热。解热首先是要辨清是外感还是内热，是实热还是虚热，是心经之热还是肝经之热。因此热有表热和里热的不同，清热有透表解毒、苦寒泻热的差异。外感风热治宜疏风清热，常用药有银花、连翘、薄荷、牛蒡子、蝉蜕等；外感暑邪治宜祛暑清热，常用香薷、生石膏、生地、黄连、水牛角、羚羊角、山栀、知母、丹皮、竹叶、金银花、连翘等，暑为阳邪，伤人最速，生石膏、水牛角用量宜大，生石膏可用30～50克，水牛角12～15克，羚羊角粉1～1.5克；外感疫邪治宜化湿解毒清热，常用黄连、黄柏、栀子、黄芩、白头翁、秦皮等。外感暑热，若内有寒湿，则容易成风成痰。此时，外热为表，内寒为本，温里应占首要地位，解表清热则在其次，一味下苦寒之药，与内寒相兼相迎，反会生内热。内寒虚者为阴，凉药一促，就如雪上加霜，衍成虚火，病情反见危重。内热者痰饮必盛，外感寒邪，易聚成风，风行而气血郁滞，会发为惊风。这种情况下，寒为表，热属里，一定要以凉药除去内热，才能去痰之根本，达到熄风止惊的目的。因此在治疗急惊风里热证时，还必须明确其虚实属性及脏腑所属。急惊多实热，但传变迅速，亦可同时伴见虚证，实热可用燥湿、通腑、解毒等法，伴虚证者可具体辨证用药。病在心，宜清心泻火，病在肝，应泻火平肝。热邪最易耗伤人体阴液，因此对急惊风要抓住时机及早治疗，同时在用药中还要注意保存津液，温病学家认为存一分津液便有一分生机。另外清热药终属苦寒、甘寒之品，易伤脾胃，易损元气，用之太过可导致热退寒生，产生变证，故应中病即止。

2. 镇惊药在急惊风中的应用 小儿元气未充，神气怯弱，若猝见异物，乍闻异声，或不慎跌仆，暴受惊恐，惊则气乱，恐则气下，致使心失守舍，神无所依，轻者神志不宁，惊惕不安；重者心神失主，痰涎上壅，引动肝风，发为惊厥。故惊有恐惧、惊惕的虚证和惊跳、嚎叫的实证，镇惊有平肝镇惊、滋水涵木之别。镇惊药多用于惊恐惊风，或在原有惊风病变基础上因惊吓而诱使发作、加重。实证之惊宜平肝镇惊、熄风止搐，常用平肝熄风药羚羊角、石决明、龙骨、牡蛎、珍珠、玳瑁、朱砂、磁石、琥珀等;虚证之惊,治宜滋水涵木,需配合滋肾养阴之品。然而镇惊药多为金石之品,不可过量、久用,以防造成重金属中毒。

3. 熄风药在急惊风中的应用　急惊之风有外风、内风的差异,治风有疏风和熄风的不同。疏风用于外感风邪,邪留肌表之时,熄风用于惊风发作之时,证见手足抽搐,口角歪斜,目上视或斜视,或直视不能瞬,颈项强直或反张,或角弓反张,阵阵发作,此惊风已成,应以熄风药治之。常用羚羊角、钩藤、石决明、天麻、菊花、牡蛎、珍珠、全蝎、僵蚕、地龙、蜈蚣等。其中僵蚕、全蝎、蜈蚣等虫类药最为常用,中医历来有介类潜阳,虫类搜风之说。蜈蚣最为猛悍,全蝎次之,寻常抽搐,用全蝎足以制之,重症者用蜈蚣熄风,亦须中病即止,不可多用。因虫类药治惊,辛香走窜,有燥血之弊,所以需要同时配合当归、生地等养血滋阴药,此即所谓"治风必兼养血"。且虫类药多有一定毒性,应用时要注意疗程与剂量。

4. 豁痰药在急惊风中的应用　急惊风之痰有痰火和痰浊的不同,因此在豁痰中有芳香开窍、甘寒清心、涤痰通腑的区别。芳香开窍豁痰药用于急惊风邪陷心包之时,需紧急开窍为要,使之及早苏醒。常用石菖蒲、冰片、苏合香等豁痰开窍醒神,因此类药为急救、治标之品,只宜暂用,不宜久服。且因开窍药以辛香为主,易于挥发,故内服多入散剂,开窍中成药首选安宫牛黄丸、至宝丹、紫雪丹等。三药功能清心开窍,凉解热毒,主治略同,但各有侧重。一般来说,心经热盛,神昏窍闭者,选用安宫牛黄丸;抽搐较剧,风证为甚者,选用紫雪丹;窍闭神昏、热势相对较轻者,选用至宝丹。此外,琥珀抱龙丸、小儿回春丹等中成药也可选用。甘寒清心用于痰迷心窍,昏迷不醒之证,常用牛黄、黄芩、黄连、山栀、郁金、朱砂等豁痰清心,可选牛黄清心丸。临证芳香开窍、甘寒清心二者多配合使用。涤痰通腑常用于急惊风之痰食惊风,药用山楂、神曲、陈皮、莱菔子、半夏、连翘、胆南星、玉枢丹等。痰多者加用礞石滚痰丸(礞石、沉香、大黄、黄芩);痰滞交结,腑气不通者,可加保赤散(巴豆、朱砂、神曲、胆南星)通便祛痰。

【验案举隅】

验案一

曹某,男,6岁。

起病于盛夏之令。午后头痛,恶寒,继而发热,呕吐,当晚骤然抽搐,神识昏迷,两目斜视,颈项强直,头向后仰,呈角弓反张之势,急诊收住院。

体温40.5℃,继作抽搐,口泛涎沫,神识不清,颜面潮红,皮肤灼热无汗,咽红,舌苔白。查:布氏征弱阳性,巴氏征,克氏征阳性。脑脊液:细胞数60个/立方毫米,中性80%,淋巴20%,糖50毫克%,氯化物1200毫克%。诊断为急惊风病(流行性乙型脑炎)。此为惊风暑厥证。良由暑风外袭,挟痰热上冲心肝。爰用新加香薷饮解肌透邪,冀其汗出而散,佐以清心平肝。

处方 1. 香薷3克,薄荷叶3克(后下),葛根5克,淡豆豉10克,银花10克,钩藤12克,僵蚕10克,天竺黄5克,干菖蒲5克,连翘10克,1剂。

2. 紫雪丹2克,分2次冲服。

药后患儿汗出,身热降至38.5℃,痉厥即平,神识转清,口渴索饮,小便黄赤,时呈烦躁,脉弦大。以暑邪伤阴,火势未熄,继以清暑涤痰护阴之法。

处方 玄参心12克,银花10克,连翘10克,青蒿6克,山栀10克,小川连1克,鲜荷叶2克,薄荷叶3克,干菖蒲3克,鲜竹叶10片。

此方连服两剂,患儿已热退神清。继予上方出入调治,住院一周出院。

按语 急惊风常由高热引起,所谓热极生风是也。小儿肌肤疏薄,易于感受外邪。感受外来时邪而化火生风,欲解其热,总须肌表开疏,微汗常出,邪有去路,热势方能下降。《素问·生气通天论》所谓:"体若燔炭,汗出而散。"即解肌发汗而退热之旨。治疗急惊风云,在表偏风热者,应用银翘散加减;偏暑湿者,用新加香薷饮出入。总以宣泄透表为主,轻可去实。配伍之品,风动清肝,神乱宁心。清肝熄风如菊花、钩藤、黄芩、羚羊角、葛根之类;宁心安神如石菖蒲、琥珀、朱砂、牛黄、金箔之属。若邪热入里,多取龙胆泻肝汤合凉膈散,泻心肝之火,荡阳明腑实,火降风自灭。

各种温、热、暑、疫之邪皆属阳邪,侵于人体,易从火化。小儿神气怯弱,火热内扰,心肝不宁,则惊风滋生。因此,称为热出于肺,而惊风生于心肝。急惊风热证的临床表现有:高热面赤、烦扰不宁、呼吸气粗、唇舌干燥、渴饮凉水、便秘溲赤、神昏抽搐、舌质红、脉数有力等。高热为生风之源,热势减则惊风自止。治疗这类证候,以解热为第一要义。

验案二

徐某某,男,8个月。

患儿于半月前起顿咳,4天来发热、昏迷、抽搐,在某医院住院3天,诊断为百日咳合并肺炎、脑病。经治疗抽搐未止,自动出院,来我院就诊。诊察患儿神识昏迷,抽搐频作,阵发性痉咳,喉间痰嘶,囟门凸起,四肢不温,胸痞胀满。大便黏腻,舌苔黄腻,质偏干。认证为风痰蕴肺,肺失清肃,痰热内蒙心窍,引动肝风。治以涤痰清热,解痉熄风,予针、药兼施。

处方 1. 猴枣散0.3克,紫雪丹1克,真马宝1克,研末和匀,一日2次分服。

2. 北沙参5克,钩藤6克,老竹黄3克,僵蚕10克,煎汤送服上药。

3. 针刺:左神门、右列缺、尺泽、三里、解溪、昆仑。

上法治疗两天,神志转清,哭声较响,咳嗽缓和,惟右侧肢体仍轻度抽动,四肢欠温,下黏腻大便,舌苔黄腻,质欠润。以邪实正虚,痰热未清,肝风未熄,予前方加羚羊角0.3克,针刺加行间、大椎继续治疗。

上方加减,共治疗12天,神识清楚,抽搐停止,饮食、神情如常,咳嗽大减。但面色㿠白,体倦,便溏,改予扶正健脾为主,调理10余天痊愈。

按语 感受外邪,肺失清肃,气机不利,热灼津液,凝聚为痰。又小儿脾常不足,感邪之后,运化尤艰,痰浊内生。其有形之痰贮于肺,阻于气道;无形之痰蒙于心,闭塞清窍。临证所见:喉中痰声辘辘,呼吸气促,嗜睡,神识迷糊,甚则昏愦不省,舌苔浊腻。若痰火交结,则手足躁扰,嚎叫哭闹,抽搐频频,舌苔黄,苔质红。此乃急惊风之痰证,属顽痰胶黏,其痰阻气道,有闭肺窒息之虞;痰蒙清窍,有神明无主之忧。治痰之法,取豁痰涤痰之品以荡除痰浊,若给一般化痰之品则药力不逮。如属痰火证,尚需与清肝降火药同用。

验案三

俞某,女,12岁。初见右腮肿胀疼痛,继而高热(39~40℃),头痛,持续8天未退,用过多种西药,未见改善。第9天,头痛剧烈,频繁呕吐,精神委靡,嗜睡,颈强不舒,四肢抽搐,腹部胀满,大便3日未行,舌苔黄厚腻,舌质红而干,脉数有力。诊断为急惊风病(流行性腮腺炎合并脑膜脑炎)。辨证为邪毒化火,热结阳明,挟风内陷厥阴。治用解毒搜风,苦辛通降法。

处方 生石膏30克(先煎),生大黄10克(后下),玄明粉10克(分两次冲服),姜川连3克,法半夏8克,干姜3克,全蝎5克,僵蚕10克,蜈蚣2条,水煎服。

服药当晚,身热降至38℃,头痛减轻,呕吐已停,抽搐不作,腹中鸣响,夜能安寐。次日复诊,两目有神,诉脘腹不适,见食干恶,舌苔仍厚腻,苔面腐糙。接服原方,大便畅解,量多色褐,臭秽异常,能进半流食,身热已平。继予原方出入,去苦辛通降之品,加银花、玄参、甘草,清肃余邪,兼以护阴软坚善后。(汪受传.江育仁辨治小儿急惊风经验.中国医药学报,1986;1(11):37~39.)

按语 《幼科发挥·急慢惊风》云:"肝主风,木也,飘骤急疾,莫甚于风。"风证表现为剳眼上视、撮口弄舌、牙齿紧闭、口角流涎、颈项强直、角弓反张、四肢搐搦等。肝风之起,有外有内,阳邪化火,窜扰肝经,是为外风,阴伤津亏,水不涵木,是为内风。热极生风,当清热泻火;阴虚风动,当养阴滋液,固无非议,但风势已成,熄风亦势在必行。急惊风频作抽掣者,乃属经络风邪,非一般草木去风药物可解。风邪窜络,必取全蝎、蜈蚣、僵蚕、地龙、蝉衣、蕲蛇等虫类灵动之品,走经窜络,搜剔邪风,方能止痉。应用时应当注意,这类药物多性偏温燥,热极生风者须与清热药配伍;津血已伤者,须佐生津养血、活血通络之品,如生地、红花、当归、鸡血藤之类。

第六节 癫痫

癫痫是以突然仆倒,昏不识人,口吐涎沫,两目上视,肢体抽搐,惊掣啼叫,喉中发出异声,片刻即醒,醒后一如常人为特征,具有反复发作特点的一种疾病。据我国1986年6省市调查,其发病率为35/10万/年,其中儿童癫痫的发病率约为成人的10倍。本病多发生于4岁以上的儿童,男女之比为(1.1～1.7):1。

【病因病机】

能够引起癫痫发作的原因颇为复杂,归纳起来,不外乎顽痰内伏、暴受惊恐、惊风频发、外伤血瘀等。其病位主要在心、肝、脾、肾。肾为先天之本,脾为后天之本,先天禀赋不足元阴亏乏,后天调摄失宜脾失运化,均可造成气机不利,津液运行不畅,日久可使痰浊内生,若复受于惊,惊则气乱,痰随气逆,上蒙心窍则神昏,横窜经络引动肝风则抽搐。

顽痰内伏:痰之所生,常因小儿脾常不足,内伤积滞,水聚为痰,痰阻经络,上逆窍道,阻滞脏腑气机升降之路,致使阴阳气不相顺接,清阳被蒙,因而作痫。

暴受惊恐:惊吓是小儿癫痫的常见原因之一。小儿受惊有先天、后天之分。先天之惊多指胎中受惊,儿在母腹之中,动静莫不随母,若母惊于外,则胎感于内,势必影响胎儿,生后若有所犯,则引发癫痫。后天之惊与小儿生理特点有关,小儿神气怯弱,元气未充,尤多痰邪内伏,若乍见异物,猝闻异声,或不慎跌仆,暴受惊恐,可致气机逆乱,痰随气逆,蒙蔽清窍,阻滞经络,则发为癫痫。

惊风频发:外感瘟疫邪毒,化热化火,火盛生风,风盛生痰,风火相煽,痰火交结,可发惊风。惊风频作,未得根除,风邪与伏痰相搏,进而扰乱神明,闭塞经络,亦可继发癫痫。

外伤血瘀:难产手术或颅脑外伤,血络受损,血溢络外,瘀血停积,脑窍不通,以致精明失主,昏乱不知人,筋脉失养,一时抽搐顿作,发为癫痫。正如《普济方·婴孩一切痫门·候痫法》所论:"大概血滞心窍,邪气在心,积惊成痫。"

此外,先天元阴不足,肝失所养,克脾伤心,故小儿出生后亦可发为癫痫。诚如《慎斋遗书·羊癫门》所云:"羊癫风,系先天元阴不足,以致肝邪克土伤心故也。"

癫痫反复发作,次数频繁,症状较重,病程迁延或失治误治,致使寒痰凝滞,阻塞经络,蒙闭孔窍,可见虚证或虚实夹杂之证。一般以脾虚痰伏较为常见。《幼幼集成·痫疾证治》云:"从前攻伐太过,致中气虚衰,脾不运化,津液为痰,偶然有触,则昏晕卒倒,良久方苏。"脾虚日久可致肾虚,最后形成脾肾两虚。

【诊断要点】

一、西医诊断要点

1. 主症　①猝然仆倒,不省人事。②四肢抽搐,项背强直。③口吐涎沫,牙关紧闭。④目睛上视。⑤瞳仁散大,对光反射迟钝或消失。
2. 反复发作,可自行缓解。
3. 急性起病,经救治多可恢复,若日久频发,则可并发健忘、痴呆等症。
4. 病发前常有先兆症状,发病可有诱因。
5. 脑电图表现异常。

主症中有①、②、⑤,并具备2、3两项条件者,结合先兆、诱因、脑电图等方面的特点,即可确定诊断。

二、中医辨证要点

本病的发作期以病因辨证为主,常见的病因有惊、风、痰、瘀血等。惊痫发病前常有惊吓史,发作时多伴有惊叫、恐惧等精神症状;风痫多由外感发热诱发,发作时抽搐明显,或伴有发热等症;痰痫发作以神识异常为主,常有失神、摔倒、手中持物坠落等;瘀血痫通常有明显的颅脑外伤史,头部疼痛位置较为固定。癫痫虚证的辨证,以病位为主,区分脾虚痰盛与脾肾两虚。

【辨证施治】

一、治疗原则

癫痫的治疗，宜分标本虚实，实证以治标为主，着重豁痰顺气、熄风开窍定痫；虚证以治本为重，宜健脾化痰，柔肝缓急；癫痫持续状态可用中西药配合抢救。对于反复发作，单纯中药治疗效果欠佳者，可配合针灸、割治及埋线等方法综合治疗。

二、分证论治

1. 发作期

（1）惊痫

主症 起病前常有惊吓史。发作时惊叫，吐舌，急啼，神志恍惚，面色时红时白，惊惕不安，如人将捕之状，四肢抽搐，大便黏稠，舌淡红，舌苔白，脉弦滑，乍大乍小，指纹色青。

治法 镇惊安神。

方药 方用镇惊丸加减。常用药如茯神、枣仁、远志、珍珠、朱砂、石菖蒲、半夏、胆南星、钩藤、天麻、水牛角、牛黄、黄连、甘草。

抽搐发作频繁者加蜈蚣、全蝎、僵蚕、白芍柔肝熄风，青礞石坠痰止痉；夜间哭闹者加磁石、琥珀粉镇惊安神；头痛者加菊花、石决明清肝泻火。

方中朱砂宜慎用，一般以每日 0.5～1 克（冲服）为宜，服药时间应控制在 1 个月之内，否则易致汞中毒。全蝎、蜈蚣、僵蚕等动物类药物，以研末另冲服为宜。

（2）痰痫

主症 发作时痰涎壅盛，喉间痰鸣，瞪目直视，神志恍惚，状如痴呆、失神，或仆倒在地，手足抽搐不甚明显，或局部抽动，智力逐渐低下，或头痛、腹痛、呕吐、肢体疼痛，骤发骤止，日久不愈，舌苔白腻，脉弦滑。

治法 豁痰开窍。

方药 方用涤痰汤加减。常用药如石菖蒲、胆南星、陈皮、清半夏、茯苓、青礞石、枳壳、沉香、川芎、钩藤、天麻。

眨眼、点头，发作频繁者加天竺黄、琥珀粉、莲子心清心逐痰；头痛加菊花、苦丁茶疏风清热；腹痛加白芍、甘草、延胡索、川楝子行气止痛；呕吐加代赭石、竹茹降逆止呕；肢体疼痛加威灵仙、木瓜、鸡血藤祛风通络。

(3) 风痫

主症　发作常由外感发热引起。发作时突然仆倒，神志不清，颈项及全身强直，继而四肢抽搐，两目上视或斜视，牙关紧闭，口吐白沫，口唇及面部色青，舌苔白，脉弦滑。

治法　熄风止痉。

方药　方用定痫丸加减。常用药如羚羊角粉、天麻、钩藤、全蝎、蜈蚣、石菖蒲、胆南星、半夏、远志、茯苓、朱砂、川芎、枳壳。

伴高热者加生石膏、连翘、黄芩清热熄风；大便秘结加大黄、风化硝、芦荟泻火通便；烦躁不安者加黄连、竹叶清热安神。久治不愈，出现肝肾阴虚、虚风内动之象，可加用白芍、龟版、当归、生地滋阴柔肝止痉。

(4) 瘀血痫

主症　发作时头晕眩仆，神识不清，单侧或四肢抽搐，抽搐部位及动态较为固定，头痛，大便干硬如羊矢，舌红或见瘀点，舌苔少，脉涩，指纹沉滞。

治法　化瘀通窍。

方药　方用通窍活血汤加减。常用药如桃仁、红花、川芎、赤芍、老葱、石菖蒲、天麻、羌活。

头痛剧烈、肌肤枯燥色紫者加参三七、阿胶、丹参、五灵脂养血活血；大便秘结加麻仁、芦荟润肠通便；频发不止者，加失笑散行瘀散结。

2. 休止期

(1) 脾虚痰盛

主症　癫痫发作频繁或反复发作，神疲乏力，面色无华，时作眩晕，食欲欠佳，大便稀薄，舌质淡，苔薄腻，脉细软。

治法　健脾化痰。

方药　方用六君子汤加味。常用药如人参、白术、茯苓、甘草、陈皮、半夏、天麻、钩藤、乌梢蛇。

大便稀薄者加山药、扁豆、藿香健脾燥湿；纳呆食少者加山楂、神曲、砂仁醒脾开胃。

(2)脾肾两虚

主症 发病年久,屡发不止,瘛疭抖动,时有眩晕,智力迟钝,腰膝酸软,神疲乏力,少气懒言,四肢不温,睡眠不宁,大便稀溏,舌淡红,舌苔白,脉沉细无力。

治法 补益脾肾。

方药 方用河车八味丸加减。常用药如紫河车、生地、茯苓、山药、泽泻、五味子、麦冬、丹皮、肉桂、附子。

抽搐频繁者加鳖甲、白芍滋阴熄风;智力迟钝者,加益智仁、远志、石菖蒲补肾安神,祛痰开窍;大便稀溏者,加扁豆、炮姜温中健脾。

【验方偏方】

一、验方偏方

1. 煅青礞石18克,姜半夏25克,南星25克,海浮石25克,沉香9克,生熟牵牛子各45克,炒建曲12克。研细末过筛,加面粉约500克与水制成饼。小儿1~3岁烙饼40个,4~7岁烙饼30个,8~15岁烙饼25个,每晨空腹服1个,开水送下不中断,一料服完,继续下一料。适用于痰痫。

2. 紫河车1个,琥珀10克。紫河车焙干与琥珀共为细末。每次服2~4克,每日1~2次,白开水送服。用于各型癫痫伴体虚者。

3. 白胡椒、代赭石,配方比例为1∶2,共为细末。每次服1~3克,每日服2~3次,白萝卜汤或白开水送服。用于惊痫。

二、针灸疗法

1. 体针 实证取人中、合谷、十宣、涌泉,针刺,用泻法;虚证取大椎、神门、心俞、丰隆、内关。针刺,平补平泻法。均隔日1次。

癫痫持续状态,针刺取穴:①内关、人中、风府、大椎、后溪、申脉。②长强、鸠尾、阳陵泉、筋缩。③头维透率谷、百会透强间。

2. 耳针 选穴:胃、皮质下、神门、枕、心。每次选用3~5穴,留针20~30分钟,间歇捻针。或埋针3~7天。

【临证备要】

一、辨证思路

1. 辨别轻重　癫痫的发作,有轻重之分,可从癫痫发作持续时间和发作间歇时间久暂判断,一般轻者发作时间短暂,抽搐轻微,或仅有眨眼、点头、愣神、凝视、咀嚼动作;重者起病急骤,猝然仆倒,口吐涎沫,四肢抽搐,神志不清,喉中异声,二便自遗,数分钟或10余分钟后方可恢复,发作后乏力嗜睡。严重者发作持续超过30分钟,或抽搐后昏睡未醒,又接着下一次抽搐,为癫痫持续状态,应及时抢救。临床表现的轻重与痰结之深浅和正气之盛衰密切相关。

2. 辨清阴阳属性　平素面色萎黄为脾胃虚弱;面色晦黯为肝肾阴虚;面色苍白为心脾两虚;面色潮红为阴虚火旺;小便黄少,心烦少寐,舌红为心肝有热;纳少脘痞,多寐少动,舌质胖嫩,苔腻为脾虚有痰;小便清长,四肢不温,舌淡为气阳不足。

3. 由于个体的差异,癫痫的临床症状有所不同,一般癫痫在发作前,可有头昏,唇颤,胸闷,心悸,眼花,四肢发麻,或有惊恐感等先兆症状。癫痫发作时,表现有轻有重。发作次数也有多有少,可以一日数次或数日一次,也可能数月一次不等。

4. 癫痫发作期一般分为惊痫、痰痫、风痫、瘀血痫四个证型,可根据病史、发病诱因及症状、舌苔等辨别。惊痫发病前常有惊吓史,发作时常伴惊叫、惊惕、恐惧等精神症状;痰痫发作以神识异常为主,可有一过性失神、摔倒、手中持物坠落及智力低下等;风痫可由外感发热所诱发,发作时抽搐明显,角弓反张,两目凝视;瘀血痫常有明显的颅脑外伤史,头部痛处固定,舌有瘀斑,头颅CT检查可发现病灶。休止期一般辨证为脾虚痰盛证,若伴有智力低下等肾虚症状者则为脾肾两虚证。

二、诊疗注意事项

1. 癫痫的治疗,宜分标本虚实。发作期以治标为主,着重豁痰顺气、熄风开窍。癫痫频繁发作时更宜先治其标,其中虫类搜风药,如全蝎、蜈蚣、僵蚕等为治疗癫痫的要药,不拘何种痫证,只要在发作期间,皆可采用,每多获良效。发作期的积极治疗,对于控制和缓解症状,尤其对于癫痫持续状态尽快控制病情,十分重要。

2. 发作控制后,正气虚弱,宜治其本。要坚持长期的、有规律的服药,以图根治。常以健脾化痰,补益肝肾,调养气血等法,并酌情加少量镇惊定痫药物,以标本兼顾。休止期坚持治疗,对于减轻和防止发作、最后痊愈具有重要意义。一般认为临床症状消失后仍应服药2~3年。如遇青春期则再延长1~2年,方可逐渐停药,切忌骤停抗癫痫药,以防引起反跳,加重癫痫发作。癫痫发作基本控制后,可将抗癫痫中药汤剂改为丸剂、散剂或糖浆剂,服用较为方便,易于长期用药。

3. 痰浊内伏是小儿癫痫的主要致病因素和反复发作的原因,因而豁痰、祛痰乃被古今医家视为治痫之常法。清代陈飞霞主张在治痫药中加用益气健脾之品,以绝生痰之源,起到"毫不治痰而痰不自生,毫不治痫而痫不自作"的作用。一般治疗癫痫,在频繁发作期间,宜服汤剂;若发作暂时得以控制,为防复发,以图根治,可配成丸剂长期服用,惊痫可选用朱砂安神丸,痫症镇心丸;风痫可选用医痫丸;痰痫可选用礞石滚痰丸、癫痫白金丸、镇痫片等。根据古人经验,最好用薄荷汤送服。

4. 惊痫、痰痫、风痫、瘀血痫在证治上虽各有侧重,但又互相兼夹,因此在临床上应灵活辨治。根据癫痫的基本病理为痰阻、气逆、血瘀、风动,治疗用药时无论何种证型,均宜注意化痰降逆,开窍熄风,调畅气机,活血化瘀。在发作急重,如大发作、持续状态时,以豁痰顺气,开窍熄风为主,宜大剂频频服药,以期尽快控制发作。若癫痫反复发作,日久不愈,多有瘀血阻络,宜配合活血化瘀、通窍通络。

5. 小儿癫痫,除服药治疗外,也可采用针灸和推拿等外治疗法。另外,调摄护理也极为重要。如发作时不可强压肢体,以免扭伤、骨折;将头部偏向一侧,解开衣领;用裹纱布的压舌板放在上、下磨牙间,以免咬伤舌头;痰多者吸痰,保持呼吸道通畅。平时禁止患儿到水边、火边及高处玩耍,外出要有人陪伴,防止突然发作,造成意外;注意患儿生活、饮食、衣着、情绪的调节,减少诱发因素,避免使用有兴奋作用的药物;注意按时、按量服药,不要漏服,也不要乱用药。

6. 虫、介之类药控制症状 抽风为癫痫的临床主症。肝主风,风甚则动痰,痰甚郁积则生火,风、火、痰充斥肆疟,导致阴血亏虚失涵,肝木为之亢盛,横窜经脉络道,闭塞孔窍,发为抽风及一时的神志昏糊。因其有积痰内伏,痰鼓而风动,故可日发多次或多日一发不等。癫痫证情复杂,非一般草木之品所能奏效,故对某些频繁发作的患儿,用虫、介之类药物可作为控制症状。虫类灵动,内走脏腑,外行经络,搜剔风邪;介类潜阳敛阴,平肝熄风。再与金、石宁神定惊之品配伍,有定痫熄风之功。

  虫类药泛指动物药,常用者如全蝎、蜈蚣、僵蚕、地龙、蝉衣、羚羊角、白花蛇、乌梢蛇,以及猪胆汁、熊胆汁、蜂蜜等。全蝎、蜈蚣辛温窜达,搜风力胜,历来多入丸、散。止痉散,以蜈蚣(或全蝎)与甘草配伍,用于止痉熄风有一定效果。僵蚕、地龙性平无毒祛风解痉,兼化痰热。乌梢蛇,白花蛇通经舒络,擅定惊搐,可逐顽风。蝉衣轻可去实,驱内外之风。羚羊角咸寒入肝,熄风清热,可和入散剂或单独吞服。综上诸药,现代药理研究证实,多有不同程度的抗惊厥作用。猪胆汁入肝清热,常以制南星,改其温燥之性,增强涤痰作用。熊胆镇痉抗惊厥功盖诸药,过去因药源困难而少用,现创活熊取胆汁法,使该药供应增加,可供临床使用。蜂蜜甘平,润燥解毒。

  介类药指动物甲壳之类。常取牡蛎、石决明平肝潜阳,或用珍珠母、紫贝齿定痫,兼可安神。

  神识不清,亦为癫痫发作过程中的主症。因突然痰蒙心窍、神明无主,当取金石重镇之品以安神涤痰,以免屡次发作而致智能减退。此类药物中,化石龙骨、龙齿均能镇惊安神。明矾、磁石、代赭石、青礞石均质重,可镇心宁神。明矾宜开窍豁痰,磁石养心益肾,代赭石擅镇逆气、青礞石泻肝下痰,可分别用于风痰阻窍,心虚胆怯、肝旺气逆,肝火痰热者。玄明粉润燥泻热,对痫证伴大便燥结者尤宜。朱砂一味,前人于治痫方中常用,亦有以朱茯神,朱灯心,朱连翘入方者。此药镇惊定痫作用较强,但含汞而不可过用。若入散剂长期服用,一般以每月不超过3克为宜。还有琥珀、乳香、没药均采自树脂,可镇惊安神,活血化瘀,对外伤瘀血致痫更为适用。

【验案举隅】

验案一

林某,男,11岁。1987年11月3日初诊。

自幼有高热惊厥史。1年前发生热惊厥,此后经常发作。发作时二目上窜,牙关紧闭,手足搐搦,神识不知。在某精神病院查脑电图见棘慢波,诊为癫痫。服苯妥英钠、卡马西平等药,未能控制。近来发作频繁,每日1~3次。发时面色先见潮红,继之青紫,抽搐神昏3~8分钟,平素心烦易怒,舌苔黄腻。

证属风火痰扰动肝经,窜犯脑窍,治宜平肝熄风、豁痰清心。

药用 羚羊角粉2.4克,胆南星10克,青礞石15克,龙胆草3克,朱砂3克,僵蚕10克,全蝎6克,蜈蚣6克,天麻10克,钩藤10克,白芍10克,龙齿10克。诸药共研细末,每服1.5克,每日2次,蜂蜜调服。

服药1个月,发作已渐控制,惟大便干结。上方去朱砂、龙胆草,加草决明、玄明粉各15克。之后癫痫未再发作,大便亦畅。服药3个月,再去羚羊角粉、蜈蚣、玄明粉,加地龙、菖蒲各10克,琥珀粉5克。嘱长期服用,体虚时酌加党参。共服药3年,家长自动停药,迄今未发,患者一切如常。(江育仁.谈散剂在小儿癫痫治疗中的运用.中医函授通讯,1993;(3):18.)

按语 癫痫的病位在脑窍,病性为正虚邪实。实在风、火、痰,虚在心、脾、肾。积痰内伏,郁火化风,痰扰风动,心神为之失主,此为发作期的机理。心藏神,脾藏意,肾藏志。由于风、火、痰的衍变与转化,导致心神失主及脾、肾意志的一时丧失,酿成本虚标实的病理生理及临床所发证候。

验案二

周某,男,9岁。初诊1986年6月4日。

膝部疼痛1年余,时痛时止,四肢不温,神清,痛时大汗淋漓,舌苔薄润。治以温经散寒止痛。处方:炒川乌3克,炒草乌3克,赤芍6克,白芍5克,桑寄生9克,独活5克,秦艽6克,麻黄根10克,川牛膝9克,桑枝9克,陈皮5克,姜半夏6克。用本方加减治疗5月余,膝痛仍不止,反复发作。11月2日外院脑电图检查后诊断为癫痫性关节炎。

即根据癫痫治疗。处方：钩藤9克，龙齿9克，归尾9克，茯神9克，柏子仁9克，乳香5克，没药5克，鸡血藤9克，赤芍、白芍各9克，红花3克，7剂。11月19日痛止，原方归尾改当归9克，14剂。12月31日随访病情稳定，膝痛未作。嘱脑电图复查。（夏近宜，孙雪梅．辨病与辨证结合诊治小儿自主神经性癫痫．上海中医药杂志，2004，38(6)：36）

  按语 上例小儿为自主神经性癫痫，以往仅从膝部疼痛着手，给予祛风化湿、疏通经络剂，效果不显著，后根据患儿脑电图检查后诊断为癫痫性关节炎，随即从癫痫治疗，取得了良好的疗效，说明辨病与辨证结合在本病诊治中的重要性。单从临床症状按中医的辨证进行施治效果并不理想，而根据现代医学检测手段，通过脑电图的明确诊断，在治癫痫的基础上结合临床症状治疗，效果即明显提高。

第五章

肾系病证

第一节 急性肾小球肾炎

急性肾小球肾炎简称急性肾炎,是儿科常见的免疫反应性肾小球疾病,临床以急性起病、浮肿、少尿、血尿、蛋白尿及高血压为主要特征。本病多见于感染之后,尤其是溶血性链球菌感染之后,故称为急性链球菌感染后肾炎。

本病是小儿时期常见的一种肾脏疾病。多发生于3～12岁儿童。发病前多有前驱感染史。发病后轻重悬殊,轻者除实验室检查异常外,临床无明显症状,重者可出现并发症(高血压脑病、急性循环充血及急性肾功能衰竭)。多数患儿于发病2～4周内消肿,肉眼血尿消失,血压正常,残余少量蛋白尿,镜下血尿多于3～6个月内消失。近年来,由于采取中西医结合的治疗措施,严重并发症明显减少,预后大多良好。

中医古代文献中没有肾炎病名记载,但据其临床表现,多属"水肿"、"尿血"范畴。

【病因病机】

感受风邪:风寒或风热客于肺卫,阻于肌表,导致肺气失宣,肃降无权,水液不能下达,以致风遏水阻,风水相搏,流溢肌肤而发为水肿,称之为"风水"。

疮毒内侵：皮肤疮疖，邪毒内侵，湿热郁遏肌表，内犯肺脾，致使肺失通调，脾失健运，水无所主，流溢肌肤，发为水肿。又湿热下注，灼伤膀胱血络而产生尿血。

在疾病发展过程中，若水湿、热毒炽盛，正气受损，以致正不胜邪，可出现一系列危重变证：①邪陷心肝：湿热邪毒，郁阻脾胃，内陷厥阴，致使肝阳上亢，肝风内动，心窍闭阻，而出现头痛、眩晕，甚则神昏、抽搐。②水凌心肺：水邪泛滥，上凌心肺，损及心阳，闭阻肺气，心失所养，肺失肃降。而出现喘促、心悸，甚则紫绀。③水毒内闭：湿浊内盛，脾肾衰竭，三焦壅塞，气机升降失司，水湿失运，不得通泄，致使水毒内闭，而发生少尿，无尿。此证亦称"癃闭"、"关格"。

急性期因湿热水毒伤及肺脾肾，致恢复期肺脾肾三脏气阴不足、湿热留恋，而见血尿日久不消，并伴阴虚、气虚之证。

总之，急性肾炎的主要病因为外感风邪、湿热、疮毒，导致肺脾肾三脏功能失调，其中以肺脾功能失调为主。风、热、毒与水湿互结，通调、运化、开阖失司，水液代谢障碍而为肿；热伤下焦血络而致尿血。重症水邪泛滥可致邪陷心肝、水凌心肺、水毒内闭之证。若湿热久恋，伤阴耗气，可致阴虚邪恋或气虚邪恋，使病程迁延；病久入络，致脉络阻滞，尚可出现尿血不止、面色晦滞、舌质紫等瘀血之症。

【诊断要点】

一、西医诊断要点

1. 前驱感染病史　本病发病前1～4周多有呼吸道或皮肤感染，猩红热等链球菌感染或其他急性感染史。

2. 急性起病，急性期一般为2～4周。

3. 浮肿及尿量减少　浮肿为紧张性，浮肿轻重与尿量有关。

4. 血尿　起病即有血尿，呈肉眼血尿或镜下血尿。

5. 高血压　1/3～2/3患儿病初有高血压，常为120～150/80～110mmHg(16.0～20.0kPa/10.7～14.4kPa)。

非典型病例可无水肿、高血压及肉眼血尿，仅发现镜下血尿。

6. 并发症　重症早期可出现以下并发症。

(1)高血压脑病:血压急剧增高,常见剧烈头痛及呕吐,继之出现视力障碍、嗜睡、烦躁,或阵发性惊厥,渐入昏迷,少数可见暂时偏瘫失语,严重时发生脑疝。具有高血压伴视力障碍、惊厥、昏迷三项之一即可诊断。

(2)严重循环充血:可见气急咳嗽,胸闷,不能平卧,肺底部湿啰音,肺水肿,肝大压痛,心率快、奔马律等。

(3)急性肾功能衰竭:严重少尿或无尿患儿可出现血尿素氮及肌酐升高、电解质紊乱和代谢性酸中毒。一般持续3～5日,在尿量逐渐增多后,病情好转。若持续数周仍不恢复,则预后严重,可能为急进性肾炎。

7. 实验室检查 尿检均有红细胞增多。尿蛋白一般为"＋"～"＋＋",也可见透明、颗粒管型。血清总补体及C_3可一过性明显下降,6～8周恢复正常。非链球菌感染后肾炎(如病毒或其他细菌性肾炎),补体C_3不低。抗链球菌溶血素"O"抗体(ASO)可增高,抗脱氧核糖核酸酶B或抗透明质酸酶升高,纤维蛋白降解产物(FDP)增多。

二、中医辨证要点

急性肾炎的急性期为正盛邪实阶段,起病急,变化快,浮肿及血尿多较明显。恢复期共有特点为浮肿已退,尿量增加,肉眼血尿消失,但镜下血尿或蛋白尿未恢复,且多有湿热留恋,并有阴虚及气虚之不同。

本病的证候轻重悬殊较大。轻型一般以风水相搏证、湿热内侵证等常症的证候表现为主,其水肿、尿量减少及血压增高多为一过性;重症则为全身严重浮肿,持续尿少、尿闭,并可在短期内出现邪陷心肝、水凌心肺、水毒内闭的危急证候。在辨证中应密切注意尿量变化。因尿量越少,持续时间越长,浮肿越明显,出现变证的可能也越大。

阳水与阴水间的相互转化:本病急性期因病程较短,多属正盛邪实,为阳水范畴。但若因邪气过盛,出现变证,或因病情迁延不愈,则可由实转虚,由阳水转为阴水,表现为正虚邪恋、虚实夹杂的证候。

【辨证施治】

一、治疗原则

本病的治疗原则，应紧扣急性期以邪实为患，恢复期以正虚邪恋为主的病机。急性期以祛邪为旨，宜宣肺利水，清热凉血，解毒利湿；恢复期则以扶正兼祛邪为要，并应根据正虚与余邪孰多孰少，确定补虚及祛邪的比重。如在恢复期之早期，以湿热未尽为主，治宜祛除湿热余邪，佐以扶正（养阴或益气），后期则湿热已渐尽，则应以扶正为主，佐以清热或化湿。若纯属正气未复，则宜用补益为法。但应注意，本病治疗，不宜过早温补，以免留邪而迁延不愈。应掌握补益不助邪、祛邪不伤正的原则。

对于变证，应根据证候分别采用平肝熄风、清心利水、泻肺逐水、温补心阳，通腑降浊为主。积极配合西药综合抢救治疗。

二、分证论治

1. 急性期

常证：

（1）风水相搏

主症　水肿自眼睑开始迅速波及全身，以头面部肿势为著，皮色光亮，按之凹陷随手而起，尿少色赤，微恶风寒或伴发热，咽红咽痛，骨节酸痛，鼻塞咳嗽，舌质淡，苔薄白或薄黄，脉浮。

治法　疏风宣肺，利水消肿。

方药　麻黄连翘赤小豆汤合五苓散加减。常用药如麻黄、桂枝、连翘、杏仁、茯苓、猪苓、泽泻、车前草、甘草。

咳嗽气喘，加葶苈子、苏子、射干、桑白皮等泻肺平喘；偏风寒证见骨节酸楚疼痛，加羌活、防已疏风散寒；偏风热证见发热，汗出，口干或渴，苔薄黄者，加金银花、黄芩疏风清热；血压升高明显，去麻黄，加浮萍、钩藤、牛膝、夏枯草利水平肝泻火；血尿严重加大蓟、小蓟、茜草、仙鹤草以凉血止血。本证风热蕴结于咽喉者，可用银翘散合五苓散加减以疏风清热，利咽解毒，利水消肿。

(2)湿热内侵

主症　头面肢体浮肿或轻或重,小便黄赤而少,尿血,烦热口渴,头身困重,常有近期疮毒史,舌质红,苔黄腻,脉滑数。

治法　清热利湿,凉血止血。

方药　五味消毒饮合小蓟饮子加减。常用药如金银花、野菊花、蒲公英、紫花地丁、栀子、猪苓、淡竹叶、小蓟、蒲黄、当归。

小便赤涩加白花蛇舌草、石韦、金钱草清热利湿；口苦口黏，加茵陈、龙胆草燥湿清热；皮肤湿疹加苦参、白鲜皮、地肤子燥湿解毒，除风止痒；大便秘结加生大黄泻火降浊；口苦心烦加龙胆草、黄芩泻火除烦。

变证：

(1)邪陷心肝

主症　肢体面部浮肿,头痛眩晕,烦躁不安,视物模糊,口苦,恶心呕吐,甚至抽搐,昏迷,尿短赤,舌质红,苔黄糙,脉弦数。

治法　平肝泻火,清心利水。

方药　龙胆泻肝汤合羚角钩藤汤加减。常用药如龙胆草、黄芩、菊花、羚羊角粉、钩藤、白芍、栀子、生地、泽泻、车前草、竹叶。

大便秘结加生大黄、芒硝通便泻火；头痛眩晕较重加夏枯草、石决明清肝火、潜肝阳；恶心呕吐加半夏、胆南星化浊降逆止呕；昏迷抽搐可加服牛黄清心丸或安宫牛黄丸解毒熄风开窍。

(2)水凌心肺

主症　全身明显浮肿,频咳气急,胸闷心悸,不能平卧,烦躁不宁,面色苍白,甚则唇指青紫,舌质黯红,舌苔白腻,脉沉细无力。

治法　泻肺逐水,温阳扶正。

方药　己椒苈黄丸合参附汤加减。常用药如葶苈子、大黄、防己、椒目、泽泻、桑白皮、茯苓皮、车前子、人参、附子。

若见面色灰白,四肢厥冷,汗出脉微,是心阳虚衰之危象,应急用独参汤或参附龙牡救逆汤回阳固脱。

本证之轻症,也可用三子养亲汤加减,以理肺降气,利水消肿。常用苏子、葶苈子、白芥子、香橼皮、大腹皮、陈葫芦、炙麻黄、杏仁、甘草。

(3)水毒内闭

主症　全身浮肿,尿少或尿闭,色如浓茶,头晕头痛,恶心呕吐,嗜睡,甚则昏迷,舌质淡胖,苔垢腻,脉象滑数或沉细数。

治法 通腑降浊,解毒利尿。

方药 温胆汤合附子泻心汤加减。常用药如生大黄、黄连、黄芩、姜半夏、陈皮、竹茹、枳实、茯苓、车前子、制附子、生姜。

呕吐频繁,先服玉枢丹辟秽止呕。不能进药者,可以上方浓煎成100～200ml,待温,作保留灌肠,每日1～2次;也可用解毒保肾液以降浊除湿解毒,药用生大黄30克,六月雪30克,蒲公英30克,益母草20克,川芎10克,浓煎200ml,每日分2次保留灌肠。昏迷惊厥加用安宫牛黄丸或紫雪丹,水溶化,鼻饲。

2. 恢复期

(1)阴虚邪恋

主症 乏力头晕,手足心热,腰酸盗汗,或有反复咽红,舌红苔少,脉细数。

治法 滋阴补肾,兼清余热。

方药 知柏地黄丸合二至丸加减。常用药如知母、黄柏、生地、山茱萸、怀山药、丹皮、泽泻、茯苓、女贞子、旱莲草。

血尿日久不愈加仙鹤草、茜草凉血止血;舌质黯红,加参三七、琥珀化瘀止血;反复咽红,加玄参、山豆根、板蓝根清热利咽。

(2)气虚邪恋

主症 身倦乏力,面色萎黄,纳少便溏,自汗出,易于感冒,舌淡红,苔白,脉缓弱。

治法 健脾化湿。

方药 参苓白术散加减。常用药如党参、黄芪、茯苓、白术、山药、砂仁、陈皮、白扁豆、薏苡仁、甘草。

血尿持续不消,可加参三七、当归养血化瘀止血;舌质淡黯或有瘀点,加丹参、红花、泽兰活血化瘀。

【验方偏方】

一、验方偏方

1. 浮萍30克,生姜15克,水煎,每日1剂,分2次服。用于急性期风寒或风热证。

2. 芦根、白茅根、车前草各 30 克,水煎,每日 1 剂,分次频服。用于急性期风热、湿热、热毒证。

3. 玉米须 100 克,水煎,每日 1 剂。用于急性期全身水肿。

4. 冬瓜皮、葫芦各 30 克,水煎,每日 1 剂,分 2～3 次服。用于各期各型水肿和小便不利。

5. 罗布麻、菊花各 10 克,沸水浸泡,每日 1 剂,分 3～4 次服。用于急性期高血压、水肿、小便不通。

6. 益母草、珍珠草、车前草各 30 克,水煎,每日 1 剂,分 2 次服。用于急性期血尿及水肿。

二、外治疗法

1. 贴敷法:黑丑、白丑(煅)、牙皂(煅)各 75 克,木香、沉香、乳香、没药各 10 克,琥珀 3 克。上药用砂糖研细末,调和,外贴气海穴,每 2 日换药 1 次。用于急性期水肿兼有腹部胀气者。

2. 紫皮大蒜 1 枚,蓖麻子 60 粒。共捣糊状,分 2 等份,分别敷于双腰部及足心,外用纱布包扎固定,为避免蒸发而减低效力,可用塑料薄膜外覆在药物上,敷 1 周为 1 疗程,每周换 1 次。用于急性期各型水肿。

3. 鲜老丝瓜皮、鲜冬瓜皮、鲜玉米须各 30 克,共捣烂,外敷于脐部,上盖塑料膜,外用胶布固定,每天换药 1 次。用于急性期水肿。

【临证备要】

一、辨证思路

1. 风水相搏证与湿热内侵证的鉴别　鉴别可从以下 4 个方面进行:①有无表证;②有无正虚;③尿量的多少;④精神状态如何。风水相搏证一般出现于急性肾炎早期,多有表证,见微恶风寒或伴发热,咽红咽痛,骨节酸痛,鼻塞咳嗽等;湿热内侵证以湿热之邪为主,而正虚不显,见头身重,口渴但不欲饮,舌质红,苔黄腻,脉滑数等。

2. 常证、重证以及变证的辨识　常证水肿往往为头面部较明显,少尿多为一过性;重证则为全身严重浮肿,持续尿少、尿闭;若尿闭、惊厥、呕吐、昏迷则是出现邪陷心肝、水凌心肺、水毒内闭的变证。

二、诊疗注意事项

1. 驱邪为主　急性肾炎的治疗首先以驱邪为主,可以运用发汗、利水、清热、除湿、解毒等法,变证要急治其标,然后随症论治。同时对于水肿明显者的日常调摄亦非常重要,注意休息,保持皮肤清洁,加强饮食护理,避免反复外感,并要尽力避免使用对肾脏有损害的药物。

2. 利水当用温药　水性寒凉,属阴邪,当用温药治之。温药具有行气功能,气行则水行;温药可以助阳,阳盛则水化。水肿明显者可稍加桂枝通阳化气。

3. 活血化瘀　急性肾炎水肿的治疗还应适当运用活血化瘀药,"血不利则为水",加之久病必瘀,故水肿常存在有瘀血的病理因素,常因瘀阻肾络出现镜下血尿、蛋白尿经久不消,此时应在辨病辨证的基础上,加用活血化瘀之品,如虎杖、丹参、红花、泽兰、益母草、蒲黄、参三七等。若小便赤涩,多属热,可以凉血止血为法,选用大蓟,小蓟,仙鹤草等。离经之血为瘀血,所以当配以活血凉血之品,如茜草、赤芍等,益母草活血兼有利水作用,较为适用。

4. 辨证辨病相结合　在辨证的基础上针对客观指标选用药物,如血尿(包括镜下血尿),血热妄行加小蓟、白茅根、侧柏叶、荠菜花、荔枝草、虎杖;阴虚火旺者加旱莲草、女贞子、生地、白芍、知母、黄柏;瘀血阻络者加紫草、丹皮、丹参、泽兰、益母草、红花、参三七粉、琥珀粉。证情过重或单纯中药不能奏效时,应及时配用西药以利尿、降压,综合抢救治疗,尽快缓解病情。对于变证,利尿、逐水是关键。因变证多在尿少尿闭的情况下发生,故在早期应加强利尿,必要时运用生大黄以通腑泄浊利水。若服药困难,可采用中药保留灌肠等外治法。

【验案举隅】

验案一
陈某,男,4岁。
主诉　浮肿5天。浮肿前曾患皮肤湿疹,经治已愈。见浮肿后外院已用青霉素治疗,浮肿未消而来就诊。刻诊面目周身浮肿,尿少,腹部胀满,舌苔薄白,脉浮滑。尿常规:蛋白+++,红细胞+++,脓细胞+,颗粒管型+。诊为风水肿(急性肾炎)。

处方　炙麻黄3克,桂枝3克,防风3克,防己3克,生白术6克,生姜皮3克,猪苓6克,茯苓6克,冬瓜皮10克,赤小豆15克。

服药3剂,小便增多,肿势见退。6剂后,浮肿大消,腹胀轻微。服药12剂,浮肿、腹胀尽消,二便正常。拟从原意,减宣肺之剂,增益气之品,巩固疗效。

处方　黄芪10克,党参10克,防风3克,防己3克,生白术6克,泽泻6克,桂枝3克,猪苓6克,茯苓6克,赤小豆15克。

3剂后,诸恙均退,精神振作,胃纳正常,尿常规正常。改用加味五苓片善后。(汪受传.中国现代名中医医案精华·江育仁医案.第1版.北京:北京出版社,1990:254.)

按语　本例患儿由风邪外客,脾湿不化,夫面肿曰风、足肿曰湿,风湿相搏,故一身悉肿。风水相搏型拟从肺脾同治,治以疏风宣肺,利水消肿。缘肺主一身之气化,且肺主皮毛,宣肺则可以胜湿;脾主运化,脾健则水湿自行矣。方选麻黄连翘赤小豆汤合五苓散加减。用麻黄、桂枝发散风寒,宣肺利水;配茯苓、猪苓、生姜皮、冬瓜皮宣肺降气,利水消肿;防己疏风散寒。水肿消退后则减宣肺之剂,增益气之品,巩固疗效。

验案二

陈某,男,4岁.

主诉　皮肤湿疮愈后,面浮肢肿,小便不利,腹部肿满,脉来浮滑,舌苔薄白。尿常规:蛋白(+++),红细胞(+++),脓细胞(+),颗粒管型(+)。辨证及风邪外客,脾湿不化,肺脾失调之证。取肺脾同调法。

处方　炙麻黄3克,桂枝3克,防风、防己各3克,生白术6克,生姜皮3克,猪苓、茯苓各6克,冬瓜皮10克,赤小豆15克。

服药3剂,小便增,肿势减。6剂后,肿大消,腹胀轻。服12剂,肿胀尽去。又从原意减宣肺之剂,增益气之品,加黄芪、党参,再服3剂,尿常规已转阴。改用加味五苓片善后。

按语　本例就诊时表热已解,疮毒亦清,惟肢肿腹满,水湿停聚不化,乃肺脾失调,取宣肺、调脾、温通法获效。若阴水肿满,按之如泥,面㿠肢寒者,更须用大剂温肾助阳之品。温阳利水较之一般健脾渗湿之品,行水消肿之功更胜一筹。

第二节　肾病综合征

肾病综合征(简称肾病)是一组由多种病因引起的临床综合征,以大量蛋白尿、低蛋白血症、高脂血症及不同程度的水肿为主要特征。肾病是一种常见病,多发生于2~8岁小儿,其中以2~5岁为发病高峰,男多于女,部分患儿因多次复发,病程迁延。

小儿肾病属中医学水肿范畴,且多属阴水,以肺脾肾三脏虚弱为本,尤以脾肾亏虚为主。《诸病源候论·水通身肿候》云:"水病者,由脾肾俱虚故也。肾虚不能宣通水气,脾虚又不能制水,故水气盈溢,渗液皮肤,流遍四肢,所以通身肿也。"

【病因病机】

小儿禀赋不足,久病体虚,外邪入里,致肺脾肾三脏亏虚是发生本病的主要因素。而肺脾肾三脏功能虚弱,气化、运化功能失常,封藏失职,精微外泄,水液停聚则是本病的主要发病机制。

人体水液的正常代谢,水谷精微输布、封藏,均依赖肺的通调,脾的转输,肾的开阖,与三焦、膀胱的气化来完成,若肺脾肾三脏虚弱,功能失常,必然导致"水精四布"失调。水液输布失常,泛溢肌肤则发为水肿;精微不能输布、封藏而下泄则出现蛋白尿。正如《景岳全书·肿胀》说:"凡水肿等症,乃肺脾肾三脏相干之病。盖水为至阴,故其本在肾;水化于气,故其标在肺;水惟畏土,故其制在脾。今肺虚则气不化精而化水,脾虚则土不制水而反克,肾虚则水无所主而妄行。"可见肾病的病本在肾与脾,其标在肺。

外感、水湿、湿热、瘀血及湿浊是促进肾病发生发展的病理环节,与肺脾肾脏虚弱之间互为因果。

若肺脾肾三脏气虚,卫外不固则易感受外邪,外邪进一步伤及肺脾肾,从而致水液代谢障碍加重,病情反复。水湿是贯穿于病程始终的病理产物,可以阻碍气机运行,又可伤阳、化热,使瘀血形成。水湿内停,郁久化热可成湿热;或长期过量用扶阳辛热之品而助火生热,并易招致外邪热毒入侵,致邪热与水湿互结,酿成湿热。湿热久结,难解难分,从而使病情反复迁延难愈。肾病精不化气而化水,水停则气滞,气滞则血瘀,《金匮要略·水气病脉症并治》云:"血不利则为水。"血瘀又加重气滞,气化不利而加重水肿。水肿日久不愈,气机壅塞,水道不利,而至湿浊不化,水毒潴留。

《景岳全书·肿胀》云:"凡欲辨水气之异者,在欲辨其阴阳耳。"肾病的病情演变,多以肺肾气虚、脾肾阳虚为主,病久不愈或反复发作或长期使用激素者,可阳损及阴,肝失滋养,出现肝肾阴虚或气阴两虚之证。

总之,肾病的病因病机涉及内伤、外感,关系脏腑、气血、阴阳,均以正气虚弱为本,邪实蕴郁为标,属本虚标实、虚实夹杂的病证。

【诊断要点】

一、西医诊断要点

本病分为单纯型肾病和肾炎型肾病。

1. 单纯型肾病 具备四大特征。①全身水肿。②大量蛋白尿(尿蛋白定性常在+++以上,24小时尿蛋白定量>0.1g/kg)。③低蛋白血症(血浆白蛋白:儿童<30g/L,婴儿<25g/L)。④高脂血症(血浆胆固醇:儿童>5.7mmol/L,婴儿>5.2mmol/L)。其中以大量蛋白尿和低蛋白血症为必备条件。

2. 肾炎型肾病 除单纯型肾病四大特征外,还具有以下四项中之一项或多项。①明显血尿:尿中红细胞>10个/HP(见于2周内3次离心尿标本)。②高血压持续或反复出现(学龄儿童血压>130/90mmHg(17.3/12kPa),学龄前儿童血压>120/80mmHg(16.0/10.7kPa),并排除激素所致者。③持续性氮质血症(血尿素氮>10.7mmol/L,并排除血容量不足所致者。④血总补体量(CH_{50})或血

C_3反复降低。

二、中医辨证要点

肾病的辨证首先要区别本证与标证，权衡孰轻孰重。肾病的本证以正虚为主，有肺脾气虚、脾肾阳虚、肝肾阴虚及气阴两虚。肾病的演变，初期、水肿期及恢复期多以阳虚、气虚为主；难治病例，病久不愈或反复发作或长期使用激素者，可由阳虚转化为阴虚或气阴两虚。而阳虚乃病理演变之本始。

肾病的标证以邪实为患，有外感、水湿、湿热、血瘀及湿浊。临床以外感、湿热、瘀血多见，水湿主要见于明显水肿期，湿浊则多见于病情较重或病程晚期。

在肾病的发病与发展过程中，本虚与标实之间是相互影响、相互作用的，正虚易感外邪、生湿、化热致瘀而使邪实，所谓"因虚致实"；邪实反过来又进一步损伤脏腑功能，使正气更虚，从而表现出虚实寒热错杂、病情反复、迁延不愈的临床特点，尤其难治性病例更为突出。

在肾病不同阶段，标本虚实主次不一，或重在正虚，或重在标实，或虚实并重。一般在水肿期，多本虚标实兼夹，在水肿消退后，则以本虚为主。

【辨证施治】

一、治疗原则

肾病的治疗以扶正培本为主，重在益气健脾补肾、调理阴阳，同时注意配合宣肺、利水、清热、化瘀、化湿、降浊等祛邪之法以治其标。在具体治疗时应掌握各个不同阶段，解决主要矛盾。如水肿严重或外邪湿热等邪实突出时，应先祛邪以急则治其标；在水肿、外邪等减缓或消失后，则扶正祛邪，标本兼治或继以补虚扶正为重。总之，应根据虚实及标本缓急，确定扶正与祛邪孰多孰少。

单纯中药治疗效果欠佳者，应配合必要的西药等综合治疗。对肾病之重症，出现水凌心肺、邪侵心肝或湿浊毒邪内闭之证，应结合西药抢救治疗。

二、分证论治

1. 本证

(1) 肺脾气虚

主症　全身浮肿,面目为著,小便减少,面白身重,气短乏力,纳呆便溏,自汗出,易感冒,或有上气喘息,咳嗽,舌淡胖,脉虚弱。

治法　益气健脾,宣肺利水。

方药　防己黄芪汤合五苓散加减。常用药如黄芪、白术、茯苓、泽泻、猪苓、车前子、桂枝、防己。

浮肿明显,加五皮饮,如生姜皮、陈皮、大腹皮以利水行气;伴上气喘息、咳嗽者加麻黄、杏仁、桔梗宣肺止咳;常自汗出而易感冒者应重用黄芪,加防风、牡蛎,取玉屏风散之意,益气固表;若同时伴有腰脊酸痛,多为肾气虚之证,应加用五味子、菟丝子、肉苁蓉等以滋肾气。

(2) 脾肾阳虚

主症　全身明显浮肿,按之深陷难起,腰腹下肢尤甚,面白无华,畏寒肢冷,神疲倦卧,小便短少不利,可伴有胸水、腹水,纳少便溏,恶心呕吐,舌质淡胖或有齿印,苔白滑,脉沉细无力。

治法　温肾健脾,化气行水。

方药　偏肾阳虚,真武汤合黄芪桂枝五物汤加减。常用药如制附子、干姜、黄芪、茯苓、白术、桂枝、猪苓、泽泻。

偏脾阳虚,实脾饮加减。常用制附子、干姜温补脾肾;黄芪、白术、茯苓健脾益气,淡渗利湿;草果、厚朴、木香行气导滞,化湿行水。

肾阳虚重者加用淫羊藿、仙茅、巴戟天、杜仲等增强温肾阳之力;水湿重加五苓散,药用桂枝、猪苓、泽泻等通阳利水;若兼有咳嗽胸满气促不能平卧者,加用己椒苈黄丸,药用防己、椒目、葶苈子等泻肺利水。兼有腹水者,加牵牛子、带皮槟榔行气逐水。在温阳利水的同时,可加用木香、槟榔、大腹皮、陈皮、沉香等助气化,加强利尿。

(3) 肝肾阴虚

主症　浮肿或重或轻,头痛头晕,心烦躁扰,口干咽燥,手足心热或有面色潮红,目睛干涩或视物不清,痤疮,失眠多汗,舌红苔少,脉弦细数。

治法　滋阴补肾,平肝潜阳。

方药　知柏地黄丸加减。常用药如熟地黄、山药、山茱萸、丹皮、茯苓、泽泻、知母、黄柏、女贞子、旱莲草。

肝阴虚突出者,加用沙参、沙苑子、菊花、夏枯草养肝平肝;肾阴虚突出者,加枸杞子、五味子、天冬滋阴补肾;阴虚火旺者重用生地、知母、黄柏滋阴降火;有水肿者加车前子等以利水。

(4)气阴两虚

主症　面色无华,神疲乏力,汗出,易感冒或有浮肿,头晕耳鸣,口干咽燥或长期咽痛,咽部黯红,手足心热,舌质稍红,舌苔少,脉细弱。

治法　益气养阴,化湿清热。

方药　六味地黄丸加黄芪。常用药如黄芪、生地、山茱萸、山药、茯苓、泽泻、丹皮。

气虚证突出者重用黄芪,加党参、白术增强益气健脾之功;阴虚偏重者加玄参、怀牛膝、麦冬、枸杞子以养阴;阴阳两虚者,应加益气温肾之品,如仙灵脾、肉苁蓉、菟丝子、巴戟天等以阴阳并补。

2. 标证

(1)外感风邪

主症　发热,恶风,无汗或有汗,头身疼痛,流涕,咳嗽,或喘咳气急,或咽痛乳蛾肿痛,舌苔薄,脉浮。

治法　外感风寒,辛温宣肺祛风。外感风热,辛凉宣肺祛风。

方药　外感风寒,麻黄汤加减。常用药如麻黄、桂枝、杏仁、连翘、牛蒡子、蝉蜕、僵蚕、桔梗、荆芥。

外感风热,银翘散加减。常用金银花、连翘、牛蒡子辛凉透表,清热解毒;薄荷、荆芥、蝉蜕、僵蚕、柴胡、桔梗疏风透表,宣肺泻热。

无论风寒、风热,如同时伴有水肿者,均可加五苓散以宣肺利水;若有乳蛾肿痛者,可加板蓝根、山豆根、冬凌草清热利咽。若出现风邪闭肺者,属风寒闭肺用小青龙汤或射干麻黄汤加减以散寒宣肺;属风热闭肺用麻杏石甘汤加减以清热宣肺。

(2)水湿

主症　全身广泛浮肿,肿甚者可见皮肤光亮,可伴见腹胀水臌,水聚肠间,辘辘有声,或见胸闷气短,心下痞满,甚有喘咳,小便短少,脉沉。

治法　一般从主证治法。伴水臌、悬饮者可短期采用补气健脾、逐水消肿法。

方药　防己黄芪汤合已椒苈黄丸加减。常用药如黄芪、白术、茯苓、泽泻、防己、椒目、葶苈子、大黄。

脘腹胀满加大腹皮、厚朴、莱菔子、槟榔以行气除胀；胸闷气短、喘咳者加麻黄、杏仁、苏子、生姜皮、桑白皮宣肺降气利水；若水臌、悬饮，胸闷腹胀，大小便不利，体气尚实者，可短期应用甘遂、牵牛子攻逐水饮。

当单纯中药不能奏效时，可配合西药利尿剂短期应用。

(3) 湿热

主症　皮肤脓疱疮、疖肿、疮疡、丹毒等；或口黏口苦，口干不欲饮，脘闷纳差等；或小便频数不爽、量少、有灼热或刺痛感、色黄赤混浊、小腹坠胀不适，或有腰痛、恶寒发热、口苦便秘。舌质红，苔黄腻，脉滑数。

治法　上焦湿热，清热解毒。中焦湿热，清热解毒，化浊利湿。下焦湿热，清热利湿。

方药　上焦湿热：五味消毒饮加减。常用药如金银花、菊花、蒲公英、紫花地丁、天葵子、黄芩、黄连、半枝莲。

中焦湿热：甘露消毒丹加减。常用药如黄芩、茵陈、滑石、藿香、厚朴、白蔻仁、薏苡仁、猪苓、车前子。

下焦湿热：八正散加减。常用药如车前子、萹蓄、滑石、栀子、大黄、连翘、黄柏、金钱草、半枝莲。

(4) 血瘀

主症　面色紫黯或晦黯，眼睑下发青、发黯，皮肤不泽或肌肤甲错，有紫纹或血缕，常伴有腰痛或胁下有癥瘕积聚，唇舌紫黯，舌有瘀点或瘀斑，苔少，脉弦涩等。

治法　活血化瘀。

方药　桃红四物汤加减。常用药如桃仁、红花、当归、生地、丹参、赤芍、川芎、党参、黄芪、益母草、泽兰。

尿血者选加仙鹤草、蒲黄炭、旱莲草、茜草、参三七以止血；瘀血重者加水蛭、三棱、莪术活血破血；血胆固醇过高，多从痰瘀论治，常选用泽泻、瓜蒌、半夏、胆南星、生山楂以化痰活血；若兼有郁郁不乐，胸胁胀满、腹胀腹痛、嗳气呃逆等气滞血瘀症状，可选加郁金、陈皮、大腹皮、木香、厚朴以行气活血。本证之高黏滞血症，可用水蛭粉装胶囊冲服，1.5～3克/日为宜。本证也可用丹参注射液或脉络宁注射液静脉滴注。

(5)湿浊

主症　纳呆，恶心或呕吐，身重困倦或精神委靡，水肿加重，舌苔厚腻，血尿素氮、肌酐增高。

治法　利湿降浊。

方药　温胆汤加减。常用药如半夏、陈皮、茯苓、生姜、姜竹茹、枳实、石菖蒲。

呕吐频繁者，加代赭石、旋复花降逆止呕；舌苔黄腻，口苦口臭之湿浊化热者，可选加黄连、黄芩、大黄解毒燥湿泻浊；肢冷倦怠、舌质淡胖之湿浊偏寒者，可选加党参、淡附片、吴茱萸、姜汁黄连、砂仁等以寒温并用，温中清热；湿邪偏重、舌苔白腻者，选加苍术、厚朴、生薏仁。

【验方偏方】

一、验方偏方

黑大豆250克，怀山药60克，苍术60克，茯苓60克。共研细末，水泛为丸。每服3～6克，1日2～3次。用于肾病恢复期气阴亏虚，湿浊未清者。

二、药物外治

1. 消水膏　大活田螺1个，生大蒜1片，鲜车前草1根。将田螺去壳，用大蒜瓣和鲜车前草共捣烂成膏状，取适量敷入脐孔中，外加纱布覆盖，胶布固定。待小便增多，水肿消失时，即去掉药膏。用于轻度水肿者。

2. 逐水散　甘遂、大戟、芫花各等量，共碾成极细末。每次1～3克置脐内，外加纱布覆盖，胶布固定，每日换药1次，10次为1疗程，用于治疗水肿。

【临证备要】

一、辨证思路

1. 本证 肾病综合征虽然病情复杂,反复发作,顽固难愈,但其症情的发展有比较强的规律性,就是本虚标实。本虚即是肾病综合征的本证,主要有肺脾气虚和脾肾阳虚,肺脾气虚证水肿一般不著,常伴有肺气虚和脾气虚的症状。脾肾阳虚证全身浮肿较为突出,以腰腹以下为甚,可伴有腹水,阴囊水肿,常兼有脾阳虚和肾阳虚的症状。另外由于长期大量使用温燥热性药物、利尿药物,特别是激素的应用,导致病机转变,出现肝肾阴虚,这也是肾病综合征病程中的一个重要证候类型,故列入肾病综合征的本证辨证。

2. 标证 标实就是肾病综合征的标证,主要有外感风邪、水湿、湿热、湿浊、血瘀等。肾病综合征的本证和标证往往兼而互见,临床辨证时则重在辨别本证和标证的主次、轻重、缓急,并注意病机变化的趋势。

二、诊疗注意事项

1. 扶正祛邪,健脾温肾 肾病综合征多为阴水属虚,应治以扶正祛邪,健脾温肾。此外,但凡遇眼睑颜面浮肿明显者,邪在肌表,应根据"其在表者,汗而发之"的理论。小便不利或尿量较少者,应根据"治湿不利小便,非其治也"之说。咽部红肿或皮肤疮疡,还应佐以清热解毒。在疾病恢复期,多表现为正虚邪恋,证见肺脾气虚或湿热余邪未尽,治以健脾益气,佐以清热利湿。病久出现脾肾两虚,宗"虚则补之"。若脾肾两虚证者,在病程中兼有外感风邪或内蕴湿热等症,是虚中夹实,应宗"急则治标,缓则治本"的原则,标本兼顾,攻补兼施。如外感时,宣肺散水为主,宣肺可用麻黄,性温发汗药,可以甘草缓其峻,连翘制其温;湿重时,祛湿利水为主,当视其湿之所在,因势利导,或行气,或燥湿,或淡渗,而不可徒以攻逐峻剂逐水;血瘀可选用活血中药,可佐以益气之品以助血运,又可防伤正;化瘀又可选用兼有利湿功效的药物,如益母草、泽兰等。

2. 健脾补气 治疗肾病应注重健脾补气,脾气足则精微四布,水气得散,常选用黄芪、党参、白术、茯苓、淮山药、黄精等。补气药多温,多滋腻,易碍胃,可配合白芍、砂仁等甘缓理气之品,缓和他药之性偏。

3. 适当选用温药 肾病水肿总体属阴水范畴,况水属至阴,性寒,寒凝则水停。温药可制水之寒,温药又可行气促进水行,所以水肿多用温。选用桂枝、厚朴等。

4. 固本培元 尿常规见大量蛋白尿者可加用扶正固本、培补脾肾的药物如黄芪、党参、山药、熟地、芡实、金樱子、菟丝子等;亦有加用利水消肿的药物如玉米须、葫芦瓢、蝼蛄等,以及雷公藤及其制剂。

5. 活血化瘀 肾病为水病,所以血瘀几乎为肾病综合征常见的基本表现,可见于病程的各个阶段,尤多见于难治病例或长期足量用激素之后。在肾病的病理演变过程中也常出现致瘀病机。血瘀临床以面色晦黯,唇黯舌紫,有瘀点瘀斑为特点。即使以上证候不明显,但伴有血小板增多、D-二聚体、纤维蛋白原增高以及血液流变学检测提示有高凝情况者,也可辨为本证。治疗一般从主证治法,在主证治法的基础上加入活血化瘀药物。如益母草、泽兰、红花、桃仁、赤芍、丹皮、牛膝等,可结合辨证选用。现代多数医家认为无论有无明显血瘀症状,方中总应酌佐活血化瘀药以通肾络。

6. 长期使用激素的副作用 肾病综合征长期使用激素可导致副作用的发生,一般可出现3种情况:①由于激素导致免疫抑制,长期使用激素的患儿抵抗力降低,六淫之邪容易感受外邪,而使病情反复。临床上可见患儿形体虚胖、面白不华、容易出汗等症。此时可用中药玉屏风散加减调之,以益气固表,增强抵抗力。②现代药理研究认为激素有类似中药温阳药的作用,长期使用易耗伤人体阴液,患儿可表现为阴虚火旺证候,如手足心热、面部烘热发红、口干欲饮、舌质黯红等。此时可用中药知柏地黄汤加减治之,以滋阴降火,减轻激素副作用。③久病必瘀,久病伤肾,肾病综合征本身就是肾脏受损,长期使用激素,也常表现有血瘀的情况,如血液黏稠度增高、毛细血管血流不畅、舌质黯红、舌下静脉瘀滞迂曲。此时常在辨证的基础上加用一些活血化瘀的药物,如丹皮、赤芍、玄参、牛膝、泽兰、益母草、桃仁、红花等,以祛瘀活血。

【验案举隅】

验案一

任某,男,9岁。1984年4月16日入院。

患儿曾于1981年5月18日因肾病综合征住院,经泼尼松、健脾利水中药等治疗3个多月,尿蛋白由++++降为微量而出院。出院后继服泼尼松、知柏地黄丸2周而停药。偶尔复查小便,尿蛋白仍为微量。

4月16日,患儿发热后继见浮肿,尿蛋白++++,由门诊再次收住入院。入院时发热(T39.5℃),少汗,咽红、咳嗽,纳差,全身浮肿,按之凹陷难起,尿少色黄,舌质红,苔黄腻。血压102/58mmHg。体重29.5kg。血白细胞总数17.2×10^9/L,中性粒细胞82%,淋巴细胞18%。红细胞沉降率115mm/h。血蛋白图谱:PA 0.046,A 0.264,α_1 0.035,α_2 0.356,β 0.16,γ 0.139。胆固醇7.33mmol/L。入院后诊断为水肿(肾病综合征)。辨证为风热袭肺,通调失职,水湿泛溢,治以疏风清热,宣肺利水。处方:金银花10克,连翘10克,荆芥6克,防风6克,桔梗6克,桑叶10克,桑白皮10克,车前子10克,鱼腥草15克,荔枝草15克。每日1剂,治疗3日后,热退咳止,浮肿依然。

4月20日,易宣肺利水法。处方:麻黄3克,防己10克,桔梗6克,连翘10克,桑白皮10克,车前子10克,泽泻10克,荔枝草15克,赤小豆15克。药后小便增加,浮肿渐减。此方加减,至4月27日,诸症均退,但尿蛋白仍为+++。

5月5日,给服雷公藤合剂(每30ml中含雷公藤15克,鸡血藤15克,生甘草5克),每次10ml,1日3次。5月7日,尿蛋白降为微量。复查血白细胞8.4×10^9/L,中性粒细胞55%,淋巴细胞40%,嗜酸性粒细胞5%。红细胞沉降率94mm/h。血蛋白图谱:PA 0.015,A 0.449,α_1 0.035,α_2 0.181,β 0.154,γ 0.166。此后,因患儿小便黄,舌质偏红、舌苔根部黄腻,改用四妙丸加味,雷公藤合剂续服。尿蛋白维持于阴性至极微。5月31日,红细胞沉降率20mm/h。胆固醇4.55mmol/L。雷公藤合剂减为每次5ml,1日3次。6月8日,停用雷公藤合剂,仍予四妙丸加味。6月25日,查24小时尿蛋白定量为0.12

克。观察至7月3日,患儿身无所苦,尿常规检查正常,以"临床缓解"出院。(汪受传. 雷公藤为主治疗儿童肾病综合征. 浙江中医杂志,1985;20(9):405.)

按语 儿童肾病综合征为儿科常见疾病,病程迁延,反复发作而难以痊愈。以往单纯用辨证施治汤药治疗,对改善症状有一定的作用,但尿蛋白难以下降;西药肾上腺皮质类固醇制剂及免疫抑制药物,由于其明显的副作用,亦为患儿及家长所不愿接受。采用雷公藤合剂与辨证施治汤药双管齐下的方法,获得较好的临床疗效。一般服药3～14日尿蛋白有明显下降,大部分病例可获得近期缓解(浮肿消退,24小时尿蛋白定量低于0.4克,胆固醇正常,肾功能正常)。据文献报道,雷公藤的毒副作用有胃肠道反应、心悸及心电图异常、肝肾功能损害、白细胞下降等。掌握雷公藤生药每日剂量一般不超过15克,制作时去皮、切片、打粉,以95%酒精浸泡提取,发生毒副反应者不多;同时,雷公藤合剂中加用了鸡血藤与甘草,再根据证情配以辨证施治汤药,定期作肝、肾功能及血象等检查。一般来说,使用是安全的。但婴幼儿仍宜慎用。至于远期疗效及其与雷公藤剂量、疗程间的关系,尚待作进一步的随访观察。

验案二

国某,男,5岁。因面部、眼睑浮肿1个月,加重7天,于1983年9月10日初诊。

患儿近1个月来面部眼睑浮肿,近7天加重。查尿蛋白＋＋＋。血浆白蛋白17.5克/L,球蛋白26克/L,血胆固醇11.5mmol/L,尿素氮3.5mmol/L。查体见面色苍白,精神倦怠,扁桃体Ⅱ°肿大,双下肢凹陷性水肿,舌质淡略胖,舌体有紫蓝色瘀斑,苔薄白。追问病史,素易汗出,反复感冒,大便稀溏,日便2～3次。诊断为肾病综合征。辨证属脾肾阳虚,水湿滞留,瘀血内阻。治以补益脾肾,温阳利水,佐以活血化瘀。处方:黄芪20克,党参15克,炒白术10克,巴戟天10克,仙灵脾10克,金樱子12克,丹参15克,白茅根15克,桃仁10克。

以该方为主治疗40天,水肿完全消退,蛋白尿(－)或(±)。又服30剂,一切正常。继服10剂,巩固疗效。(毕可恩. 小儿疑难病辨证治疗. 第1版. 济南:山东科学技术出版社,1993:166.)

按语　本例患儿辨证属脾肾阳虚，水湿滞留，瘀血内阻。脾肾阳虚证多见于大量蛋白尿持续不消，病情加剧者。临床以高度浮肿，面白无华，畏寒肢冷，小便短少不利等阳虚证为辨证要点。治以温肾健脾，化气行水。偏肾阳虚方选真武汤合黄芪桂枝五物汤加减。用黄芪、茯苓、白术益气健脾利水；肾阳虚重者加仙茅、仙灵脾各10克，金樱子、巴戟天、杜仲等强肾之力。

第六章 时行病证

第一节 麻 疹

麻疹感受麻疹时邪(麻疹病毒)引起的一种急性出疹性传染病,以发热恶寒、咳嗽咽痛、鼻塞流涕、泪水汪汪、畏光羞明,口腔两颊近臼齿处可见麻疹黏膜斑,周身皮肤按序布发麻粒样大小的红色斑丘疹,皮疹消退时皮肤有糠麸样脱屑和色素沉着斑等为特征。我国南方地区有称本病为痧、痧疹,北方地区称为疹子。本病一年四季都有发生,但好发于冬春季节,且常可引起流行。6个月至5岁小儿均易发病。麻疹若能及时治疗,合理调护,疹点按期有序布发,则预后良好;但麻疹重症可产生逆险证候,甚至危及生命。本病患病后一般可获得终生免疫。

麻疹在古代被列为儿科四大要证之一,严重危害小儿身体健康。我国在20世纪60年代以来,普遍使用麻疹减毒活疫苗进行预防接种,从此,麻疹的发病率显著下降,有效地控制了本病的大流行。近年来,临床非典型麻疹病例增多,表现为症状较轻,病程较短,重症、逆证少见,且发病有向大年龄推移的现象。另外,在未作过麻疹疫苗预防接种,又未患过麻疹者,其典型病例亦时有所见,值得注意。

【病因病机】

麻疹发病的原因,为感受麻疹时邪。其主要病变在肺脾。肺主皮毛,开窍于鼻,麻疹时邪侵袭肺卫,正邪相争,肺失宣肃,故《证治准绳·

幼科》指出："麻疹初出，全类伤风，发热咳嗽，鼻塞面肿，涕唾稠黏，全是肺经之证。"指出麻疹初期证候多类似感冒。又脾主肌肉，统血，合四肢，麻疹时邪袭于肺卫，由表入里，郁阻于脾，正邪相争，驱邪外泄，邪毒出于肌表，皮疹按序布发达于全身。疹透之后，毒随疹泄，麻疹渐次收没，热去津伤，趋于康复。此为麻疹之顺证。

如若感邪较重，或是素体正气不足，正不胜邪，或者治疗不当，或者调护失宜，均可导致正虚不能托邪外泄，邪毒内陷，则可产生逆证。如麻疹时邪内传，或他邪乘机袭肺，灼津炼液成痰，痰热壅盛，肺气闭郁，则成肺炎喘嗽。麻疹时邪热盛，夹痰上攻咽喉，痰热壅结，咽喉不利，则成急喉瘖症。麻疹邪毒炽盛，正气不支，邪毒内陷厥阴，蒙蔽心包，引动肝风，则可形成邪陷心肝变证。

【诊断要点】

一、西医诊断要点

1. 易感儿，在流行季节，有麻疹接触史。

2. 疾病初起，可有发热、咳嗽、喷嚏、鼻塞流涕，泪水汪汪，畏光羞明，口腔内两颊黏膜近臼齿处可见麻疹黏膜斑；发热经过3～4天后，热盛出疹，皮疹按序透发，约3～4天出齐；疹透后身热渐退，皮疹收没，皮肤有糠麸样脱屑和色素沉着斑。麻毒深重者，常可合并邪毒闭肺或邪毒攻喉，或邪陷心肝等危重变证。

3. 麻疹皮疹呈黯红色斑丘疹，但皮疹与皮疹之间皮肤颜色正常。邪毒深重者，皮疹稠密，融合成片，疹色紫黯；邪毒内陷者，可见皮疹骤没，或疹稀色淡。

4. 血象检查　疹前期白细胞总数正常或减少，中性粒细胞及淋巴细胞几乎相等。非典型麻疹患者，嗜酸性粒细胞增多。

5. 麻疹初热期取患儿口腔黏膜或鼻咽拭子涂片，如找到多核巨细胞则有助诊断。

6. 非典型麻疹可在发病后1个月作血清学检查，血清抗体超过发病前4倍或抗体＞1∶160时可以确诊。

以上诊断具备2、3项，参考第1、4项即可确定为麻疹。

二、中医辨证要点

麻疹的辨证,主要辨别顺证、逆证,然后顺证再辨表里,逆证辨别脏腑,便可掌握疾病的轻重和预后。

麻疹顺证(含非典型麻疹):初热期,麻疹时邪在表,发热自38℃左右渐升,常有微汗,神烦能眠,伴有咳嗽,咳声清爽。泪水汪汪,畏光羞明,口腔内两颊近白齿处可见麻疹黏膜斑。发热3天后时邪由表入里,正邪交争,开始出疹,出疹期发热如潮,体温可达39~40℃,精神烦躁,咳嗽有痰,麻毒随汗而透,皮疹先见于耳后、发际,渐次延及头面、颈部,而后急速蔓延至胸、背、腹部、四肢,最后在手心、足心及鼻准部见疹点,疹点色泽红活,皮疹分布均匀,疹点多在3天内透发完毕,无合并症。收没期正胜邪祛,皮疹按先出先没,依次隐退,疹没热退,脉静身凉,咳嗽减轻,精神转佳,胃纳增加,皮肤可出现糠麸样脱屑和色素沉着斑,疾病则渐趋康复。

麻疹逆证:因邪盛正虚而发生。麻疹疾病中,如初热期或出疹期,壮热持续不降,肤干无汗,烦躁不安,麻疹暴出,皮疹稠密,疹色紫黯;或体温不升,或身热骤降,麻疹透发不畅,疹出即没,皮疹稀疏,疹色淡白;或皮疹隐没,面色苍白,四肢厥冷等,均为麻疹逆证征象。脏腑辨证:如伴见咳喘神烦,呼吸急促,痰声辘辘,鼻翼煽动,口唇发绀,是为邪毒闭肺(麻疹合并肺炎);或伴见咽红肿痛,呛咳气急,声音嘶哑,咳如犬吠,是为邪毒攻喉(麻疹合并喉炎);如伴见神昏谵语,惊厥抽风,皮疹暴出,疹稠色黯,是为邪陷心肝(麻疹合并脑炎);或伴见面色青灰,四肢厥冷,脉微欲绝,是为心阳虚衰,均属逆证险候。

【辨证施治】

一、治疗原则

麻为阳毒,以透为顺,以清为要,故本病治疗以"麻不厌透"、"麻喜清凉"为基本法则。本病病因是麻疹时邪,病机为正气与时邪交争,治疗目的在于祛邪安正、扶正驱邪,要清泄邪毒,驱邪透达于外。麻疹疾病过程中,要按不同阶段的变化,进行辨证论治。初热期麻毒郁表,治以解表透疹为主,麻疹未透之前,解表透疹,透疹宜取清凉,或辛温辛凉并用,辛以透疹,解毒泄热,又须慎用辛温,以免辛温发散,损伤阴液。出疹期麻毒炽盛,治以清热解毒为主,继续透疹,为协助正气驱除邪气之意,清热不可过用苦寒,以免损伤正气,防止麻毒内陷。收没期邪毒已退,正气亦伤,治以养阴清热为主。总之,麻疹的治疗,以透疹达邪、清凉解毒为要。临床须注意:透疹勿辛散耗津伤液,清解忌过于苦寒伤正,养阴须慎防滋腻留邪。

麻疹逆证的治疗,仍遵透疹、解毒、扶正为原则。如麻毒内陷,麻疹暴出,皮疹稠密,疹色紫黯者,治以清热解毒,凉血化瘀;如素体虚弱,皮疹逾期未出,或皮疹稀疏,疹色偏淡者,治以益气升提;如寒邪袭表,皮疹隐没者,治以散寒解表。如麻毒闭肺,热、咳、痰、喘者,治以清肺解毒,化痰平喘;麻毒攻喉,神烦呛咳,或咳如犬吠,治以清热解毒,化痰利咽;邪陷心肝,神昏抽搐者,治以解毒开窍,平肝熄风;出现心阳虚衰之险证时,当急予温阳救逆,扶正固脱。

二、分证论治

1. 顺证

(1)邪犯肺卫(初热期)

主症 发热咳嗽,微恶风寒,喷嚏流涕,咽喉肿痛,两目红赤,泪水汪汪,畏光羞明,神烦哭闹,纳减口干,小便短少,大便不调。发热第2~3天,口腔两颊黏膜红赤,贴近臼齿处可见麻疹黏膜斑,周围红晕。舌质偏红,舌苔薄白或薄黄,脉象浮数。

治法 辛凉透表,清宣肺卫。

方药 宣毒发表汤加减。常用药如升麻、葛根、荆芥、防风、薄荷、连翘、前胡、牛蒡子、桔梗、甘草。

发热恶寒,鼻流清涕加苏叶、荆芥解表散寒;发热烦躁,咽红口干加金银花、蝉蜕疏风清热;咽喉疼痛,乳蛾红肿加射干、马勃清利咽喉;潮热有汗,精神疲倦,恶心呕吐,大便稀溏加藿香、佩兰解表化湿;夜睡不安,尿黄短少加竹叶、通草利尿清热;低热不退,舌红少津加生地、玄参、石斛养阴清热;面色苍白,四肢欠温加太子参、葛根扶正透疹。麻疹欲透未出者,可另加浮萍、芫荽煎水外洗。

(2)邪入肺胃(出疹期)

主症 壮热持续,起伏如潮,肤有微汗,烦躁不安,目赤眵多,皮疹布发,疹点由细小稀少而逐渐稠密,疹色先红后黯,皮疹凸起,触之碍手,压之退色,大便干结,小便短少,舌质红赤,舌苔黄腻,脉数有力。

治法 清凉解毒,透疹达邪。

方药 清解透表汤加减。常用药如金银花、连翘、桑叶、菊花、西河柳、葛根、蝉蜕、牛蒡子、升麻。

壮热不退,烦躁不安加栀子、黄连、石膏清热泻火;皮疹稠密,疹点红赤,紫黯成片加丹皮、红花、紫草清热凉血;神识昏沉嗜睡加石菖蒲、郁金化痰开窍;壮热不退,四肢抽搐加羚羊角粉、钩藤清热熄风;低热不退,舌绛,口干加生地、竹叶、玄参生津清热;咳嗽气粗,喉间痰鸣加桔梗、桑白皮、杏仁清肺化痰;齿衄、鼻衄加藕节炭、仙鹤草、白茅根凉血止血;身不发热,皮疹未透,或疹稀色淡加黄芪、太子参益气透疹。

(3)阴津耗伤(收没期)

主症 麻疹出齐,发热渐退,精神疲倦,夜睡安静,咳嗽减轻,胃纳增加,皮疹依次渐回,皮肤可见糠麸样脱屑,并有色素沉着,舌红少津,舌苔薄净,脉细无力或细数。

治法 养阴益气,清解余邪。

方药 沙参麦冬汤加减。常用药如沙参、麦冬、天花粉、玉竹、扁豆、桑叶、甘草。

潮热盗汗,手足心热加地骨皮、银柴胡清退虚热;神倦自汗,纳谷不香加谷芽、麦芽、鸡内金开胃健脾;大便干结加瓜蒌仁、火麻仁润肠通便。

2. 逆证

(1)邪毒闭肺

主症 高热不退,面色青灰,烦躁不安,咳嗽气促,鼻翼煽动,喉间痰鸣,唇周发绀,口干欲饮,大便秘结,小便短赤,皮疹稠密,疹点紫黯,舌质红赤,舌苔黄腻,脉数有力。

治法 宣肺开闭,清热解毒。

方药 麻杏石甘汤加减。常用药如麻黄、石膏、杏仁、前胡、黄芩、虎杖、甘草、芦根。

频咳痰多,加浙贝母、天竺黄、鲜竹沥清肺化痰;咳嗽喘促,加桑白皮、苏子、葶苈子降气平喘;皮疹稠密,疹色紫黯,口唇发绀,加丹参、紫草、桃仁活血化瘀;壮热不退,痰稠色黄,加栀子、鱼腥草清肺解毒;大便干结,舌质红绛,苔黄起刺,加黄连、大黄,苦寒清热,泻火通腑,急下存阴。

(2)邪毒攻喉

主症　咽喉肿痛,或溃烂疼痛,吞咽不利,饮水呛咳,声音嘶哑,喉间痰鸣,咳声重浊,声如犬吠,甚则吸气困难,胸高胁陷,面唇紫绀,烦躁不安,舌质红赤,舌苔黄腻,脉象滑数。

治法　清热解毒,利咽消肿。

方药　清咽下痰汤加减。常用药如玄参、射干、甘草、桔梗、牛蒡子、金银花、板蓝根、葶苈子、全瓜蒌、浙贝母、荆芥。

咽喉肿痛,加六神丸清利咽喉;大便干结,可加大黄、玄明粉泻火通腑。若出现吸气困难,面色发绀等喉梗阻征象时,应采取中西医结合治疗措施,必要时需作气管切开。

(3)邪陷心肝

主症　高热不退,烦躁谵妄,皮疹稠密,聚集成片,色泽紫黯,甚至神识昏迷、四肢抽搐,舌质红绛,苔黄起刺,脉数有力。

治法　清营解毒,平肝熄风。

方药　羚角钩藤汤加减。常用药如羚羊角粉、钩藤、桑叶、菊花、茯神、竹茹、浙贝母、鲜生地、白芍、甘草。

痰涎壅盛者,加石菖蒲、陈胆星、矾郁金、鲜竹沥清热化痰开窍;大便干结者,加大黄、玄明粉清热通腑;壮热不退、神识昏迷、四肢抽搐,可选用紫雪丹、安宫牛黄丸等,以清心开窍,镇惊熄风。如心阳虚脱,皮疹骤没,面色青灰,汗出肢厥,则用参附龙牡救逆汤加味,急予固脱救逆。

【验方偏方】

一、验方偏方

1. 大青叶、板蓝根、金银花、丹皮、连翘、地龙、淡竹叶、黄芩、山栀、瓜蒌、柴胡、白薇。将上药制成冲剂,5岁以下,每次10克,5～10岁每次 20～30 克，每日 3 次，开水冲服。用于出疹期，壮热不退。

2. 银花 10 克，甘草 3 克，板蓝根 30 克，僵蚕 10 克，煎汤代茶。用于初热期。

3. 芦根 30～60 克，竹叶心 30 克，煎水代茶饮。用于邪犯肺卫证。

4. 板蓝根 15 克，蝉蜕 6 克，甘草 4 克，煎水代茶饮。用于风痧邪犯肺卫证。

二、药物外治

1. 芫荽子（或新鲜茎叶）适量，加鲜葱、黄酒同煎取汁。乘热置于罩内熏蒸，然后擦洗全身，再覆被保暖，以取微汗。用于麻疹初热期或出疹期，皮疹透发不畅者。

2. 麻黄 15 克，芫荽 15 克，浮萍 15 克，黄酒 60ml。加水适量，煮沸，让水蒸气满布室内，再用毛巾蘸取温药液，包敷头部、胸背。用于麻疹初热期或出疹期，皮疹透发不畅者。

3. 西河柳 30 克，荆芥穗 15 克，樱桃叶 15 克。煎汤熏洗。用于麻疹初热期或出疹期，皮疹透发不畅者。

三、推拿疗法

1. 初热期 推攒竹，分推坎宫，推太阳，擦迎香，按风池，清脾胃，清肺经，推上三关。

2. 出疹期 拿风池，清脾胃，清肺金，水中捞月，清天河水，按揉二扇门，推天柱。

3. 收没期 补脾胃，补肺金，揉中脘，揉脾胃俞，揉足三里。

【临证备要】

一、辨证思路

正确判断麻疹的顺证逆证，对掌握本病的证情、了解预后、采用治法均有重要意义。顺证、逆证的辨别可以从发热、出汗、呼吸、精神、皮疹 5 个方面着手。

1. 发热 发热是观察麻疹顺逆证的重要症状，麻疹顺证发热有其自身起伏规律,初期热势不高,见形期须有高热方能透疹,疹齐之后,体温自然下降。如初热期应微热而反盛,出疹期应壮热反而体温不升,恢复期热应衰而不退,均提示有逆证的转变。

2. 出汗 观察有无出汗,在辨证过程中亦很重要,顺证麻疹应有汗,宜微汗不宜多汗。初热期有微汗能使透疹顺利,出疹期有微汗毒易从外泄,恢复期见微汗反映脏腑气机和畅。若灼热无汗往往出疹不顺,可致毒邪外攻产生逆证,多汗亦非佳兆,多汗则伤津,往往提示气阴俱伤甚至属于内闭外脱。

3. 呼吸 顺证麻疹咳嗽而不气促,若见壮热咳剧,痰声漉漉,呼吸急促,甚则鼻煽胸高,口唇青紫,则为逆证。

4. 精神 患儿精神状态可以反映病情轻重,神志清楚,倦怠思睡,睡眠、饮食均尚正常为顺证、轻证。若精神极差,嗜睡神昏,或惊跳不宁,则病情多重,提示产生逆证。

5. 皮疹 麻疹见点后,着重观察形态、色泽,分布次序。顺证麻疹形态尖耸,根棵松活,疹与疹之间有健康皮肤,疹色红润,有光泽。如出疹大片颗粒不分,疹色紫黯或形态细碎,若有若无,色泽淡红无华,属于邪毒过重,或正气不支,多为逆证。一般而言,顺证麻疹点先见于耳后发际,继而胸背、躯干、手足心、鼻准,见点后2~3天,疹点依次而回。若疹点迟期不出,过期不回,或出后即没,或躯干稠密,面部鼻准、四心无疹,均非逆证。

二、诊疗注意事项

1. "麻不厌透" 麻疹的治疗常规可归纳为宣透、清解、养阴三个法则,其中宣透一法尤为重要。麻毒时邪伤人,发病后有"由内达外、由里出表"之势,且麻疹透达肌肤正是正邪抗争、正气驱邪外泄的表现,故麻疹的治疗首先是尽快使麻毒随疹子向外透发,前人有"麻宜发表透为先,形出毒解便无忧"之说,务使血脉通畅、腠理开泄、微微汗出,利于麻毒随皮疹透出。早期能使疹点透好,毒以外泄,即能使出疹顺利,而不致麻毒内陷。若患儿正气不足,抵抗力差,或毒热偏甚,可扶正与宣透并用,以助正气驱邪外达。气虚患儿可在宣透中酌加党参、黄芪、黄精等温补之品,兼见神萎、肢冷、脉弱等阳虚之症,酌加淡附片、麻黄、西河柳等药以温阳达邪透疹；对于高热伤阴，或素体阴虚，无津作汗，影响麻疹透发，宜治以护阴透疹，于宣透方中酌加生地、玄参、天花粉、芦根等养阴生津之品。

在具体用药上还应注意：①透疹不可过用辛散升提，以防耗伤津液，尤其在出疹热毒炽盛时更要注意；②清解勿过犯寒凉，以免凉遏疹陷；③养阴不可过于滋腻，以免滞邪碍脾。

2."麻喜清凉" 因麻疹为热性病，麻毒时邪属阳热之邪，根据"热者寒之"的原则，当用清热解毒法以治其因，使邪去正安。麻喜清凉，但麻疹初出未透忌用苦寒，乃恐苦寒败胃或冰伏麻毒，使麻毒郁遏而不得出，反而成内攻之患，重则可致生命危险，故应顺其病势，用宣透之法导邪外出。然麻疹未透，已并发肺炎，就应重用清热解毒药物。

3. 麻疹三禁 麻疹治疗过程中还应注意三禁，即禁滋补、禁升提、禁固涩。早期滋补，犹如火上加油，疹点不宜透出，故禁滋补；出疹期应以清肺为主，佐以解毒透疹，若疹点已透，仍投以柴胡、葛根、升麻、西河柳升提之品，犹如举火助燃，故禁升提；麻疹病程中火轻嗽轻，火甚嗽甚，毒火下泻则泻泄，故禁固涩而宜投清导之品，上清肺而解火郁，下导肠泄火毒。

4. 熏洗透疹法 麻疹疹出不畅可选用熏洗法透疹。熏洗法借热力将药物作用于局部，促进气血畅达、腠理疏通，达到散寒发表透疹的作用，在麻疹未出透之前均可使用熏洗法透疹。可选用以下熏洗方：①芫荽子（或新鲜茎叶）适量，加鲜葱、黄酒同煎取汁。乘热置于罩内熏蒸，然后擦洗全身，再覆被保暖，以取微汗。用于麻疹初热期或出疹期，皮疹透发不畅者。②麻黄15克，芫荽15克，浮萍15克，黄酒60ml。加水适量，煮沸，让水蒸气满布室内，再用毛巾蘸取温药液，包敷头部、胸背。用于麻疹初热期或出疹期，皮疹透发不畅者。③西河柳30克，荆芥穗15克，樱桃叶15克。煎汤熏洗。用于麻疹初热期或出疹期，皮疹透发不畅者。

【验案举隅】

验案一

张某，男，1岁。1990年2月16日就诊。

患麻疹初期,散布头面,因夜间烦闹受寒,疹出复隐,体温高达40℃,咳嗽汗少,气喘鼻煽,神烦口渴,苔薄舌红。此疹毒内伏并发肺炎之症。治以麻杏石甘汤宣发之:炙麻黄3克,杏仁10克,生石膏30克(先煎),甘草2克,蝉衣5克,牛蒡子6克,连翘10克,薄荷5克,板蓝根10克。嘱服两剂,汗畅疹透,喘平热退,调理而愈。

按语 麻疹肺炎为最常见的并发症。其症多由患儿正气不足,护理不周,或冒风受寒,或热毒壅盛,而致麻疹隐伏,疹毒内陷闭肺所引起。如治疗不当,或治不及时,常为麻疹死亡的主要原因。此症多见于发疹期,常较一般肺炎为重。一旦合并肺炎,势必痰热交阻,气喘鼻煽或烦躁神迷,唇口紫绀,体温急剧升高,常持续在39.5℃以上,重症肺炎可导致心衰,脉搏加快(150次/分以上),发绀加重,手足烦冷,或汗出较多,呼吸迫促等危候。一般"麻肺"多系实证,如出现心衰,性质多出实转虚,或虚实并见。"麻肺"之治疗,临证常以麻杏石甘汤为主方,多年应用,效果较好。若麻疹初期,表气郁闭,疹不外达,可加荆芥、牛黄;若疹出不适,可加银花、薄荷、连翘;痰多气憋,可加贝母、郁金;喘急过甚,可加串笛子、桑皮。其他如生津止渴之花粉、芦根,清热除烦之山栀、竹叶,均可随症选用。

验案二

于某,男,1岁。1989年1月19日初诊。

发热6天,麻疹透布2朝,透发不顺,面部少见,鼻准部未露,遍身汗少,咳嗽气急,鼻翼扇动,口渴烦躁。体温39℃,舌质淡红。胸部X线透视:左肺门周围可见片状实质浸润。诊断为麻疹合并肺炎。辨证为体虚邪盛,疹毒壅盛,上逆作喘。治以宣透开肺。

处方 薄荷(后下)3克,牛蒡子6克,杏仁10克,连翘10克,麻黄3克,前胡5克,甘草2克。

二诊 药后身有微汗,疹点未见增多,气急鼻煽。颜面苍白,精神倦怠,大便稀溏,昨日2行,腹微膨胀,小便色清,上肢温和,下肢微冷,舌质淡白,苔薄白中微罩黄,不干,二脉细促。病机仍属邪郁肺经,但正气已亏,脾肾气阳虚衰,有正不胜邪,内陷闭脱之虞,属上盛下虚证,急以宣闭。扶正、达邪法。

处方 麻黄3克,生甘草3克,桔梗3克,杏仁6克,紫菀5克,葛根5克,乌附块5克,益智仁5克,白芍5克,干菖蒲5克,茯苓10克,天竹黄8克。1日2剂分服。

三诊　连服中药2剂,患儿头部出汗,连续大便3次,夹泡沫,小便4次,色清,面部有新布疹点,气喘稍平,鼻煽减轻,面色似白,转有神色,四肢回暖,舌质亦转华象。体温降至37.7℃,气阳有回复之机,肺闭有开泄之象。证情转机,继进原方1剂。

四诊　身热未盛,精神好转,咳嗽、气粗、鼻煽等症皆减而未平,舌苔白。又服原方去干菖蒲,加郁金、陈皮。

五诊　患儿气急已平,未见鼻煽,夜寐安宁,欲思进食,身有微热,舌质淡红,苔现薄黄。乃气阳已复,正胜邪祛之兆。治疗方法转以肃肺、清金、护阴法。药用杏仁、甘草、蛤壳、冬瓜子、北沙参、麦冬、芦根等,调治以善其后。

按语　痘疹之用温托,肇自南宋陈文中,用于正气无力驱邪托毒外泄,甚则气阳虚脱者。《小儿痘疹方论》喻曰:"大抵遇春而生发,至夏而长成,乃阳气熏蒸,故得生成者也。"本例虽身有微汗而疹透不畅,身热,咳嗽,气急,但面色苍白,下肢微冷,小便色清,大便稀薄,乃疹毒壅于肺、阳气衰于下,故辨为上盛下虚证。毅然采用宣肺开闭,温阳扶正法,使肺气宣达于上,气阳回复于下,正胜而邪祛。

验案三

毛某,男,8岁。

患儿9天前开始发热,咳嗽,喷嚏,流涕。4天后从额部、面颈、躯干至四肢依次出疹。2天前皮疹隐退,身热不降,咳嗽加剧,气喘鼻煽。在当地用抗生素治疗未见效。今晨见患儿喘鸣肩息,口唇紫绀而急诊入院。查患儿目眵遮睛,气急鼻煽,唇口青紫,四肢厥冷,肤有冷汗,脉细微欲绝,听诊心音低而速,心率180次/分,两肺满布湿性啰音。此为麻疹肺炎并发心力衰竭。属少阴阳气欲亡危象,予白通汤加味急收摄将散之元阳。处方:西洋参4.5克,附片12克,干姜12克,炙草4.5克,葱白5根。煎后少量频频灌服。

服药至中午,患儿面色红赤,四肢转暖,热势上升(39.2℃),唇燥口干,呼吸气急,喉中痰鸣,烦躁不安,舌红苔黄质干,脉沉数,心率125次/分。阳气已回,痰热闭肺之象显露,停服上药,转予清肺涤痰解毒,麻杏甘石汤加味。处方：麻黄5克，生石膏30克，杏仁9克，银花15克，黄芩9克，葶苈子9克，知母9克，沙参12克，竹茹6克，生甘草3克。另：猴枣散0.6克，分二次和服。

上方服二日后，热势渐降（38.1℃），咳喘减轻，唇舌润泽，痰鸣消失，神清志安，面仍红赤，继予此方加减化裁，后期增益润肺之品，共住院8天，痊愈出院。

按语　吴鞠通尝谓："伤寒一书，始终以救阳气为主。"近代儿科名家徐小圃亦以治疗小儿温病擅用温补救急见长。虽古有"疹毒不可温"之说，然疹毒内陷，心阳衰微之证，若再予寒凉伤阳，岂非投井下石，此时惟有急施温里回阳，方可挽回生机，然后徐图祛邪。其中标本缓急，不可不察。

第二节　细菌性痢疾

细菌性痢疾是以大便次数增多，腹痛，里急后重，痢下赤白黏冻为主症的疾病，是夏秋季常见的肠道传染病。

本篇所讨论的相当于现代医学的急慢性细菌性痢疾。部分炎症性肠病（急性血吸虫感染、血吸虫肉芽肿、肠结核、慢性非特异性溃疡性结肠炎、过敏性结肠炎、肠阿米巴病等）表现为类似痢疾的临床表现者，可参考本篇内容辨治。

【病因病机】

引起痢疾的原因主要有外感时邪、饮食不节两个主要方面。其发病机理为湿热或寒湿与食滞交阻大肠，传导失司，气血壅滞，脂络受损，滞下脓血。本病病位在肠，与脾胃密切相关，可涉及肾。脾胃运化失职，气机升降失调，肠道传导失司，致疫毒弥漫，湿热、寒湿内蕴肠腑，腑气壅滞，气机受阻，造成气滞血阻，气血与邪气相搏结，挟糟粕积滞进入肠道，脂络受伤，腐败化为脓血而痢下赤白；气机阻滞，腑气不通，闭塞滞下，故见腹痛，里急后重。

病理性质有寒、热、虚、实之分。本病初期多为实证，疫毒内侵，毒盛于里，熏灼肠道，耗伤气血，下痢鲜紫脓血，壮热口渴为疫毒痢。外感湿热或湿热内生，壅滞腑气，则成下痢赤白，肛门灼热之湿热痢。寒湿下痢皆因寒湿为阴邪，易困脾土，脾失健运，邪留肠中，气机阻滞，以下痢白多赤少为特点。下痢日久，可由实转虚或虚实挟杂，寒热并见；疫毒热盛伤津或湿热内郁不清，日久伤阴伤气，亦有素体阴虚感邪可形成阴虚痢，因营阴不足故下痢黏稠，虚坐努责，阴亏热灼可出现脐腹灼痛。脾胃素虚而感寒湿患痢，或湿热痢过服寒凉药物致脾虚中寒，寒湿留滞肠中则下痢稀薄带有白冻；日久因脾胃虚寒，化源不足，累及肾阳，关门不固，下痢滑脱不禁，腰酸腹冷，此为虚寒征象。如痢疾失治迁延日久，或治疗不当，收涩太早，关门留寇，酿成正虚邪恋，可发展为下痢时发时止，日久难愈的休息痢。

湿热疫毒深重可致疫毒痢、噤口痢。本病虽在肠，但肠与胃密切相连，如湿热、疫毒之气上攻于胃，或入病伤正，胃虚气逆，禁口不食，入口即吐之噤口痢，实属危象。下痢兼见发热不休，口渴烦躁，气急息粗，甚或神昏谵语，虽见下痢次数减少，而反见腹胀如鼓者，常见于疫毒痢及湿热痢邪毒炽盛，热入营血之重证，如不及时救治，可发展为内闭外脱症。

【诊断要点】

一、西医诊断要点

1. 以腹痛，里急后重，大便次数增多，排赤白脓血便为主证。
2. 急性痢疾起病突然，病程短，可伴恶寒、发热等；慢性痢疾起病缓慢，反复发作，迁延不愈；疫毒痢病情严重而病势凶险，以儿童为多见，起病急骤，在腹痛、腹泻尚未出现之时，即有高热神疲，四肢厥冷，面色青灰，呼吸浅表，神昏惊厥，而痢下、呕吐并不一定严重。
3. 有传染性的痢疾者，多伴有饮食不洁史；急性多发生在夏秋之交，慢性四季皆可发生。
4. 急性细菌性痢疾血常规检查可示白细胞及中性粒细胞增多，慢性细菌性痢疾患者血常规可示轻度贫血。大便常规可见大量脓细胞和红细胞，并有巨噬细胞，培养出致病菌是确诊的关键；肠阿米巴病的新鲜大便可有阿米巴滋养体或包囊。荧光抗体染色法可提供快速诊断。必要时可行X线钡剂、结肠镜检查,有助于溃疡性结肠炎、放射性肠炎的诊断,亦可排除直肠肿瘤。

二、中医辨证要点

1. 辨实痢、虚痢 痢疾者,最当察虚实。初痢及年轻体壮患痢者多实;久痢及年高体弱患痢者多虚。腹痛胀满,痛而拒按,痛时窘迫欲便,便后里急后重暂时减轻者为实;腹痛绵绵,痛而喜按,便后里急后重不减,坠胀甚者为虚,反复发作之休息痢,常为本虚标实。

2. 辨寒痢、热痢 大便排出脓血,色鲜红,赤白甚至紫黑,浓厚黏稠腥臭,腹痛,里急后重感明显,口渴喜冷,口臭,小便黄或短赤,舌红苔黄腻,脉滑数者属热;大便排出赤白清稀,白多赤少,清淡无臭,腹痛喜按,里急后重感不明显,面白肢冷形寒,舌淡苔白,脉沉细者属寒。

3. 辨伤气,伤血 下痢白多赤少,邪伤气分;赤多白少,或以血为主者,邪伤血分。

【辨证施治】

一、治疗原则

暴痢治以清肠化湿解毒,调气行血导滞。久痢治以调补脾胃,兼以清肠。此外,对于古今医家提出的有关治疗痢疾之禁忌,如忌过早补涩,忌峻下攻伐,忌分利小便等,均可供临床用药之时,结合具体病情,参考借鉴。对迁延不愈之久痢,因病情复杂,正气已虚,而余邪积滞又未尽,若单纯温补,则滞积不去;贸然予以通导,又恐伤正气。此时治宜兼顾两全,于温补之中,佐以清肠导下祛积,扶正驱邪,权衡运用。

二、分证论治

1. 湿热痢

主症 腹部疼痛,里急后重,痢下赤白脓血,黏稠如胶冻,腥臭。肛门灼热,小便短赤。舌苔黄腻,脉滑数。

治法 清热导滞,调气行血。

方药 芍药汤加减。常用药如芍药、当归、甘草、木香、槟榔、大黄、黄芩、黄连、肉桂、金银花。

痢疾初起,兼见表证,恶寒发热、头身痛者,可用解表法,用荆防败毒散,解表举陷,逆流挽舟;如表邪未解,里热已盛,症见身热汗出,脉象急促者,则用葛根芩连汤表里双解;痢下赤多白少,口渴喜冷饮,属热重于湿者,则宜以白头翁汤清热解毒;瘀热较重,痢下鲜红者,加地榆、丹皮、苦参凉血行瘀;痢下白多赤少,舌苔白腻,属湿重于热者,可去当归,加茯苓、苍术、厚朴、陈皮等健脾燥湿;兼饮食积滞,嗳腐吞酸,腹部胀满者,加莱菔子、神曲、山楂等消食化滞;食积化热,痢下不爽,腹痛拒按者,可加用枳实导滞丸行气导滞,泻热止痢,乃通因通用之法。

2. 疫毒痢

主症 起病急骤,大便频频,痢下鲜紫脓血,腹痛剧烈,后重感特著。壮热口渴,头痛烦躁,恶心呕吐,甚者神昏惊厥。舌质红绛,舌苔黄燥,脉滑数或微欲绝。

治法 清热解毒,凉血除积。

方药 白头翁汤合芍药汤加减。常用药如白头翁、黄连、黄柏、秦皮、金银花、地榆、牡丹皮、芍药、甘草、木香、槟榔。

见神昏谵语,甚则痉厥,舌质红苔黄糙,脉细数,属热毒深入营血,神昏高热者,用犀角地黄汤、紫雪丹以清营凉血开窍;热极风动,痉厥抽搐者,加羚羊角、钩藤、石决明以熄风镇痉;暴痢致脱,症见面色苍白,汗出肢冷,唇舌紫黯,尿少,脉微欲绝者,应急服独参汤或参附汤,加用参麦注射液、参附芪注射液等以益气固脱。

3. 寒湿痢

主症 腹痛拘急,痢下赤白黏冻,白多赤少,或为纯白冻,里急后重。口淡乏味,脘胀腹满,头身困重。舌质或淡,舌苔白腻,脉濡缓。

治法 温中燥湿,调气和血。

方药 不换金正气散加减。常用药如藿香、苍术、半夏、厚朴、炮姜、桂枝、陈皮、大枣、甘草、木香、枳实。

痢下白中兼赤者,加当归、芍药调营和血;脾虚纳呆者加白术、神曲健脾开胃;暑天感寒湿而痢者,可用藿香正气散加减,以祛暑散寒,化湿止痢。

4. 阴虚痢

主症　痢下赤白,日久不愈,脓血黏稠,或下鲜血,脐下灼痛,虚坐努责。食少,心烦口干,至夜转剧。舌红绛少津,苔腻或花剥,脉细数。

治法　坚阴泄热,扶正止痢。

方药　黄连阿胶汤合驻车丸加减。常用药如黄连、黄芩、阿胶、芍药、甘草、当归、干姜、瓜蒌。

虚热灼津而见口渴、尿少、舌干者,可加沙参、石斛以养阴生津;痢下血多者,可加丹皮、墨旱莲、地榆炭以凉血止血;湿热未清,有口苦、肛门灼热者,可加白头翁、秦皮清解湿热。

5. 虚寒痢

主症　腹部隐痛,缠绵不已,喜按喜温,痢下赤白清稀,无腥臭,或为白冻,甚则滑脱不禁。肛门坠胀,便后更甚,形寒畏冷,四肢不温,食少神疲,腰膝酸软。舌淡苔薄白,脉沉细而弱。

治法　温补脾肾,收涩固脱。

方药　桃花汤合真人养脏汤。常用药如人参、白术、干姜、肉桂、粳米、炙甘草、诃子、罂粟壳、肉豆蔻、赤石脂、当归、白芍、木香。

痢久脾虚气陷,导致少气脱肛,可加黄芪、柴胡、升麻、党参以补中益气,升清举陷。

【验方偏方】

一、验方偏方

1. 马齿苋、地锦草、铁苋菜、凤尾草、白头翁,任选一种或联合应用,鲜品单用每日 50～100 克,水煎服。用于湿热痢。

2. 苦参 30 克,水煎服。或苦参末 1～3 克,每日 4 次。用于湿热痢。

3. 生大蒜头:每日 1～2 个,年幼的孩子可以将大蒜头捣烂加适量红糖。用于湿热痢。

4. 山楂 10 克,建曲 10 克,加红糖适量,水煎服,每日 2 次,共服 7～10 天。用于湿热痢。

5. 石榴皮 50～100 克,马齿苋 30～60 克,葛根 30 克,加水 300～600ml,制成煎剂,加少许糖、盐调味。每次 10～20ml,每日 6～8 次,连服7～10天为1疗程。用于病程超过2个月的慢性痢疾。

6. 苍术6克,厚朴6克,陈皮6克,薏苡仁10克,茯苓10克,木香6克,黄连3克,每日1剂,服7～10天。用于寒湿痢。

二、外治疗法

1. 50％大蒜液适量:保留灌肠,每日2次。连用3～5天。用于湿热痢。

2. 丁香、肉桂各30克,研成细末混匀,贮于瓶中备用。用时取适量,敷于脐部,用胶布固定。每日更换次。用于病程超过2个月的慢性痢疾。

【临证备要】

一、辨证思路

暴痢多为实证,久痢多数虚证。实证以湿热痢多见,亦见于寒湿痢;而疫毒痢,因病势凶险,应及早救治;虚证又有阴虚痢和虚寒痢不同,若下痢不能进食,或入口即吐,又称噤口痢;对于日久迁延不愈的休息痢,因病情缠绵,往往形成虚实夹杂之势,宜采取综合措施,内外同治。

二、诊疗注意事项

1. 对反复发作,迁延日久之休息痢,如属阿米巴原虫所致,可在辨证治疗基础上酌加白头翁、石榴皮,亦可用鸦胆子仁10～15粒,去壳装胶囊,饭后吞服,一日三次,7～10日为1疗程。

2. 对于急性痢疾的实证热证为主者,前人有"痢无止法"、"痢无泻法"之说,但对日久不愈的慢性痢疾或慢性溃疡性结肠炎有痢疾主证者,当病者有寒热错杂表现者,可用乌梅丸加减。

3. 对于湿热痢不少单味中草药均有良好疗效,如海蚌含珠、马齿苋、小凤尾草等,可在辨证遣方时加用上述1～2味药物,或以单味药30克煎服。黄连作为治痢专药,因性味苦寒,对其用量、疗程均应适度,以免日久苦寒伤胃。

4. 慢性病例因反复发作，较难治愈，可在内服中药基础上，服用中药保留灌肠，中药复方可用黄连、黄柏、白头翁、大黄等煎成100ml，保留灌肠，适用于慢性溃疡性结肠炎、慢性细菌性痢疾。亦可用中成药锡类散保留灌肠治疗溃疡性结肠炎。

5. 疫毒痢若发生厥脱，若下痢无度，饮食不进，肢冷脉微，当急用独参汤或参附汤等以益气固阳。若下痢而不能进食，或下痢呕恶不能食者，称为噤口痢，主要是胃失和降，气机升降失常。实证者，多由湿热、疫毒蕴结而成，症见下痢，胸闷，呕恶不食，口气秽臭，舌苔黄腻，脉滑数，治宜泄热和胃，苦辛通降，方用开噤散加减，陈皮、黄连、大黄、荷叶蒂等，开噤升清，或加玉枢丹，少量冲服，或用姜汁炒黄连同煎，频频呷服，反复使用，以开噤为度。虚者以脾胃素虚或久痢胃虚气逆而致，症见下痢频频，呕恶不食入即吐，舌淡，脉弱，治宜健脾和胃，方用六君子汤加石菖蒲、姜汁，以醒脾开胃；而胃气衰败所致噤口痢，实属危象，应积极图治。

6. 痢疾的治疗，以初痢宜通，久痢宜涩，热痢宜清，寒痢宜温，寒热虚实夹杂者宜通涩兼施、温清并用，同时可配合外治灌肠之法，提高疗效。对其具传染性的细菌性痢疾和阿米巴痢疾，应重在预防，控制传播。

【验案举隅】

验案一

张某，男，4岁。

一诊　便痢半月，气阴两伤，瞳散眶陷，口糜已烂，齿龈红肿，干呕不思纳，舌无苔，脉虚软。证属棘手，姑且扶正潜阳。

上安桂1.8克（后下），西洋参9克，活磁石60克（先煎），生龙齿30克（先煎），朱茯苓18克，酸枣仁18克，川连2.1克，橘皮4.5克，陈阿胶9克（烊冲），益智仁12克，破故纸12克，料豆衣12克，乌梅炭4.5克，鸡子黄1枚（打冲）。

二诊　便痢得减，干呕已止，瞳散未敛，舌光糜烂，脉虚软。气阴两伤，再宗前法，以冀转机。

上安桂1.8克（后下），西洋参9克，花龙骨18克（先煎），生龙齿

30克(先煎),朱茯苓18克,酸枣仁18克,川连2.1克,陈阿胶9克(烊冲),益智仁12克,破故纸12克,夜交藤12克,乌梅炭4.5克,鸡子黄1枚(打冲)。

三诊 便痢止,瞳神散大但能收缩,口糜,脉软。气阴两伤,再宗前法。

上安桂1.8克(后下),黄附片9克(先煎),西洋参9克,花龙骨18克(先煎),青龙齿60克(先煎),生牡蛎60克(先煎),朱茯神18克,酸枣仁18克,川连2.1克,陈阿胶9克(烊冲),益智仁12克,破故纸12克,鸡子黄1枚(打冲)。

按语 本例便痢见瞳散眶陷,口糜,舌无苔,脉虚软等,为气阴两伤之重症,故云"证属棘手"。初诊方用安桂、益智仁、破故纸温补脾肾;西洋参、阿胶、料豆衣、乌梅炭、鸡子黄益气养阴;磁石、龙齿重镇潜阳;川连清热解毒;橘皮和中降逆;酸枣仁、茯苓宁心安神。二诊便痢减,干呕止,瞳散未敛,原方稍微加减,并以龙骨易磁石,加强收敛固脱之力。三诊时便痢已止,瞳神散大但能收缩,再宗前法,更加附子、牡蛎温肾潜阳,以收全功。本案处方用肉桂为君,配以黄连阿胶鸡子黄,肾附龙牡辈,扶正固脱,潜阳育阴,故痢下得止。

验案二

苎某,女,5岁。

一诊 下痢七日,自汗肢冷,胃呆干呕,舌白,脉软。脾阳已伤,噤口已成,危在旦夕,治以温培。

黄附片9克(先煎),上安桂1.8克(后下),淡干姜4.5克,炒白术12克,花龙骨18克(先煎),生龙齿30克(先煎),益智仁12克,破故纸12克,砂仁6克(后下),酸枣仁24克,陈皮6克,乌梅炭4.5克,瓜蒌皮9克。一剂。

二诊 下痢自汗肢冷均减,干呕得止,涕泪未见,口渴引饮,舌白,脉软。气阳尚虚,再宗前法。

黄附片9克(先煎),上安桂1.8克(后下),炮姜9克,炒白术12克,花龙骨30克(先煎),生龙齿30克(先煎),益智仁12克,仙灵脾9克,砂仁6克(后下),陈皮6克,乌梅炭4.5克,姜半夏9克,朱茯神18克。二剂。

按语 下痢见自汗肢冷,脉软,乃阳气虚损之征,又见胃呆干呕,为噤口痢以成,治以温补脾肾为主。方用附片、上安桂、炒白术、益智仁、破故纸补脾益肾,回阳救逆;砂仁、陈皮、干姜和中降逆;龙骨、龙齿枣仁固涩敛汗;乌梅涩肠生津;瓜蒌皮宽中利气。投剂后已见显效,气阳尚虚,继续给予温补脾肾,以固其本。虽涕泪俱无,口渴引饮,毋须专事养阴,盖此证以回阳为急,阳回则气能化津,口渴自止。

验案三

张某,女,4岁。1978年7月23日初诊。

主诉(代) 下痢脓血,高热神昏3小时。

病史 晚间腹泻2次,晨起突然高热,体温达41℃,恶心呕吐,下痢脓血,量少黏稠,里急后重,躁动不安,渐至神志不清,呼吸急促,于9时急诊入院。入院后经西医检查,诊断为"中毒性菌痢"。急予抗休克、激素、抗生素、输液及对症处理,抢救1天未能控制病情发展,邀中医会诊。现症:壮热,脓血便,阵发性手足抽搐,呼吸急促。

检查 体温40.2℃,脉搏180次/分,面色灰暗,神志不清,颈软,舌质红绛,苔黄垢,脉沉数。大便化验:脓血便,脓细胞(+++),红细胞(+++),巨噬细胞(+)。血常规化验:白细胞$14×10^9$/L,中性粒细胞78%,单核细胞5%。大便培养:痢疾杆菌阳性。

诊断 中医:疫毒痢(毒邪内闭)。

西医 中毒性菌痢。

治法 清肠解毒,泄热开闭。

方药 先以安宫牛黄丸1.5克分2次化服。继用黄连解毒汤加味:黄连3克,黄芩6克,栀子3克,黄柏6克,大黄6克,槟榔9克,石菖蒲6克,木香3克,钩藤9克,水煎鼻饲,2剂。另用白头翁15克,马齿苋30克,金银花30克。水煎保留灌肠。

7月25日二诊 体温下降至39℃,抽搐已止,神志转苏,大便5次,仍有脓血,舌脉同前。继以前方化裁:黄连3克,黄芩6克,黄柏6克,金银花10克,白头翁9克,马齿苋15克,藿香6克,木香3克,槟榔9克。2剂。

7月27日三诊 体温降至38℃,神志清醒,呼吸平稳,舌质转红,垢苔渐退,原方加减又进12剂,诸症消失,大便培养阴性,痊愈出院。

(中医儿科学教学病案精选 109 页).

按语　本例为痢疾险恶变证。盛复之时,感受湿热疫毒,化火迅速,内蕴肠胃,熏蒸肌肤,故见身热骤起。火毒内攻,胃浊上逆,则见恶心呕吐。疫邪火毒内陷厥阴,蒙闭心包、故躁动不安,神昏。热扰肝经,肝风内动,则四肢抽搐。湿热蕴滞肠胃,蒸腐血肉,则痢下脓血。大肠气机阻滞,故里急后重。热毒内迫,肺失宣降,故见呼吸急促。舌质红绛,苔黄垢,脉沉数,皆为湿热火毒内蕴之象。病属暴发疫痢,来势凶险,当清肠解毒,泄热开闭以急救,安宫牛黄丸清热解毒开窍;白头翁、马齿苋、金银花水煎保留灌肠以清肠中火毒,凉血止痢;黄连解毒汤清利湿热,泻三焦火毒;加大黄泻肠中瘀热,赤芍散肠中瘀血,槟榔、木香疏理胃肠气机,取叶天士"调气则后重自除,和血则便脓自愈"之意;藿香、菖蒲化浊开窍,钩藤平肝熄风,诸药合用,共奏解毒开闭逐邪之功,使此险恶之证,10 余日得以痊愈。

第三节　病毒性肝炎

　　病毒性肝炎是由多种肝炎病毒引起的传染病,包括甲型肝炎、乙型肝炎、丙型肝炎、丁型肝炎和戊型肝炎等。临床上还可根据有无黄疸分为黄疸型肝炎和无黄疸型肝炎。临床主要表现为神疲乏力、食欲减退、恶心、呕吐、厌油、黄疸(或无黄疸)、肝脏肿大及肝功能异常为特征,隐性感染较常见,重症者常导致肝功能衰竭。

　　中医对病毒性肝炎的认识主要是从有无黄疸分类。黄疸型肝炎属中医"黄疸"范畴;无黄疸型肝炎属中医"胁痛"、"湿阻"、"癥积"等范畴,病情严重的重症肝炎则似中医的"急黄"或"瘟黄"。

【病因病机】

　　许多病因可引起病毒性肝炎,主要有内外两个方面,外因多为感受外邪,饮食不节所致;内因多与脾胃虚寒,肝郁血瘀有关。

　　感受外邪:外邪主要为湿热疫毒之邪,也有因外感寒湿或感受湿邪为病。感受暑湿、湿热之邪,由表入里,或直中于里,郁而不达,内阻中焦,脾胃运化失常,湿热熏蒸不能泄越,以致肝失疏泄,胆汁外溢而发病。若夹疫毒之邪伤人,其发病急骤,具有较强的传染性。热毒炽盛,伤及营血,内陷心包,出现神昏、出血等严重现象者,中医称急黄,即为重症肝炎的表现。寒湿之邪为患,阻遏中焦,肝胆气机不畅,疏泄失调,也可产生本病。

饮食所伤:饮食无度、不洁或嗜酒过度,均能损伤脾胃,脾失健运,湿浊内生,郁而化热,熏蒸肝胆,肝气疏泄失常而为病。如《圣济总录·黄疸门》说:"大率多因酒食过度,水谷相并,积于脾胃,复为风湿所搏,热气郁蒸,所以发病黄疸。"

脾胃虚寒:素体脾胃虚弱,或劳倦过度,或病后脾阳受损,脾运失常,湿从寒化,寒湿阻滞中焦,胆液被阻,溢于肌肤而发黄疸。《类证治裁·黄疸》说:"阴黄系脾脏寒湿不运,与胆液浸淫,外渍肌肉,则发而为黄。"

气滞血瘀:情志抑郁或暴怒伤肝,肝失疏泄,气滞络阻,瘀血停积而为病。病毒性肝炎,病变脏腑在肝脾,涉及胆、胃、肾,无论是感受外邪,饮所伤及正虚,其共同的病理变化为肝失疏泄,脾失运化,它也是形成本病的基本机理,病理因素主要为湿热邪毒所致,以实证、热证为主。若素体亏虚或病程迁延,邪气伤正,或失治误治,均可耗伤正气,则病机属性以虚为主或虚中夹实。一般认为虚证以脾胃虚弱为主。若病程迁延者可因热邪灼伤肝阴,重者由肝脾及肾,导致肝肾阴虚或脾肾阳虚。

【诊断要点】

一、西医诊断要点

1. 症状和体征 潜伏期,甲型肝炎为 15~49 天(平均 30 天),乙型肝炎为 28~160 天(平均 70~80 天),丙型肝炎为 14~182 天(平均 56 天),丁型肝炎同时感染约 60 天、重叠感染约 30 天,戊型肝炎为 10~60 天(平均 36 天)。潜伏期长短差异,与病毒感染的不同途径有关。五型病毒性肝炎的症状、体征、理化检查和治疗,有许多共同之处,但各型又有其特点和明显差异,故先按临床统一叙述,后分型论述。

(1)急性肝炎

1)急性黄疸性肝炎:病程2~3个月。

①黄疸前期:起病或急或缓,发热高低不一,全身不适,明显乏力,精神疲倦,食欲不振,厌油,恶心,呕吐,腹胀,本期末尿色发黄,肝肿大压痛。本期持续1~21天,平均5~7天。

②黄疸期:尿黄加深,巩膜、皮肤黄染且渐加重,肝脏日见增大、压痛、叩击痛,部分病人脾脏增大,肝功能检查明显异常。本期2~6周。

③恢复期:黄疸消退,胃肠道症状减轻,诸症逐渐消失,肝脾渐回缩至正常。本期2~16周,平均约1个月。

2)急性无黄疸型肝炎:起病隐渐,症状比黄疸型轻,病程较短,不出现黄疸,主要表现为食欲不振,恶心,厌油,上腹部不适,腹胀,便溏,肝多肿大压痛,常有脾大。少数病人发展为慢性肝炎。

甲、乙、丙、丁、戊型肝炎,均可表现为急性肝炎。其中甲型肝炎多发生于儿童,临床以黄疸型多见,易引起流行和暴发流行,预后良好,一般不转为慢性肝炎。乙型肝炎多呈散发,无黄疸型多见,有些可发展成慢性肝炎、肝硬化,部分病人可演变成肝癌。丙型肝炎临床表现轻,多呈无黄疸型,表现为长期丙氨酸转氨酶(ALT)升高,约50%急性丙型肝炎可转变为慢性肝炎,亦可发展为肝硬化及肝癌。丁型肝炎表现为急性肝炎时,是由丁肝病毒与乙肝病毒同时感染所致,类似单纯乙肝病毒感染所致的急性肝炎;亦可表现为慢性肝炎急性发作;乙肝病毒与丁肝病毒重叠感染易变为慢性肝炎、肝硬化、重型肝炎。戊型肝炎多发生于青壮年,也以黄疸型多见,与甲型肝炎相似,黄疸病人可呈淤胆型表现;本病呈自限性经过,可以自愈,但孕妇患戊型肝炎病死率高。

(2)慢性肝炎

①慢性迁移性肝炎:急性病程超过半年以上,多数无黄疸,有乏力,食欲不振,肝区隐痛,腹胀等症状,临床表现和肝功能异常均较轻。病程可呈自限性,少数转为慢性活动性肝炎或肝硬化。

②慢性活动性肝炎:症状、体征及肝功能异常较明显,一般持续1年以上。肝肿大、质偏硬,可有肝掌、蜘蛛痣、脾大,多项肝功能检查持续或反复异常,血清白蛋白降低,球蛋白升高。部分病人出现自身免疫现象和多系统损害。

慢性活动性肝炎的重型,在慢活肝或/和肝硬化的基础上出现亚急性重型肝炎。

(3)重型肝炎

①急性重型肝炎(暴发性肝炎、急性肝坏死):起病后黄疸迅速加深,出现精神神经症状,如记忆力和定向力障碍、烦躁、谵妄、嗜睡、昏迷等;小儿可表现为尖叫、抽搐而后昏迷。肝脏缩小,可有肝臭,出血倾向,腹水,脑水肿、肝肾综合征等表现。病程常不超过3周。

②亚急性重型肝炎:肝炎症状明显,腹胀,腹水,黄疸迅速加深,出血倾向,晚期出现肝昏迷、肝肾综合征。病程长达数周或数月。

(4)淤胆型肝炎(毛细胆管型肝炎、胆汁淤积型肝炎):表现为较长期(3周以上)的肝内阻塞性黄疸,如黄疸明显、长期不退、大便呈灰白色;皮肤瘙痒,乏力,自觉症状较轻,但肝脏明显肿大。肝功能检查胆红素定量、碱性磷酸酶、γ-谷酰转肽酶、胆固醇明显增高,而血清 ALT 轻度或中度升高。

2. 理化检查

(1)血象:白细胞计数常稍低或正常,淋巴细胞相对增多,偶见异常淋巴细胞。

(2)肝功能检查

1)血清酶谱

①血清谷丙转氨酶(ALT,SGPT)及谷草转氨酶(AST,SGOT):病毒性肝炎时两项指标均可增高,但以 ALT 最敏感,用于早期诊断及估计病情、预后。

②精氨酰琥珀酸裂解酶(ASAL):对肝病特异性高。

③γ-谷酰转肽酶(GGT,γ-GT):急性肝炎可中度或轻度升高,慢性肝炎活动期明显升高。淤胆型肝炎明显升高。

④血清碱性磷酸酶(ALP,AKP):其临床意义与 γ-GT 相同。

⑤胆碱酯酶(ChE):重症肝炎时可降低,极度降低者预后不良。

2)蛋白代谢功能测定:慢性肝炎及肝炎后肝硬化时白蛋白减少,球蛋白增加,白、球蛋白比值减低或倒置。

3)凝血酶原时间:重症肝炎时显著延长。

4)尿三胆试验、总胆红素、直接胆红素测定,有助于黄疸的鉴别诊断。

(3)抗原抗体检测

1)甲型肝炎

①血清抗-HAVIgM 测定:发病数日后血清中就可查出,发病初期即可达高峰,持续数周后迅速下降,3~6个月后转阴。用于甲型肝炎的早期诊断。

②血清抗-HAVIgG 测定:急性期、恢复期双份血清抗-HAVIgG 效价呈4倍以上升高,或作回顾性诊断。

③粪便中 HAV 或 HAV 抗原检测:可早期诊断,但方法复杂、费用贵,不适用于临床。

2)乙型肝炎

①乙型肝炎表面抗原(HBsAg)及抗体(抗-HBs)的检测:乙型肝炎患者血清 ALT 升高前2~8周,血清中即可检得 HBsAg,急性期持续存在,恢复期消失。HBsAg 消失后数周,血清中才开始出现抗-HBs,可持续多年。HBsAg 阳性见于急、慢性乙型肝炎,乙型肝炎隐性感染及乙肝病毒携带者。抗 HBs 为保护性抗体,阳性见于乙型肝炎恢复期、既往有过乙型肝炎病毒感染或乙型肝炎疫苗接种后。

②乙型肝炎核心抗体(抗-HBc):抗-HBc 为抗 HBcAg 的总抗体,可分为抗-HBcIgM 和 IgG 二种抗体。当抗-HBcIgM 检测阳性而抗-HBcIgG 阴性时,为急性 HBV 感染。而抗-HBcIgM 阴性及抗-HBcIgG 阳性时,为以往感染过 HBV。如抗-HBcIgM 和抗-HBcIgG 均为阳性时,为慢性 HBV 感染。抗-HBcIgM 滴度高,表示急性 HBV 感染,且 HBV 复制,有传染性;滴度低表示慢性 HBV 感染。

③乙型肝炎 e 抗原(HBeAg)及抗体(抗-HBe):HBeAg 是 HBcAg 的可溶性成分,是 HBV 复制的标志,与 HBsAg 同时或稍后出现,持续至临床症状出现后的10周以内随后下降,如持续阳性,表明病情趋向慢性。抗-HBe 出现于 HBeAg 阴转后,表示传染性减低。

④HBV-DNA:用斑点杂交试验进行检测,阳性表示病毒复制。

⑤DNA 聚合酶:虽非抗原抗体,但它是病毒核心成分之一,活性升高提示有活动性病毒复制和传染性。

⑥前 S 蛋白及其抗体:急性肝炎血清中前 S 蛋白由阳转阴,标志病情即将恢复,如持续阳性则有慢性化趋势。抗-前 S_1 出现于潜伏期,先

于抗-HBcIgM。抗-前 S_2 出现略迟,多在发病急性期时出现。抗-前 S 的出现提示肝炎恢复。

3)丙型肝炎

①抗-HCV 检测:抗-HCV 阳性标志正在感染 HCV 或以往感染过 HCV。多数情况下认为抗-HCV 阳性是体内存在 HCV,反映有传染性。

②HCV-RNA 检测:HCV-RNA 在感染 HCV 1~2 周后,即可从病人血清中检出,是病毒复制及传染性的直接指标,可用作早期诊断。

4)丁型肝炎

①HDAg:在起病 2 周内检测,可作为早期诊断。若 HDAg 持续阳性或反复出现,常提示为慢性 HDV 感染。

②抗-HDIgM:阳性表示急性感染和现症感染。

③抗-HDIgG:出现较晚,在 HDV/HBV 同时感染的自限性病例中可不出现。

④HDV-RNA 测定:是诊断 HDV 复制及活动性感染和证明病人有传染性的直接指标。HDV-RNA 同 HDAg 一样,常在 HDV 感染早期出现,可用作早期诊断。若持续或反复出现血清 HDV-RNA 阳性,常提示为慢性 HDV 感染。现应用分子生物学方法检测,其敏感性和特异性均很高。

5)戊型肝炎

①抗-HEVIgM:在疾病早期出现,恢复期消失较快,常用作早期和现症病人的诊断。

②抗-HEV:可在疾病早期出现阳性。

③检测病人粪便中的 HEV 抗原及病毒颗粒:一般在潜伏期末及发病早期阳性率较高,至发病 2 周后转为阴性,故应早期检测。一般不用作常规检查。

(4)肝脏活体组织检查:对疑似病例的确诊、慢性肝炎的分型、早期肝硬化的诊断,及肝病的转归、预后都有很大价值。但需严格掌握指征。

3. 诊断 病毒性肝炎的诊断必须综合流行病学资料、临床症状与体征、理化检查等加以分析而确定,必要时可进行肝脏活体组织检查。

甲型、乙型、丙型、丁型、戊型肝炎的诊断主要依靠抗原抗体检测而确诊。

A. 急性肝炎诊断要点

(1)急性无黄疸型肝炎

①有肝炎密切接触史,有注射史(指在半年内曾接受输血、血液制品及消毒不严格的药物注射、免疫接种、针刺治疗等)。

②症状:近期出现持续数天以上无其他原因可解释的乏力、食欲减退、恶心、厌油、腹胀、便溏、肝区痛等症状。

③体征:肝肿大并有触痛,肝区叩击痛,或伴有轻度脾肿大。

④化验检查:血清谷丙转氨酶活力增高,病原学检查按甲、乙、丙、丁、戊等型肝炎病原学诊断依据。

凡化验检查阳性,且流行病学资料、症状、体征 3 项中有 2 项阳性,或化验及体征(或化验及症状)明显阳性,并除外其他疾病者可诊断为急性无黄疸型肝炎。凡单项血清谷丙转氨酶升高,或仅有症状、体征,或仅有流行病学史及症状、体征、化验 3 项中之 1 项,均为疑似患者,应进行动态观察或结合其他检查包括肝活体组织检查做出诊断。疑似病例,如病原学诊断为阳性,且除外其他疾病可以确诊。

(2)急性黄疸性肝炎

①符合急性无黄疸型肝炎诊断条件。

②血清胆红素>17.1μmol/L,尿胆红素阳性。

③排除药物、中毒、酒精及自身免疫等因素所致的黄疸。

B. 慢性肝炎诊断要点

(1)慢性迁延性肝炎(CPH)

①有确诊或可疑急性乙型或丙型肝炎病史,病程超过半年尚未痊愈,病情较轻。

②可有肝区痛和乏力等症状。

③有轻度肝功能损害或血清转氨酶升高而不能诊断为慢性活动性肝炎者。或经活体肝组织检查符合 CPH 的组织学改变。

(2)慢性活动性肝炎(CAH)

①症状:有肝炎史,或急性肝炎病程迁延超过半年而有较明显的肝炎症状如乏力、食欲减退、腹胀等。

②体征:肝肿大,质中等硬度以上,可伴有蜘蛛痣、肝掌或脾肿大。

③化验检查:血清谷丙转氨酶反复或持续升高,伴有浊度试验长期异常,或血浆白蛋白减低,白/球蛋白比例异常,或丙种球蛋白升高,或血清胆红素长期或反复增高。有条件可作免疫学检测如 IgG、IgM、抗核抗体、抗平滑肌抗体、抗细胞膜脂蛋白抗体、类风湿因子、循环免疫复合物等,有助于 CAH 的诊断。

④肝外器官表现:如关节炎、肾炎、皮疹或干燥综合征等。

以上 4 项中第 3 项为必须条件,并有其他 2 项阳性,或再有体征阳性,或活体肝组织学检查符合 CAH 的组织学改变,皆可诊断为 CAH。

C. 重症肝炎诊断要点

(1)急性重症肝炎(即暴发型肝炎)

①急性黄疸性肝炎起病 10 天内迅速出现精神、神经症状(肝性脑病Ⅱ度以上症状)。

②肝浊音界进行性缩小,黄疸迅速加深。

③出现昏迷前驱期症状如行为反常,性格改变,意识障碍,精神异常。

④肝功能异常,凝血酶原时间延长,凝血酶原活动度低于 40%。

⑤对急性黄疸型肝炎有严重消化道症状如食欲缺乏、频繁呕吐、腹胀或顽固性呃逆,极度乏力,同时出现昏迷前驱症状者应考虑本病。即或黄疸很轻,甚至尚未出现黄疸,但肝功能明显异常又具有上述症状者也应考虑本病。

(2)亚急性重症肝炎(即亚急性肝坏死)

①急性黄疸性肝炎起病 10 天以上 8 周以内。

②出现Ⅰ度以上肝性脑病症状。

③黄疸迅速上升,数日内血清胆红素上升>17.1μmol/L,肝功能严重损害(谷丙转氨酶升高,麝香草酚浊度试验阳性,白球蛋白比值倒置,丙种球蛋白升高),凝血酶原时间明显延长,凝血酶原活动度低于 40%。

④重度乏力,明显食欲减退,或恶心呕吐,重度腹胀及腹水。

⑤可有明显出血现象(对无腹水及明显出血现象者,应注意是否为

本型早期）。

凡具有第2项阳性者为昏迷型，不具备第2项阳性者为腹水型。

D. 慢性重症肝炎

(1)有慢性活动性肝炎或肝炎后肝硬化史、体征及严重肝功能损害。

(2)临床表现同亚急性重症肝炎。

E. 淤胆型肝炎诊断要点

(1)起病类似急性黄疸型肝炎，但自觉症状较轻，且伴皮肤瘙痒。

(2)肝肿大明显。

(3)肝功能检查血清胆红素明显升高，以直接胆红素为主。表现为梗阻性黄疸，如碱性磷酸酶、γ-转肽酶、胆固醇均明显增高，谷丙转氨酶中度增高。

(4)梗阻性黄疸持续3周以上，并排除其他肝内外梗阻性黄疸（包括药源性等）。

具备以上4项可诊断淤胆型肝炎。在慢性肝炎基础上发生上述临床表现者，可诊断为慢性淤胆型肝炎。

F. 肝炎后肝硬化诊断要点

(1)活动性肝硬化

①慢性活动性肝炎的临床表现依然存在。

②肝脏质地变硬，脾进行性增大伴门静脉高压征，如食道静脉曲张、腹水。

③肝功能明显异常，特别是转氨酶升高、碱性磷酸酶减少。

(2)静止性肝硬化

①有或无肝炎病史。

②无黄疸，转氨酶正常，肝质硬，脾大伴门静脉高压征，血清白蛋白低。

③肝活检提示肝组织有假小叶形成，在其周围炎症细胞很少，间质及实质界限清楚。

④B超、CT以及腹腔镜诊断有参考价值。

二、中医辨证要点

病毒性肝炎的临床证候表现复杂,它有黄疸和无黄疸之分,又有急性与慢性之不同。临床治疗多以辨病与辨证相结合,在确定西医诊断的基础上进行中医的辨证施治。

在辨治过程中要抓住虚实轻重,通常年轻体壮感受外邪致病,病程短,临床证候表现为一派阳热之象,为实热证。若素体虚弱,病程长迁延不愈,邪已伤正,临床表现多伴正虚之证,为虚证或虚实夹杂之证。此外,感受疫毒之邪,起病暴急,发展迅速,传染性强烈,黄疸迅速加深,神昏烦躁,伴出血征象为重证。此证若调治护理不当,病情危重,预后不良。

【辨证施治】

一、治疗原则

病毒性肝炎的临床症状不一,湿热有轻重,正邪有盛衰,病证有虚实,故辨证施治各异,治则治法也各有不同。常用的治法有清热解毒、化浊利湿、健脾和胃、疏肝解毒、活血化瘀、益气养阴等。

二、分证论治

(一)急性黄疸性肝炎

1. 阳黄

(1)热重于湿

主症　身目俱黄,黄色鲜明,身重神疲,腹胀胁痛,心中懊恼,口干口苦,纳呆,恶心呕吐,尿色黄,大便干结,舌质红,舌苔黄腻,脉弦数。

治法　清热解毒,化浊利湿。

方药　茵陈蒿汤加味。常用药如茵陈、栀子、大黄、虎杖、车前草、白花蛇舌草、大青叶、茯苓、猪苓、滑石。

腹胀满者加青皮、郁金、川楝子以疏肝理气;恶心呕吐者加橘支、竹茹以降逆止呕;心中懊恼者加淡豆豉、黄连;若伴衄血可酌加赤芍、丹皮以凉血止血。若服药过程中,便通热退,舌苔渐化,可改用茵陈平胃散,以防苦寒之品损伤脾阳,反助其湿,而转阴黄之证。

(2)湿重于热

主症　身目俱黄,但不如热重者鲜明,伴头身困重,胸脘痞满,食欲减退,恶心呕吐,腹胀便溏,舌苔厚腻偏黄,脉弦滑或濡缓。

治法　利湿化浊,佐以清热。

方药　茵陈五苓散加味。常用药如茵陈、白术、茯苓、猪苓、泽泻、藿香、蔻仁、板蓝根等。若湿热交蒸较甚,可加用栀子柏皮汤,以增强泄热利湿之功;恶心呕吐者加草豆蔻、半夏、橘皮;食滞不化者加神曲、枳实消食和胃;腹胀不适加木香、大腹皮等以行气消胀。若湿热并重者,可选用甘露消毒丹以祛湿清热。

本证不宜使用过于苦寒之品,当病情好转,湿热清除后,即可改服茵陈平胃散或参苓白术散等调治。

2. 阴黄

主症　急性肝炎,少数也可出现阴黄证。身目俱黄,黄色晦黯,纳呆脘痞,腹胀,大便溏软,口淡不渴,精神疲惫,畏寒,舌质淡红,苔白腻,脉濡缓或沉迟。

治法　温阳化湿,健脾和胃。

方药　茵陈四逆汤加减。常用药如茵陈、熟附子、白术、干姜、茯苓、党参、黄芪、陈皮、薏苡仁、郁金、厚朴等。

肝炎表现为阴黄者,不论是急性肝炎还是慢性肝炎,多示病情危重,如不及时正确治疗,预后不良。阴黄可由阳黄失治迁延日久,或早期过用苦寒药物,损伤脾阳而致,治法方药,均可按上述辨治。

(二)急性无黄疸型肝炎

1. 湿阻脾胃

主症　肢体困重,脘腹胀满,食欲减退,口中黏腻,或见浮肿,大便溏泻,苔白腻,脉濡缓。

治法　醒脾化湿。

方药　平胃散加减。常用药如苍术、厚朴、陈皮、生姜、甘草、茯苓、薏苡仁、砂仁等。若病程日久损伤脾气,可加党参、黄芪、白术以健脾化湿;若夹有热象,口干口苦,可用茵陈平胃散加减治疗以化湿清热。

2. 肝郁气滞

主症 胁肋疼痛,走窜不定,疼痛随情志变化而增减,食欲减退,喜叹息,嗳气,舌苔薄,脉弦。

治法 疏肝理气。

方药 柴胡疏肝散加减。常用药如柴胡、香附、枳壳、陈皮、川芎、白芍、生甘草等。

气郁化火见口干口苦、心烦易怒、便秘等症,加丹皮、川楝子、黄连、栀子等药以清肝泄火;胁痛较重加郁金、延胡索、川楝子;肝气犯胃,胃气不和者,症见恶心呕吐,可加法半夏、陈皮等药;肝气犯脾、脾失健运,伴腹泻、腹胀,加白术、茯苓、薏苡仁等以健脾止泻。

(三)慢性肝炎

1. 湿热中阻

主症 两胁胀痛,恶心厌油,纳呆,身目发黄,色泽不晦,口黏口苦,肢体困重,尿黄,大便稠糊状,舌苔黄腻,脉滑数。

治法 清化湿热,调和脾胃。

方药 茵陈蒿汤加减。常用药如茵陈、栀子、厚朴、陈皮、虎杖、垂盆草、泽泻、土茯苓、薏苡仁、板蓝根等。

此证利湿化湿之药应重用,茵陈用30克。方中土茯苓、泽泻应重用。湿邪过盛,可加藿香、佩兰等;热毒偏甚,口干口苦,心烦者加败酱草、龙胆草以清泻肝胆湿热;两胁胀痛为盛者,上方中可加五灵脂、郁金、川楝子以行气疏肝活血;呕吐频繁加法半夏、旋复花、代赭石等疏肝和胃。

2. 肝郁脾虚

主症 胁肋胀满疼痛,喜叹息,精神抑郁,纳呆脘痞,口淡乏味,神疲懒言,面色萎黄,大便溏泄或食谷不化,每因饮食不调而加重,舌质淡边有齿印,苔白,脉沉弦。

治法 疏肝解郁,健脾化湿。

方药 柴芍六君子汤加减。常用药如柴胡、白芍、枳壳、党参、白术、茯苓、法半夏、陈皮、甘草、绿萼梅、薏苡仁、甘草等。

脾虚气血不足者,加生黄芪、当归;脘腹痞满者加厚朴、苍术、麦芽、黄疸明显者加茵陈、栀子;胁痛者,加郁金、延胡索。若脾虚日久损及于肾,脾肾气虚,症见腰膝酸软、舌淡、脉沉细,可配以金匮肾气丸内服。

3. 肝肾阴虚

主症　右胁隐痛,腰膝酸软,五心烦热,失眠多梦,头晕目眩,目干口燥,舌红少津,脉细数。

治法　养血柔肝,滋阴补肾。

方药　一贯煎加减。常用药如生地、枸杞子、麦冬、五味子、当归、北沙参、川楝子、女贞子。

头晕目眩明显者加黄精、杭菊花、旱莲草、钩藤以清肝益肾;五心烦热可加栀子、丹参以清热除烦,活血通络;肝肿大加桃仁、鳖甲、鸡血藤,重者可加三棱、莪术。

4. 瘀血阻络

主症　胁肋刺痛,面色晦黯,肝掌,蜘蛛痣,胁下有癥块(肝脾肿大),舌质黯或有瘀斑,脉沉细涩。

治法　祛瘀通络。

方药　复元活血汤加减。常用药如柴胡、当归、红花、桃仁、天花粉、生甘草、穿山甲。

胁下有癥块,正气未衰,可加三棱、莪术以破瘀消坚;便秘者加生地、玄参;活动性肝炎肝硬化仍有湿热内蕴者伴有黄疸,加茵陈、栀子、虎杖等。静止性肝硬化,可用鳖甲煎丸与人参养荣丸交替内服。

(四)淤胆型肝炎

主症　黄疸色深,持续不退,皮肤瘙痒,或有灼热感,神疲乏力,纳呆,但症状较轻。右胁胀痛,胁肋下可能触及癥块,小便深黄,大便灰白,舌质黯红,苔少,脉弦实有力。

治法　清热利湿,凉血化瘀。

方药　茵陈蒿汤加味。常用药如茵陈、栀子、大黄、赤芍、丹皮、郁金、丹参。

以茵陈蒿汤清利湿热,赤芍能通泄瘀热,应重用(每剂 60～100克)。若痰阻明显,可加用竹茹、胆南星以涤痰清热。

(五)重症肝炎(急黄)

主症　发病急骤,身目黄疸,进行性加深,色如金黄,高热口渴,重度乏力,胁腹胀痛,呕吐频繁,神昏谵语,或见衄血便血,肌肤瘀斑,舌质红绛,苔黄燥,脉弦滑数。

治法 清热解毒,凉血开窍。

方药 犀角散加味。常用药如水牛角片(先煎)、黄连、栀子、升麻、茵陈、大黄、生地、丹皮、玄参。

神昏为主加服安宫牛黄丸或至宝丹;以出血为主者加侧柏叶、地榆炭等;若小便短小,腹水明显,加木通、大腹皮、车前草以清热利尿。病情危重或患者不能服汤药者可应用茵栀黄注射液15~30ml加入10%葡萄糖注射液250~500ml中静脉滴注,每日1次。神昏谵语者,可选用清开灵10~20ml加入10%葡萄糖液中静滴,每日1次,也可用醒脑静注射液静滴。若出现气随血脱,气阴耗竭之症,速用生脉注射液20ml加入10%葡萄糖注射液100ml中静滴,以益气固脱。

【验方偏方】

1. 垂盆草30克,水煎服,每日1次。用于急慢性肝炎。
2. 板蓝根30克,水煎服,每日1次。用于急慢性肝炎。
3. 青蒿20克,龙胆草10克,丹参30克,水煎服,每日1剂。用于慢性肝炎。
4. 茵陈、金钱草、板蓝根各30克,水煎2次,每日1剂。用于急性肝炎。
5. 茵陈15克,玉米须30克,大枣10枚,水煎服。用于急慢性肝炎。
6. 十大功劳、黄花草各15克,水煎服,每日1剂。用于急性肝炎。
7. 茵陈、田基黄、栀子各20克,白茅根、大蓟各30克,甘草10克,水煎服,每日1剂。用于急性肝炎。

【临证备要】

一、辨证思路

1. 病毒性肝炎患者有病毒类型、轻重程度、临床特点、体质因素等差异,不可能执一方而统治,临床当以辨证治疗为基础。一般而言,甲型、戊型肝炎以调理肝脾,清化湿热毒邪为主,重在气分;乙、丙、丁型肝炎以调理肝脾肾、清热化湿、凉血解毒为主,重在血分。淤胆型肝炎注重化痰行瘀、利胆退黄。重型肝炎注重清心、凉肝、化痰、开窍。肝炎后肝硬化注重化瘀消积、利水消胀,扶正与祛邪兼顾。

2. 辨证结合辨病,临床经验结合实验研究选择用药。参照大多数学者认识,肝炎的中医辨证分型与临床检测指标的关系大致如下:肝郁气滞型一般属于慢性迁延性肝炎,肝功能改变较轻,细胞免疫功能虽然较正常人低,但差异不显著,体液免疫反应较小;气滞血瘀型多见于慢性活动性肝炎或兼肝硬化者,病理改变为肝细胞坏死,结缔组织增生及假小叶形成,肝功能较差,血清蛋白多有异常,体液免疫多亢进,补体C_3明显降低,血清病毒复制现象明显,病情多属后期;湿热未尽型可见于慢性迁延性肝炎,亦可见于慢性活动性肝炎,病理改变可见嗜酸性变及嗜酸性小体形成,淤胆现象,血清胆红素及ALT(麸丙酮转氨基酶)大多升高,病情处于活动阶段,ALT可作为辨证湿热型肝炎和湿热残留之依据;肝肾阴虚型患者病情大多比肝郁脾虚型严重,病理改变多为不可逆变,肝郁脾虚型病理改变较轻,补体C_3大多正常,血清病毒复制活跃常呈恢复型。而血清锌常高于肝肾阴虚型,多见于慢性迁延性肝炎。以上基本反映了肝炎病程的不同阶段,对临床确定治则及选方用药大有裨益。

二、诊疗注意事项

1. 中药在降酶、调节蛋白代谢以及退黄等方面的疗效已得到从实验室到临床广泛证实,具有降酶作用的如垂盆草、五味子、夏枯草、黄芩、山栀、水飞蓟、山豆根、柴胡、龙胆草、蒲公英、田基黄、虎杖、郁金、白芍、丹参、大黄、甘草、茵陈、猪苓、茯苓、青叶胆、女贞子、连翘、当归、黄芪、香附等。调节蛋白代谢的药如桃仁、鳖甲、红花、当归、川芎、丹参、人参、党参、黄芪、白术、黄精、蚕蛹、紫河车、龟版胶、鹿角胶、连翘、黄芩、水牛角片、丹皮、赤芍。具有退黄作用的药如茵陈、郁金、丹参、丹皮、赤芍、黄芩、山栀、苦参、大黄、鸭跖草、陈皮、枳壳、小蓟、木瓜、青叶胆、金钱草、鸡骨草、虎杖、海金沙等。中药改善肝功能的药物多集中于清热药、化(利)湿药、行气药、理血药、补益药等,许多药兼有疏肝解郁、养血调肝的功效,这与本病中医辨证论治是一致的。在临床研究运用过程中,还应注重遵循中医学的基本特点,从整体出发,以辨证论治为基础,结合现代研究成果指导用药,才能收到良好持久的治疗效果。

2. 通过临床研究和动物研究,运用多种方法筛选大量中草药,发现了抑制肝炎病毒的高效药物,取得了许多较好的成果。报道较多的抗病毒中药如白花蛇舌草、大青叶、板蓝根、黄芩、黄连、黄柏、山栀、龙胆草、野菊花、苦参、蚤休、秦皮、山豆根、土茯苓、虎杖、平地木、贯众、藿香、大黄、莪术、蜈蚣、黄芪、灵芝、巴戟天、白术、当归、桑寄生、仙茅、甘草等。

3. 临床观察和实验研究表明,许多中药具有免疫调节作用。在增强免疫反应方面,报道有增强网状内皮系统吞噬功能的药物如黄芪、党参、白术、沙参、麦冬、生地、枸杞、女贞子、灵芝、茯苓、黄连、银花等,大多属于补气,滋阴及清热解毒类药物;有增强细胞免疫功能的药物如党参、黄芪、白术、山药、地黄、黄精、瓜蒂、灵芝、云芝、猪苓、茯苓、首乌、当归等,大多属于补益精气,扶正固本类药物;有启动体液免疫反应作用的药物如黄芪、人参、茯苓、黄精、肉桂、仙茅、菟丝子、麦冬、玄参、地黄、首乌、鳖甲等,也大多属于补气温肾,滋养阴血类药物。抑制免疫反应的药物大多属于清热解毒、凉血化瘀类药物,亦有部分属于祛风散邪或其他作用类的药物,如白花蛇舌草、山豆根、大青叶、丹参、红花、鸡血藤、甘草、桃仁、当归、参三七、郁金、穿山甲、黄芩、龙胆草等。

【验案举隅】

验案一

强某,男,6岁。1959年8月20日初诊。

2个月前患儿突然发热(39℃),头痛,口渴,恶心呕吐,食欲不振。继而全身出现黄疸。在某医院诊断为病毒性肝炎,已治疗2个月,热势退而黄疸不退。血液生化检查:黄疸指数60U,凡登白试验双相。体检:肝于肋下1.5cm,质地Ⅱ度,有压痛。

就诊时见患儿皮肤灰黄,面目黄染,色泽不鲜,小便淡黄,大便带灰,腹略胀,时有畏寒,精神倦怠,舌苔白腻。

该病起于湿郁热伏,酿为阳黄,病延日久,热虽渐泄而湿滞中州,脾阳被困,运化无权,所入水谷不能化生精微而为湿浊,着于募原,溢于肌肤。肤色黄黯而不泽,且见四肢厥冷,乃病本阳黄,湿浊久困,伤及脾肾之阳,转为阴黄之候。宜扶正温肾,健运利湿,方取茵陈四逆汤加味。

处方　熟附子1.5克,淡干姜1.5克,茵陈10克,党参6克,黄芪10克,川柏6克,神曲10克,泽泻10克,5剂。

二诊　患儿面目皮肤黄染均减,肢冷转温,腹满略舒,胃纳有增,大便色黄,精神渐振。正气有来复之兆,湿浊亦渐有分化之机,再从原意损益,以冀续效。

处方　熟附子1.5克,淡干姜1.5克,茵陈10克,黄柏6克,栀子10克,枯矾1克,薏苡仁10克,黄芪10克,焦白术10克,鸡内金10克,胡桃肉10克,5剂。

三诊　续服前方加减5剂后,日见转好,黄疸已退大半,睡眠、精神、饮食俱佳。惟患儿居家路远,就诊未易,乃改以丸方缓图。

处方　胡桃肉15克,红枣(去核捣烂)15克。上药共研细末,用茵陈蒿15克煎汤为丸。分为10份,每服1份,1日2次。

四诊　上方连服4料。两旬后来院复查,诸悉均退。肝功能复查正常。黄疸指数10U。体检:肝于肋下未触及,肝区叩痛、压痛均消失。患儿恢复健康。

按语　黄疸之分阴阳,始于元代罗天益。本例起病之初属于阳黄,病延两月,湿浊久稽,阳气已衰,黄疸转为晦黯不泽,四肢厥冷,阴寒之象显露。《临证指南医案》说:"阴黄之作,湿从寒化,脾阳不能化湿,胆液为湿所阻,溃于脾,浸淫肌肉,溢于肌肤,色如熏黄。故阴黄之治,宜取温化。温脾用茵陈理中,温肾取茵陈四逆。"本例元阳式微征象已露,而湿热尚未退净,故以健脾温肾为主,佐用清利,扶正而不留邪,阳气来复,湿亦分化,使滞着之黄,如烟消云散。

验案二

徐某,女,8岁,

病起已20天,自觉全身不适、乏力,纳减,腹胀,溲黄,寒热往来,曾作疟疾治疗未效,因病情日渐加重而转来县院。查患者神识清楚,寒热往来,热盛寒轻(40.1℃),脘腹胀满,目睛黄,小溲黄赤,大便秘结,舌苔薄腻而黄,脉弦数。肝剑下4cm,肋下2.5cm,质地Ⅱ°,有压痛。腹部叩诊见移动性浊音。又作血生化检查,确诊为急性病毒性肝炎。中医诊断为黄疸,辨证:邪毒居于少阳表里之间,湿热稽留阳明胃肠内外,幸素体壮实,虽病延两旬,正气未衰,与邪毒抗争剧烈,治宜和解表里,清腑利湿,以奋力逐邪,取茵陈蒿汤合柴芩、四苓主之。处方:柴胡9克,黄芩9克,苍术9克,茵陈30克,猪茯苓各9克,生山栀9克,夏枯草15克,泽泻9克,陈皮6克,车前子9克,生大黄(后下)9克。

上方连服三天,寒热减轻,小便增多,大便通调,腹胀渐松,饮食增加,减少柴芩用量为各6克再进。

续服四天,身热已平,黄疸大减,腹部移动性浊音消失,肝肋下1.5厘米,舌苔仍薄腻微黄。后于原方去柴胡、大黄,加减调治1个月,症状消失,血生化及体检均正常而告愈。

按语 茵陈蒿汤为阳明病湿热郁蒸主方,吴鞠通用于阳明温病,外闭发黄,内闭腹满,内外皆闭,势不可缓之候,为泻火逐湿之法;柴芩相伍,可解少阳结热;四苓为五苓去桂枝之辛温,但取利水渗湿之功,三方合用,驱邪热外达,逐湿毒下泄,为少阳阳明同病,湿热胶结不解之重剂。本病例为湿热黄疸重证,素体壮实,正气未衰,能毒者以厚药,故但以驱邪为要,热势衰退后,仍续搜湿热余邪,除恶务尽,终成全功。

第四节 病毒性脑炎

病毒性脑炎是由病毒感染所引起的脑实质炎症。临床表现与病变的部位、范围及程度有关,其症状及体征多种多样,轻重不一。分类方法不统一,可按病因学、症状学、定位体征或病理形态学等进行分类。根据其流行情况的不同可分为两大类,一类是虫媒性的急性流行性脑炎,主要包括流行性乙型脑炎、森林脑炎;另一类是不经虫媒传播的原发性病毒性脑炎,又称急性散发性脑炎。本文所论述的范围为急性散发性脑炎。

由于可引起急性散发性脑炎的病毒众多不一,故本病发病季节、年龄较为分散。多为散发病例,偶见某些病毒所造成的流行发病。

本病属中医温病、急惊风等范畴,以精神症状为主要表现者可归属于癫狂。

【病因病机】

本病为外感温热病毒所致。

因其所感温热病毒有异,故其所受也有所不同。虽然其感受的途径不一,但多自口鼻而入。病毒侵袭小儿,自口鼻而入者,多先犯于肺卫,而见畏寒、发热、鼻塞、流涕等症;由口而入者,则多先犯于脾胃,可见恶心、呕吐、腹痛、腹泻等症。嗣后,多因患儿正气不足,或素体痰湿内蕴,邪毒内陷心肝脑窍,发生本病。

现代研究表明,引起急性散发性病毒性脑炎的病毒较多,临床以肠道病毒(ECHO病毒、柯萨奇病毒)、流行性腮腺炎病毒、腺病毒、单纯疱疹病毒、带状疱疹病毒、流行性感冒病毒、EB病毒、淋巴细胞脉络丛脑膜炎病毒等较为常见。

病变脏腑在心、肝、脑窍:急性散发性病毒性脑炎的病变脏腑主要在心、肝、脑窍。

痰、热是本病的基本病机:本病发生后,痰热相结,热炽生惊动风,痰鼓蒙闭清窍,因而患儿除发热、头痛、项强外,随之心神失主,肝风妄动,轻则嗜睡、烦闹,重则昏愦不省、频频抽搐。若热势不炽,证以痰浊为主,蒙闭心窍,阻滞脑络,以致神识迷乱,则可无以上盛之象,反见精神异常,如抑郁呆滞,喃喃自语,或狂躁不宁,毁物哭喊等,也有如癫痫样作者。痰阻经络,则血行不畅,肢体失用,可见肢麻无力,行走不稳,甚至瘫痪。

总之,病机以热、痰为主。偏热者易致内陷内肝,导致昏迷抽风;偏痰者则属无形之痰蒙心阻络,以致精神异常,肢体失用。

温邪为患、却无卫气营血传变,是本病的特征:本病病因为外感温热病毒,但常无温疫卫气营血传变的典型特征,如痰热互结者,证如温病气营两燔,但多无疫邪一方受病的特性,也不一定按卫气营血传变。且整个病情表现轻重差别较大,轻者有发热或不发热、头痛、嗜睡、精神失常等症,2周左右可获痊愈;重者发热、昏迷、抽搐,病后可留下各种后遗症。

【诊断要点】

一、西医诊断要点

1. 有各种致病病毒感染的流行病学特点。

2. 发热,头痛,呕吐,幼婴前囟饱满,可有烦躁、嗜睡,或表现其他各种精神症状或抽搐。症状及体征表现多种多样,轻重不一。

3. 脑脊液中细胞数大多在$(10\sim500)\times10^6/L$,蛋白轻度增高,糖一般正常。脑脊液病毒分离对明确诊断及病原有价值。

二、分型分期

1. 按病变的部位、范围、程度分为3型

(1)弥漫型:弥漫型脑膜脑炎,可有大片软化灶,脑室变窄或消失。常先有轻度的全身不适,很快出现昏迷、惊厥,可发热,病程1~2周。

(2)脑干型:主要病变分布于中脑、桥脑及延脑,由于脑组织水肿使脑干体积增大而质软。常以面神经瘫痪、呛咳、吞咽困难、肢体麻木、无力等为首发症状,还可有动眼神经麻痹、假性球麻痹的表现,脑脊液压力常在正常范围内。

(3)假肿瘤型:在广泛的脑膜脑炎基础上,在脑内形成肿块样的局灶性病变。常有头痛、呕吐、肢体活动差或瘫痪、失语,或以精神症状为主要表现,可出现局灶性神经系统症状,很快出现颅内高压征。

2. 不同病毒所致脑炎的表现有所不同

(1)肠道病毒感染:好发于夏秋季,可能出现麻疹样或水疱样皮疹,或类似细小瘀点。脑脊液检查见白细胞计数上升较高,早期以中性多核白细胞为主,以后则以单核细胞为主,可分离出有关病毒。

(2)流行性腮腺炎脑炎:多见于冬春季,常伴腮腺肿大。脑脊液糖定量可降低,可分离出腮腺炎病毒。

(3)腺病毒性脑炎:多见于冬春季,常先出现呼吸道感染。7型腺病毒感染引起的脑炎,表现为发热、嗜睡、神志模糊、共济失调、面神经瘫痪、踝阵挛、腱反射消失、双侧巴宾斯基氏征阳性。

(4)单纯疱疹病毒与带状疱疹病毒性脑炎:无明显季节性,有时可见疱疹。单纯疱疹病毒性脑炎的脑部病变较严重,脑脊液白细胞增多,早期以中性多核白细胞为主,以后则以单核细胞为主,糖定量可降低,病毒分离阳性率不高,但可见到核内包涵体。并可测出抗单纯疱疹的 IeM。

(5)流行性感冒病毒感染:多见于冬春季,有流行病史。起病时突发高热,四肢酸痛、头痛、全身乏力等症状明显。发生脑炎时常见一侧或两侧的强直性瘫痪。

(6)传染性单核细胞增多症:病原是 EB 病毒。发病无明显季节性,约 5%～7%的患者可见脑、脑膜、脊髓、颅神经和周围神经单独或合并受累,出现各种奇异的神经症状及体征。

(7)淋巴细胞脉络丛脑膜炎:发病无明显季节性,以大龄儿童多见,先出现上呼吸道感染症状,多数在进入恢复期后体温复升,同时出现中枢神经系统症状及脑膜刺激征。脑脊液中的细胞以淋巴细胞占绝大多数,预后良好。

三、中医辨证要点

本病病机以痰热壅盛为主。一般发病急,热势炽者,症见热毒炽盛;发病缓,无发热,以精神神经症状为主者,症见痰浊内阻。其神识改变病在心,抽搐瘫痪病在肝。且《素问·脉要精微论》说:"头者精明之府",故神志活动与脑也有密切关系。痰热之邪侵扰脑窍,精明之府失常,引起诸般精神神经病变。所以本病辨证,病机属性辨热炽、痰浊;脏腑分证辨在心、在肝,并均有脑失精明;恢复期、后遗症辨虚、实,虚在阴伤气耗,实在痰阻经络。

【辨证施治】

一、治疗原则

本病急性期热炽者侧重清热解毒,清心凉肝,窍闭者当开窍,抽搐者当熄风。恢复期热邪未清者继肃余邪。若以痰浊内阻为主者,痰阻脑窍以涤痰开窍为主,痰阻经络以涤痰通络为主。总之,以清热、涤痰为两大法则,并开窍、熄风、活血;恢复期正虚者养阴、益气等法可随症选用。

二、分证论治

1. 痰热壅盛证

主症　起病急骤,热势多高,神识不清,或谵语妄动,或昏愦不省,项背强直,阵阵抽搐,唇干渴饮,喉中痰鸣,恶心呕吐,大便秘结或泄泻,舌红绛,苔黄或黄腻,脉数。

治法　清热泻火。

方药　清瘟败毒饮加减。常用药如石膏(先煎)、知母、板蓝根、黄芩、黄连、栀子、天竺黄、浙贝母、银花、生地、玄参、水牛角片(先煎)。

初起畏寒发热、流涕咳嗽,继而头痛呕吐,银翘散加葛根、法半夏、蚤休、板蓝根、石决明、钩藤,冀其病毒达表,汗出而散。若先有腹泻腹痛、恶心呕吐,随即头痛项强,葛根黄芩黄连汤加马鞭草、地锦草、藿香、生薏仁、鸡苏散、陈皮、焦山楂,以清肠化湿,清其本源。

患儿病重,已见神昏谵妄抽搐者,清营汤合羚角钩藤汤,常用药:水牛角、生地、钩藤、黄连、黄芩、龙胆草、连翘、板蓝根、玄参、白僵蚕等。大便秘结者,加大黄、芒硝;喉中痰鸣者,加服猴枣散;昏愦不省者,加服安宫牛黄丸;频频抽掣者,加羚羊角粉、紫雪丹吞服。此期症状凶险,须积极采取中西医综合治疗,以提高生存率,减少后遗症。

经治疗后,神清搐止,热势未清者,仍以清瘟败毒饮减其剂而用之,驱邪务尽。并注意随症渐增养阴生津之生地、玄参、麦冬、石斛等,或健脾助运之党参、白术、茯苓、陈皮、神曲等,以助康复。

2. 痰气郁结证

主症　起病缓慢,神志抑郁,表情淡漠,目光呆滞,喃喃自语,或无由哭闹,饮食少思,小便自遗,肢体乏力,苔白,脉弦滑。也有表现为狂躁者,症见神识昏乱,烦闹不安,目瞪怒视,不知秽洁,善惊易怒,骂詈叫喊,甚至毁物伤人,舌红,苔腻或黄,脉滑数。

治法　涤痰开窍。

方药　涤痰汤加减。常用药如陈皮、半夏、天竺黄、浙贝母、石菖蒲、远志、矾水炒郁金、胆南星、川芎、朱茯神、大青叶等。

偏痰火者,加龙胆草、黄芩、蚤休;躁扰不宁者,加磁石、礞石、牡蛎、石决明;兼抽掣者,加钩藤、天麻、白僵蚕、全蝎等;还可配用中成药,如牛黄清心丸加醒脑净注射液等。

3. 痰阻经络证

主症　神识不清,肢体麻木、瘫痪,或面瘫、斜视,舌紫黯,脉弦滑。

治法　涤痰通络。

方药　指迷茯苓丸合桃红四物汤加减。常用药如半夏、茯苓、天竺黄、胆南星、郁金、川芎、红花、赤芍、桃仁、地龙、枳壳、丹参等。

肢体强直者,加鸡血藤、全蝎、僵蚕、白花蛇;震颤者,加白芍、当归、龟版、鳖甲;多汗者,加龙骨、牡蛎;肉削者,加黄芪、党参;骨槁者,加熟地黄、枸杞子、沙苑子、菟丝子;肢凉者,加桂枝、附片。

临证治疗中,常以涤痰、活血药物合用,日久兼正虚者分别采用补气养血、补益肝肾之剂。早期用针灸、推拿治法,对于促进瘫痪部位恢复功能有益。

【验方偏方】

一、验方偏方

1. 大蒜丸,为胶囊制剂,每次2~3粒,每日3次,30天为1个疗程。用于急性期。

2. 板蓝根注射液　10ml溶于10%葡萄糖液250ml静脉滴注,每日1次,15天为1个疗程。小儿用量酌减。用于急性期。

二、针灸疗法

高热惊厥,针刺大椎、合谷、曲池。痰涎壅盛,针刺丰隆、中脘、膻中。呼吸衰竭,针刺会阴、膻中、中府、肺俞。吞咽困难,针刺天突、内庭、廉泉、合谷。失语,针刺哑门、廉泉、通里、合谷、涌泉。

面瘫,针地仓透颊车,眉梢透阳白,四白透迎香,鱼腰透眉梢,均可配下关、合谷、太阳、后溪、廉泉等穴,每次选用1~2对透穴及远端配穴。震颤,针刺手三里、间使、合谷、涌泉等。上肢瘫痪,针刺瘫3、养老、臂臑等。下肢瘫痪,针刺环跳、承扶、阳陵泉透阴陵泉、昆仑透太溪。尿闭,针刺中极、阴陵泉,或按压利尿穴(神阙与曲骨穴之间正中)持续

1~2分钟。二便失禁,针刺关元、太溪。

【临证备要】

一、辨证思路

痰热壅盛型以昏迷高热为主证,往往起病急,热势多高,以实热证为突出表现,伴大便秘结或泄泻,舌红绛,苔黄或黄腻,脉数。痰气郁结型相对则起病缓慢,热势不高但可见神志抑郁,表情淡漠,目光呆滞等痰阻清窍的表现,舌苔白,脉弦滑。痰阻经络型病在后期,遗留神识不清,肢体麻木、瘫痪或面瘫、斜视等症。

二、诊疗注意事项

1. 解热为先 重点针对壮热的治疗,有助于克服和减轻后遗症的发生。如采用:①清热化痰,清气凉营,凉血解毒等法治疗。②积极应用三宝或选用清开灵、双黄连等中成药的配合治疗。③必要时结合物理降温或其他综合治疗。治疗时对辛温发汗、泻下、利水等法或药物亦须慎用。

2. 通腑泄热 在病毒性脑炎的治疗中,通腑泄热是一种行之有效的治疗方法,它有荡涤实热、降气涤痰、急下存阴等功效。本病用通腑泄热不必以有否便秘为标志,只要邪热炽盛,就可用通腑法。通腑泄热法常用于邪盛极期,既可用于邪在气营阶段,又可用于邪在卫气和营血阶段。邪在卫气时,若热盛见高热、气粗、便秘者,可佐加大黄、瓜蒌仁或凉膈散以通腑泄热;邪在气营时,毒火充斥而见发热、昏迷、抽搐三证俱重者,仅仅运用一般清热、凉营、开窍、熄风之剂难以奏效,因此不论有无腹胀便秘,当用大剂调胃承气汤通腑泄火、软坚润燥;邪在营血时,若毒火燎原而见频繁抽搐、深度昏迷者,可用礞石滚痰丸(《丹溪心法》方)涤痰通下,或用大、小承气汤以通腑泄热、急下存阴,且有"存得一分津液,便有一分生机"之理。若疾病后期出现腹胀明显、矢气不通者,可用少量巴豆壳泡汤内服。

3. 积极应用针灸推拿等外治疗法 病毒性脑炎恢复期部分患儿可见神情痴呆、吞咽困难、失语、手足震颤、肢体瘫痪等症状,如长期不愈,将形成后遗症,治疗困难。此时应积极配合针灸推拿等外治疗法,并加强护理、康复训练,可促进病情更快更好恢复,早期使用,也是提高治愈率、减少后遗症的有效措施。

【验案举隅】

验案一

王某,男,10岁。1968年3月27日初诊。

起病于3月23日,自称头昏头痛,周身乏力,胃纳不佳,但仍照常玩耍。25日晨,患儿突然神识昏迷,小便失禁,牙关紧闭,两手抽搐,乃急诊住入某院。入院第3天,昏迷益深,呼吸急促,体温高达40℃,口冒白沫,病情危重,急邀会诊。

体检 颈项及四肢强直痉挛,瞳孔不散大,对光调节反射消失,腹壁、提睾反射消失。克氏征(+),戈登氏征(+),巴宾氏征(+),脑膜刺激症状明显。脑脊液检查:潘氏试验(+),细胞数$50 \times 10^6/L$,氯化物128mmol/L,糖4.4mmol/L。血:白细胞$13.7 \times 10^9/L$,中性0.81,淋巴0.19。

诊断为急惊风(病毒性脑炎)。病由温邪化火生痰,逆传心包,蒙蔽清窍,而为神昏痉厥,痰涌气促,舌苔垢腻。证属温邪夹痰,充斥肆虐。治以宣窍豁痰,清瘟败毒,辅以荡涤导滞。

处方 (1)苏合香丸,1丸,捣细为末,用鲜石菖蒲20克捣汁,分4次鼻饲灌入。

(2)生石膏(打碎先煎),姜川连2克,陈胆星3克,天竹黄6克,远志3克,竹沥、半夏各10克,明矾0.6克,郁金10克,地龙10克,全蝎尾1对,焦山栀10克,茯苓12克,枳实10克。每剂煎至300ml,分6次鼻饲灌入,每次约50ml,每隔3小时1次。

二诊(3月28日) 患者服药后6小时,下秽臭黏腻粪便颇多,当即手足渐能活动,能无意识喃喃自语。今晨神志渐清,能与家人答话,口关已开,瞳孔对光调节反射恢复,神经系统病理反射仍为阳性,脑膜刺激症状存在,喉头已无痰声,体温降至37.8℃,舌苔垢腻已化。阳明腑证实热虽平,而痰热仍蒙蔽清窍,营分壮热未解。还当清营泄热,辅以豁痰宣窍之品。

处方　(1)紫雪丹 1.2 克,分 4 次服,每隔 3 小时 1 次,温开水送下。

(2)银花 12 克,连翘心 10 克,明玳瑁 5 克,山栀 10 克,干菖蒲 3 克,丹皮 5 克,川连 1.5 克,远志 5 克,天竹黄 5 克,郁金 3 克,明矾 0.6 克。煎服法同前。

三诊(3 月 29 日)　病情好转,体温正常,神识渐清,能指出某处疼痛,但未能准确表达,脑膜刺激症状仍存在,不能自动吞咽,饮食、服药仍需鼻饲。乃痰热未清,宗原意损益。

处方　(1)紫雪丹 1.2 克,服法同前。

(2)银花 15 克,连翘心 10 克,明玳瑁 5 克,山栀 10 克,干菖蒲 3 克,丹皮 5 克,川连 1.5 克,远志 5 克,天竹黄 5 克,郁金 3 克,明矾 0.6 克。煎服法同前。每日 1 剂,连服 2 日。

四诊(3 月 31 日)　患儿神志已清,检查合作,能自进饮食,脑膜刺激症状及神经系统病理反射均已消失,唯舌苔灰而燥,质绛而干。乃温邪伤阴,余焰未息之象,应于苦泄清营之中,参以甘寒泄热之品。

处方　川连 1.2 克,丹皮 5 克,赤芍 10 克,银花 10 克,连翘心 10 克,玄参心 12 克,天花粉 12 克,干菖蒲 3 克,天麻 3 克,钩藤 10 克,明玳瑁 3 克。每日 1 剂,连服 3 日。

五诊(4 月 3 日)　神志清晰,食欲良好,能起床大小便,病理征象完全消失,亦无后遗症状。再以原意增进养胃育阴之品服用。

处方　川连 1.2 克,鲜生地 10 克,粉丹皮 5 克,赤芍 10 克,山栀 10 克,川石斛 10 克,银花 10 克,连翘 10 克,玄参 10 克,钩藤 10 克。

服药 2 剂后,调养数日。4 月 11 日痊愈出院。

按语　患儿证属春温,邪毒化火生痰,逆传心肝,发为急惊风,症见发热、神昏、抽风三大症。究其病理,如《幼科铁镜·阐明发惊之由兼详治惊之法》所说:"热盛生风,风盛生痰,痰盛生惊。"治惊之法:"疗惊必先豁痰,豁痰必先祛风,祛风必先解热。"故以清热、熄风、豁痰为主要治疗方法。开窍成药,初用苏合香丸,取其辟秽豁痰之功胜,痰浊下泄,则神明有主,后以清营泄热为主,则改用紫雪丹。本例煎服方法,1 日 6 次分服,亦值得注意,若以常规日服 2 次,则药力不逮。

验案二

赵某,女,16 个月。

骤起发热,稍咳流涕,至晚呕吐一次,旋即昏迷抽搐,高热不退。查脑脊液:潘台氏试验(+),细胞数65个,培养无细菌生长。以解热豁痰,平肝熄风法治疗3天,颈项强急、四肢频搐已减。惟不时手足蠕蠕颤动,面色苍灰,眼睑略浮,大便溏泄,指趾青紫不温,神识昏愦,呼吸浅促,舌苔干白,脉象细数,身热仍炽(40℃上下)。诊断为病毒性脑炎,浮阳欲脱证。

缘由体禀不足,暑风挟痰浊内闭厥阴,阳气欲败,有内闭外脱之险,所幸身热尚高,冷汗未见,正气尚存一息,急进温阳益气,固元镇逆,豁痰宣窍之剂。

处方 黄厚附块5克,东北参5克,煅龙牡各25克,胆星5克,竹黄5克。水煎服。另:羚羊角粉、明雄黄各0.6克,分两次冲服。

服药1剂,证情稳定,抽掣减少,面有活色,续服2剂,身热下降(38℃),神志已清,能啼叫呼号,自动吞咽,肢端青紫消失,颤动停止。左半肢体偏废,不能自动转侧,乃以风痰留络,予通络活血剂及针灸治疗,共住院45天,痊愈出院。

按语 本例始为急惊风,后以手足蠕蠕颤动、抽掣及面灰、便溏、肢冷、吸吸浅促、脉息细数,断其转为慢惊,以正虚为本,因虚生风,阳气欲脱。当即转予扶元固本,佐以镇逆平肝,豁痰宣窍之品,挽其元阳。阳气回服,暑热亦退。甘温能除大热,扶正可以达邪,于此可见。

第五节 流行性脑脊髓膜炎

流行性脑脊髓膜炎简称流脑,是由脑膜炎双球菌引起的化脓性脑膜炎。临床以突然发热、头痛、呕吐,皮肤黏膜出现瘀点、瘀斑,脑膜刺激征为主要表现。本病可在冬春季节流行,目前以散发为多。10岁以下的儿童易患本病,6个月~2岁发病率最高。暴发型病死率高。

本病属中医春温、温疫范畴。

【病因病机】

本病为感受温疫时邪所致。温疫时邪侵袭人体,首犯肺卫,速传入里，则表里俱热，卫气同病。疫邪化火，侵入营分，伤及心肝则见壮热、烦躁、神昏、抽搐；入血动血则见皮肤瘀斑、鼻衄吐血、阴血暗耗。

少数患儿起病急暴，疫邪直迫营血，逆传心包，内陷厥阴，则见神昏、抽搐；或由于邪毒炽盛，壅塞三焦，可表现为热深厥深的闭证；若正气不支，阳气暴脱，可见面色青灰，四肢厥冷，大汗淋漓，脉微欲绝的脱证。

【诊断要点】

一、西医诊断要点

1. 症状和体征 潜伏期1～7天，一般为2～3天。

(1) 普通型：占90%。分3期。

①上呼吸道感染期：大多数无症状，部分病人表现为鼻炎、咽炎或扁桃体炎。此期传染性最强。

②败血症期：突发高热，恶心呕吐，年长儿常诉头痛，婴幼儿易发生惊厥。皮肤黏膜出现瘀斑，以颈、背、胸、腹部、大腿内侧最多见。多数病人于1～2天内发展为脑膜炎。此期血培养多见阳性。

③脑膜炎期：高热持续，头痛欲裂，频繁呕吐，烦躁或嗜睡，重则昏迷、惊厥。脑膜刺激征阳性。婴儿表现为拒乳、凝视、惊跳、尖叫、前囟饱满。此期脑脊液呈典型的化脓性改变，且细菌培养阳性。

(2) 暴发型：可分3型。起病急骤，病势凶险，病死率高，不及时抢救可于24小时内死亡。

①休克型：多发生于2岁以下的婴幼儿，起病急，休克多在24小时内发生。高热、呕吐、惊厥，短期内皮肤瘀点迅速增多、扩大并融合成大片瘀斑。循环衰竭症状由轻到重，早期面色苍白，唇周、肢端紫绀，皮肤潮湿发花，肢冷，脉细速，呼吸急促，血压下降等。休克加重，血压测不出，心率快且心音低钝，尿量减少或无。脑膜刺激征大多缺如，脑脊液多正常，血培养多为阳性，易并发DIC。

②脑膜脑炎型：多见于年长儿。剧烈头痛，频繁呕吐，烦躁不安，迅速昏迷，反复惊厥，易出现脑疝，导致呼吸衰竭。

③混合型：兼有休克型和脑膜脑炎型的临床表现，病情更为严重。

(3)慢性败血症型：罕见，主要见于成人。不规则发热、皮疹、关节肿痛、脾肿大，白细胞增高，血培养可呈阳性。

2. 理化检查

(1)血象：白细胞总数明显增高，以中性粒细胞为主。

(2)脑脊液检查：早期改变不大，脑膜炎期脑脊液外观混浊或脓性，压力增高，白细胞数明显增高，以中性粒细胞为主，蛋白明显增多，糖量减少，涂片可找到细菌，培养阳性。

(3)细菌学：皮肤瘀点及脑脊液沉渣涂片检查均可找到脑膜炎双球菌，其阳性率大约为50%~70%。血及脑脊液培养可获阳性。

(4)血清学检查：对流免疫电泳、反向间接血凝、乳胶凝集、酶联免疫吸附试验、葡萄球菌A蛋白协同凝集反应等方法，可检测患者血清或脑脊液中的抗原，阳性率高，有助于早期快速诊断。

3. 并发症 本病并发症较少见。临床偶见变态反应性关节炎、眼结膜炎、视神经炎等。婴幼儿易并发硬膜下积液或脑室炎。

4. 诊断要点

诊断：一般可依据流行情况，临床症状和体征做出初步诊断。确诊依据为皮肤瘀点或脑脊液涂片阳性；血或脑脊液培养阳性；血清学检查阳性。

二、中医辨证要点

凡在冬春季节，突然见到发热、头痛、呕吐、皮肤瘀点、瘀斑，甚则昏迷、抽搐，可考虑流脑。流脑属温病，虽可按卫、气、营、血的病变规律辨证，但由于本病传变快，临床常表现为卫气同病、气营（血）同病，重证易出现内闭外脱之证，临证当应辨清。内闭主要指邪毒内闭心包和内陷肝经，证见神昏惊厥、牙关紧闭、角弓反张。外脱主要是正虚阳气外脱，证见面色苍白、大汗淋漓、四肢厥冷、脉微欲绝。

【辨证施治】

一、治疗原则

本病治疗以清热解毒为主。病在卫气，清解尤宜辛凉透表，使邪从外泄。病在营血,清热解毒重在清营凉血,以安神明之府。气营同病,气营两燔,则宜内清外透,以凉气血。若邪闭心包,急宜清心开窍;肝风内动,更当凉肝熄风。若邪陷正脱,以救脱为先,待脱固逆回再行解毒。

总之,在整个疾病的治疗过程中,始终以解毒为第一要务;同时,温毒化火,最易伤阴动血,又须时时顾及养阴凉血。

二、分证论治

1. 急性期

（1）卫气同病证

主症　发热恶寒,头痛项强,恶心呕吐,口渴烦躁,或嗜睡,精神不振,或见皮肤瘀点,舌质红,苔薄白或薄黄,脉浮数或滑数。

治法　清热解毒,疏表达邪。

方药　银翘散合白虎汤加减。常用药如银花、连翘、板蓝根、葛根、薄荷（后下）、竹叶、生石膏（先煎）、知母、黄芩。

头痛剧烈加菊花、钩藤、白芷；呕吐频繁加玉枢丹冲服；嗜睡加郁金、菖蒲；斑疹明显加赤芍、丹皮。

（2）气营两燔证

主症　壮热神昏,头痛剧烈,颈项强直,呕吐频繁呈喷射状,口渴唇干,或烦躁谵妄,前囟凸起,四肢抽搐,皮肤瘀斑明显,大便干结,小便黄赤,舌红绛,苔黄燥,脉弦数。

治法　泄热解毒,清气凉营。

方药　清瘟败毒饮加减。常用药如生石膏（先煎）、知母、银花、龙胆草、黄芩、山栀、丹皮、生地、玄参。

频繁抽搐加羚羊角、钩藤、石决明；神昏加菖蒲、郁金、连翘；皮肤瘀斑、鼻衄出血加赤白芍、紫草、茜草、白茅根；喉中痰鸣加鲜竹沥、猴枣散；大便秘结加生大黄、玄明粉。

（3）毒邪内闭证

主症　病势急暴,突然高热,剧烈头痛,反复呕吐,神昏谵语,抽搐频繁,颈项强直,角弓反张,面红气粗,喉间痰鸣,皮肤瘀斑紫黯,或鼻衄吐血,舌红绛,苔黄干,脉弦有力。

治法　清热解毒,开窍熄风。

方药　清瘟败毒饮合羚角钩藤汤加减。常用药如生石膏(先煎)、知母、黄芩、黄连、龙胆草、钩藤(后下)、石决明(先煎)、丹皮、菖蒲、郁金、羚羊角粉(另冲)。

痰多加鲜竹沥或猴枣散冲服;抽风不止加全蝎、蜈蚣、僵蚕,另服紫雪丹;昏迷加服至宝丹,或用醒脑静静脉滴注;大便干加生大黄、玄明粉。

(4)正虚外脱证

主症　高热骤降,体温不升,大汗淋漓,面色青灰或苍白,四肢厥冷,神志模糊,精神委靡,呼吸微弱,口鼻气凉,紫斑成片,皮肤花纹,口唇爪甲青紫,舌质紫黯,脉微欲绝。

治法　回阳救逆,益气固脱。

方药　参附龙牡救逆汤加减。常用药如红参(另煎)、制附子、煅龙骨(先煎)、煅牡蛎(先煎)、桂枝、麦冬、五味子、生甘草。

舌质紫黯,唇甲青紫,加丹参、红花;神志模糊加菖蒲、郁金。

(5)气阴两虚证

主症　身热已退,或低热起伏,或夜热早凉,神疲气弱,肌肉酸痛,甚则肢体筋脉拘急,心烦易怒,口干舌燥,纳谷不香,容易出汗,舌红少津,或光剥无苔,脉象细数。

治法　养阴益气,清解余热。

方药　生脉散合大补阴丸加减。常用药如西洋参(另煎)、太子参、麦冬、五味子、生地、白芍、炮鳖甲(先煎)、当归、甘草。

低热不退加地骨皮、青蒿;汗多加黄芪、牡蛎;纳少加焦山楂、麦芽、神曲;肌肉酸痛、筋脉拘急,加鸡血藤、丝瓜络、木瓜;心烦易怒加竹叶、决明子。

2. 后遗症期

(1)阴虚风动证

主症　偏瘫拘急,瘫痪无力,皮肤干燥,或有低热,或角弓反张,或失语失音,目睛直视呆滞,舌謇而缩,或弄舌吐舌,舌绛少津、苔光剥,脉弦数而细,指纹细红而紫。

治法　滋阴养血,柔肝熄风。

方药 大定风珠加减。常用药如白芍、地黄、麦冬、阿胶、火麻仁、五味子、鸡子黄、赤芍、丹参、木瓜、地龙、钩藤、龟版、鳖甲、牡蛎、炙甘草。

(2)风痰阻络证

主症 喉中痰鸣,舌謇失语,肢体不利,神识失清,苔滑腻或厚腻,脉濡湿,指纹滞。

治法 搜风通络,化痰开窍。

方药 导痰汤合牵正散加减。常用药如胆南星、枳实、半夏、茯苓、石菖蒲、地龙、乌梢蛇、陈皮、甘草、蜈蚣、全蝎。

(3)血虚瘀阻证

主症 半身不遂,面色不华,四肢欠温,舌淡有瘀紫,脉细涩,指纹淡滞。

治法 益气养血,活血通络。

方药 补阳还五汤加减。常用药如黄芪、当归、赤芍、地龙、川芎、桃仁、桑枝、侧柏叶、红花。

【验方偏方】

1. 黄连6克,黄芩、黄柏、山栀各9克。水煎服,每日1剂。用于流脑火邪壅盛三焦者。

2. 龙胆草3～12克,生地10～15克,生石膏(先煎)10～60克,石决明(先煎)15～30克,川连3克,连翘、黄芩、丹皮、赤芍、知母各10克,生甘草5克。水煎服,每日1～2剂。(极期一般每日2剂,每剂煎2次,每隔6小时服药1次,昏迷者以鼻饲灌入。用于流行性脑脊髓膜炎的气营两燔证。

【临证备要】

一、辨证思路

1. 辨别卫气营血证候 由于本病起病多急,变化迅速,临床上卫气营血各证的界限常不明显,往往卫气未尽,已见营血。一般卫分证有:恶寒发热,无汗或少汗,鼻塞流涕,头痛咽痛,项强不适。气分证有:

壮热烦渴,头痛呕吐,项强目直,谵妄欲惊,皮肤斑疹隐现。营分证有:壮热神昏,躁扰抽搐,项背强直,斑疹显露,舌红绛苔黄。血分证有:全身瘀斑成片,甚则吐血衄血,身热不已,口渴唇焦,烦躁神昏,牙关紧闭,角弓反张,抽搐频频,舌干绛无津。

2. 掌握内闭外脱表现　内闭主要指热闭心包和内陷肝经。证见:高热、烦躁、昏迷、抽风、呼吸气粗或不规则,肢冷而胸腹灼热,强直拘急,舌红绛、苔黄燥少津,脉沉实有力。外脱主要指阳气外脱。证见:发热或有或无,大汗或冷汗,面色苍白,神识朦胧,虚烦躁动,肢体弛缓软弱,舌淡、苔灰黑而滑,脉微欲绝。

二、诊疗注意事项

1. 邪在卫气　早截其势:流行性脑脊髓膜炎属于中医春温、温疫之类,其病证经过基本符合卫、气、营、血的发展规律,同时具有肝经淫热的证候表现,重症者传变迅速,易于出现逆险证候。病初,虽与一般外感热病之卫分表证相似,但往往头痛、项强、呕恶等肝经风热征象较为明显,并较快进入气分。若用药过于轻清,则难以遏其邪势。邪在肺卫,主方取银翘散,银花、连翘用量偏大,常加葛根解肌达表;蔓荆子、菊花、钩藤清肝祛风;竹茹、黄芩清肝和胃。诊断明确,证情发展较快者,可早加生石膏、山栀、龙胆草等截其邪火。

2. 气营两燔　解毒泻肝:流脑病人气营两燔,邪火充斥肆虐,以清气凉营,泻火解毒治疗,常取清瘟败毒饮加减。但《疫病篇》指出:"疫证循衣摸床,撮空理线,此肝经淫热也。肝属木,木动风摇,风自火出。"流脑患者头痛如劈,呕恶频频,项强痉厥,昏谵躁动等症,无不与肝火上炎,肝木犯胃,热盛动风有关。从疫证肝经淫热证治角度可用清瘟败毒饮加龙胆草。

3. 血热发斑　凉散可安:流脑热入营血,常以神昏、舌绛、动血为主要表现,并可呈现气阳虚证候。流脑出血,以肌衄为主,小者为瘀点,大者为瘀斑,可成片密布。斑疹系热盛迫血妄行,兼夹瘀滞,取凉血散瘀消斑治疗,有满意的效果。

【验案举隅】

验案一

高某,男,5岁。

因急起高热,头痛如劈,颈项强急,喷射状呕吐1天而急诊收住入院。查患者肌肤灼热(39.8℃),有汗而热势不降,神识昏糊,口中喃喃谵语,手足躁动不宁,皮肤散在瘀点,舌苔黄燥,舌质绛,脉洪数。克氏征(+),布氏征(+),巴宾氏征(+)。经血、脑脊液化验检查,诊断为流行性脑脊髓膜炎,重症型。中医诊断为温疫。证属气营两燔,扰乱神明,当即予中药两清气营,清心泻肝治疗。处方:(1)生石膏45克,知母9克,银花15克,连翘15克,龙胆草12克,生地12克,黄芩9克,山栀9克,石决明30克,赤芍9克,玄参12克,甘草4.5克。二剂,每剂煎2次,6小时服1次。(2)局方至宝丹二粒,每次半粒,打碎和入水药服。

次日上午,患者热势仍炽,神识未清,仍谵语躁狂不宁,服药时需二人按压手足,一人插胃管灌药方能服入。观患者舌苔焦黄,大便数日未更,拟师仲景通下泄热法釜底抽薪直折扰乱心神之邪火。方(1)去连翘、赤芍,加生大黄(后下)9克,玄明粉12克(冲服)。二剂,每6小时服1次。

上方服用1天,下臭秽大便数次,高热骤退,神识清楚,安宁,能起坐。续予方(1)出入,减轻用量,服用4天,痊愈出院。

按语 何秀山云:"胃之支脉,上络心脑,一有邪火壅闭,即堵其神明出入之窍,故昏不识人,谵语发狂,大热大烦,大渴大汗,大便燥结,小便赤涩等症俱见。"治以白虎合调胃承气"一清胃经之燥热,一泻胃腑之实火"。《伤寒论》亦有承气解胃热扰乱心神之谵语、心烦明文。故易方白虎清上,承气泄下,果得三焦火势骤衰,神明复安,危象豁然而解。正如吴又可所曰:"承气本为逐邪而设,非专为结粪而设。"

验案二

姚某,男,18个月。

起病3天,发热,头痛,恶食。昨日全身出现大量瘀斑及休克,在当地抢救,休克纠正后转来本院。查患儿神清,项强,全身皮肤密布瘀点、瘀斑,右下肢膝关节以下皮肤全部紫黑,右足枯黑。克氏征(+),布氏征(+),巴宾氏征(±)。查血:白细胞 $15.8×10^9$/L,中性 0.74,淋巴 0.24,单核 0.02。诊断为流脑(暴发型)。辨证为热入营血,络伤血溢,治以清营凉血,活血散瘀。药用:板蓝根、玄参、生地、赤芍、当归、麦冬、竹叶各 10 克,丹皮 6 克,黄连、生甘草各 3 克。服药 2 天,头痛、项强、发热已解,瘀斑色转红活。加重化瘀消斑,上方去板蓝根、竹叶,加紫草 10 克,红花 5 克。此方增损,连服 10 余日,瘀斑色渐转淡,范围缩小,右下肢正常肤色日渐向下延伸。后全身瘀斑尽退,惟右下肢瘀斑退至足部时,4、5 趾已完全坏死,手术切除二足趾。共住院 25 天,痊愈出院。

按语　流脑热入营血,常以神昏、舌绛、动血为主要表现,并可呈现气阳虚证候。流脑出血,以肌衄为主,小者为瘀点,大者为瘀斑,可成片密布。斑疹系热盛迫血妄行,兼夹瘀滞,取凉血散瘀消斑治疗,血热发斑凉散可安,故能有满意的效果。

第六节　流行性乙型脑炎

流行性乙型脑炎是感染流行性乙型脑炎时邪(流行性乙型脑炎病毒)引起,以高热、抽搐、昏迷为特征的急性传染性疾病。简称乙脑或乙型脑炎。本病的发生多在 7、8、9 月盛夏时节,具有明显的季节性。自幼儿至老年均可发病,10 岁以下小儿容易发生,尤以 2～6 岁儿童发病率高,且有较强的传染性。本病轻症,治疗及时,预后良好;重症患儿,发病急骤,疾病传变迅速,容易出现内闭外脱、呼吸障碍等危象,急需抢救,即使存活,往往留有后遗症,甚至造成终生残疾。

本病为发于夏日之温疫,属于中医学暑温范畴。温病学对于暑温又有"暑风"、"暑痉"、"暑厥"等病证名,分别以其临床证候特点命名,暑风者手足搐搦而动,暑痉者颈强、角弓反张,暑厥者必见手足逆冷。

【病因病机】

流行性乙型脑炎发生的原因,为感染流行性乙型脑炎时邪,与蚊虫的孳生和传播密切相关。中医学认为,本病病因属于暑温时邪范畴,故病发于夏至之后。夏季暑气当令,暑为阳邪,伤人最速,且小儿发病容易、传变迅速,如《温病条辨·解儿难》所说:"小儿肤薄神怯,经络脏腑嫩小,不奈三气发泄,邪之来也,势如奔马,其传变也,急如掣电。"所以,本病急性期按照温病卫、气、营、血规律发展变化,但传变迅速,卫、气、营、血的界限常不分明,多表现为卫气同病、气营同病、营血同病。其主要病理变化,从急性期到恢复期、后遗症期,又围绕着热、痰、风的演变与转化。其主要病变脏腑,急性期在肺、胃、心、肝,恢复期及后遗症期在脾、肝、肾。

卫气营血传变:小儿脏腑柔嫩,肌肤薄弱,容易感受暑温时邪而发病。其发病之后,急性期疾病变化不外卫、气、营、血的传变规律。暑温时邪由皮毛而入,病在卫分,首先犯肺,表热蒸盛,肌表不宣,见发热恶寒,头痛颈强。邪正相争,正不压邪,暑邪由表入里,传入气分,肺热燔炽、胃气上逆、肝火上炎,症见壮热无汗或少汗,头痛剧烈,呕吐频繁,嗜睡或烦躁不宁,四肢抽搐。邪势盛则暑邪进一步侵入营分,心肝俱病,暮热早凉,神识昏迷,四肢抽掣、厥逆。再传血分,伤津劫液,耗血动血,昏不知人,舌质绛干,吐衄出血,甚至出现呼吸不整,内闭外脱。暑温时邪邪毒炽烈,伤人最速,既病之后又传变迅速,卫、气、营、血传变并不遵从"卫之后,方言气;营之后,方言血"的一般规律。往往卫表未解,气热已炽;气热方燔,营分已灼;营热正盛,血分已伤。所以,本病在临床上常见为卫气、气营、营血同病的病理变化,不可拘执于逐一传变,而认证耽延。

热痰风演变:流行性乙型脑炎性属暑温,常见惊风证候,其病变机理,自始至终,又不离乎热、痰、风的演变。本病急性期以高热、抽风、昏迷为主症,是热、痰、风的典型证候。热证,在本病初为卫表郁热,继而内犯为里热,循气、营、血分传变;痰证,因热炼津液而生,无形之痰蒙蔽心神、有形之痰壅于肺咽;风证,外风初郁于表,继则因邪热化火动风、邪陷心肝生风。急性期热、痰、风三者非分别为病,而是相合肆疟,如《幼科铁镜·阐明发惊之由兼详治惊之法》所说:"惊生于心,痰生于脾,风生之肝,热出于肺,此一定之理也。热盛生风,风盛生痰,痰盛生惊,此贼邪逆克必至之势。"急性期过后,邪势虽减,而气阴耗伤,证候转为以虚为主或虚实夹杂,但仍不离热证、痰证、风证之候。恢复期、后遗症期之热证,由于热伤阴液而内生虚热,或卫阳亏损、营阴失藏,营卫不和而生热;痰证由于急性期痰蕴未消,热未清者痰火内扰,热已消者痰浊内蒙;风证或因风窜络脉气血痹阻,或因热伤气阴血燥风动。

总之,流行性乙型脑炎属急性热病,邪盛毒深,病势急而病情重,病机变化复杂。临床要掌握急性期卫气营血与热痰风二者病理变化的规律,恢复期、后遗症期热痰风证的虚实特点,则可以举其纲、张其目,辨病识证,于复杂的病变中抓住要领。

【诊断要点】

一、西医诊断要点

1. 有明显的季节性,发生于7、8、9月3个月。

2. 发病大多急骤,初期发热无汗,头痛呕吐,嗜睡或烦躁不安,婴儿囟填,颈项抵抗感或强直,可见抽搐。

3. 多数患儿发病3天后进入极期,持续高热,嗜睡昏迷,频作抽搐。极重型患者还可出现邪毒内闭、气阳外脱的变证,产生脑疝、呼吸衰竭等危症。

4. 病程至10天后,多数进入恢复期,身热下降,神志渐清,抽搐由减轻至停止,逐渐向愈。但是,部分患儿仍可有不规则发热,意识障碍,吞咽困难,四肢僵硬,失语,失明,耳聋等症状。

5. 少数患儿发病1年后仍有智力障碍,躁扰多动,肢体瘫痪,癫痫发作等,称为后遗症期。

6. 神经系统检查:患儿肌张力增强,有不同程度的脑膜刺激征及锥体束征。

7. 实验室检查:①血象检查:白细胞总数多在5日内增高,一般在$(10\sim20)\times10^9$/L,中性粒细胞增至80%以上。②脑脊液检查:早期压力增高,白细胞计数多在$(50\sim500)\times10^6$/L,分类以淋巴细胞为主(早期以中性粒细胞为主),蛋白轻度增高,糖与氯化物正常。③补体结合试验:乙型脑炎病后2～5周内阳性;血凝抑制试验发病5天后出现阳性,第2周达高峰。

二、中医辨证要点

流行性乙型脑炎以热、痰、风辨证为纲,急性期同时辨卫、气、营、血,全病程结合虚实、表里辨证。

1. 辨别热证 初期以表热证为主,发热恶寒,头身疼痛,颈强不舒。但初期后阶段很快转为里热证,即由卫分证转气分证,其壮热不退,神烦嗜睡,颈项强直,恶心呕吐。极期热证表现气营两燔,持续高热,神昏谵语,项强抽搐,脉象洪数。极期后阶段热入营血,热势朝轻暮重,胸腹灼热,舌质绛干。恢复期热证多属虚热,阴虚发热者低热延绵,颧红烦闹,口干舌红;营卫不和者低热起伏,汗出不温,面白神萎。

2. 辨别痰证 急性期痰证主要辨无形之痰与有形之痰。无形之痰的主证是心神失主,表现为烦闹、嗜睡、谵妄,重者昏迷不醒;有形之痰的主证是痰壅咽喉,其痰闻之有声、吐之可见,重者与昏迷同见,随时有痰堵窒息之虞。急性期重证患儿往往痰蕴未解,因而神识未能复明,恢复期、后遗症期痰证主要辨痰火与痰浊。痰火证见躁扰不宁,哭闹不安,舌红苔黄腻;痰浊证见痴呆,失语,吞咽困难,喉中痰鸣。

3. 辨别风证 风证的主要表现为抽风。在流行性乙型脑炎疾病的不同阶段,风证的起因不同,临床表现也有区别。初期邪在卫分,可为热扰风动,抽风于热势高时发作,为时短暂,一般发作1~2次,发作后神志清醒,是为外风;初期后阶段至极期邪入气分,高热不退,常因邪热炽盛,肝风内动,颈项强直,牙关紧闭,肢体反复强直性抽搐,甚至角弓反张;极期邪入营血之后,热盛阴伤,邪陷心肝动风,表现双目上翻,牙关紧闭,颈项强直,四肢抽动,其昏迷较气分加深,抽搐力度较前减轻、持续时间延长,且反复发作。恢复期及后遗症期的风证,其实证因暑风窜络痹阻气血,证见强直性瘫痪或癫痫发作;其虚证因气阴亏损血瘀筋脉失养,证见肢体不用、肌肉萎软。

【辨证施治】

一、治疗原则

流行性乙型脑炎的治疗以清热、豁痰、开窍、熄风为法则。急性期以解热为先，暑邪在表，宜清暑透表，佐以芳香化湿，使邪从外泄；暑邪入里，宜苦寒清热，佐以通腑泄热；邪郁化火，入营入血，则宜苦寒合咸寒清营泻火。结合痰证、风证，施以开窍豁痰，镇惊熄风等法。恢复期及后遗症期治以扶正祛邪：余邪未尽，虚热不退，治以养阴清热或调和营卫；痰蒙清窍，神识不明，治以豁痰开窍或泄浊醒神；内风扰动，肢体失用，治以益气活血祛风或搜风通络舒筋。

二、分证论治

1. 初期、极期（急性期）

（1）邪犯卫气

主症　突然发热，微恶风寒，或但热不寒，头痛不舒，颈项强硬，无汗或少汗，口渴引饮，常伴恶心呕吐，或见抽搐，神烦不安或嗜睡，舌质偏红，舌苔薄白或黄，脉象浮数或洪数。

治法　辛凉解表，清暑化湿。

方药　偏卫分证用新加香薷饮加减。常用药如香薷、连翘、金银花、淡豆豉、扁豆花、厚朴。

胸闷作呕，舌苔白腻，加白蔻仁、藿香、佩兰化湿和胃；表证明显加荆芥、鲜荷叶、西瓜翠衣、菊花解暑透热；颈项强直加葛根、僵蚕、蝉蜕解痉祛风。如卫分证未除，气分热已盛，选用银翘白虎汤。

偏气分证用白虎汤加减。常用药如石膏、知母、生甘草、大青叶、黄芩、玄参、钩藤、僵蚕、竹茹、藿香。

汗出热不解，神疲嗜睡，加佩兰、滑石、菖蒲清暑化湿；腹满苔腻加苍术、厚朴燥湿除满；热盛便秘加大黄、全瓜蒌通腑泄热，或用凉膈散表里双解。

（2）邪炽气营

主症　壮热不退，头痛剧烈，呕吐频繁，口渴引饮，颈项强直，烦躁不安，或神昏谵语，四肢抽搐，喉间痰鸣，呼吸不利，大便干结，小便短赤，舌质红绛，舌苔黄腻，脉数有力。

治法　清气凉营，泻火涤痰。

方药　清瘟败毒饮加减。常用药如生石膏、水牛角、生地、知母、丹皮、黄连、黄芩、菖蒲、大青叶、甘草。

头项疼痛,哭吵不安加杭菊花、僵蚕、蔓荆子解热止痛;呕吐频繁加生姜、竹茹和胃止呕;抽搐频繁加羚羊角粉、钩藤,合安宫牛黄丸清热镇惊;喉间痰鸣,烦躁谵语加天竺黄、鲜竹沥,合猴枣散化痰开窍;高热,腹胀,便秘,加生大黄、玄明粉泻火通腑;口干唇燥,小便短赤,加用鲜生地、西瓜汁清暑生津。面白肢厥,呼吸不利加独参汤益气固脱;汗出如珠,脉微欲绝加参附龙牡救逆汤以回阳救逆。

(3)邪入营血

主症　热势起伏不退,朝轻暮重,神识昏迷,两目上视,口噤项强,反复抽搐,四肢厥冷,胸腹灼热,二便失禁,或见吐衄,皮肤斑疹,舌质紫绛少津,舌苔薄,脉沉细数。

治法　凉血清心,增液潜阳。

方药　犀角地黄汤合增液汤加减。常用药如水牛角、丹皮、赤芍、板蓝根、鲜生地、玄参、麦冬、竹叶心、连翘。

高热不退加龙胆草、黄连清热泻火;频繁抽搐加羚羊角粉、钩藤熄风止痉;喉间痰鸣,神志模糊加天竺黄、菖蒲、明矾、郁金化痰开窍;昏迷不醒加服安宫牛黄丸清心开窍。四肢厥冷,加用参附注射液静脉滴注;脉微细欲绝,加用生脉注射液静脉滴注。

2. 恢复期、后遗症期

(1)阴虚内热

主症　低热不退,或呈不规则发热,两颧潮红,手足心灼热,虚烦不宁,时有惊惕,咽干口渴,大便干结,小便短少,舌质红绛,舌苔光剥,脉象细数。

治法　养阴清热。

方药　青蒿鳖甲汤合清络饮加减。常用药如青蒿、地骨皮、鳖甲、生地、玄参、鲜芦根、丝瓜络、西瓜翠衣。

大便秘结加瓜蒌仁、火麻仁润肠通便;虚烦不宁加胡黄连、莲子心清心除烦;惊惕虚烦加钩藤、珍珠母安神除烦。

(2)营卫不和

主症　身热时高时低,面色苍白,神疲乏力,多汗出而不温,四肢发凉,大便溏薄,小便清长,舌质胖嫩,舌淡苔白,脉象细数无力。

治法　调和营卫。

方药　黄芪桂枝五物汤加减。常用药如桂枝、生姜、白芍、黄芪、白术、大枣、甘草、生龙骨、生牡蛎、浮小麦。

神疲乏力加太子参、怀山药益气健脾；纳呆便溏加鸡内金、焦山楂和胃消食；感寒流涕加苏叶、防风解散表寒。

(3)痰蒙清窍

主症　神识不清，或见痴呆，语言不利，或见失语，吞咽困难，口角流涎，喉间痰鸣，舌质胖嫩，舌苔厚腻，脉象濡滑。

治法　豁痰开窍。

方药　涤痰汤加减。常用药如胆南星、半夏、天竺黄、石菖蒲、陈皮、郁金、枳壳、瓜蒌皮。

四肢抽搐加全蝎、蜈蚣、僵蚕镇惊熄风。痰涎壅盛，喉间痰鸣，可用礞石粉2份、月石粉1份、玄明粉1份，混匀，每服1～3克，1日3次，以泄浊化痰。

(4)痰火内扰

主症　嚎叫哭吵，狂躁不宁，手足躁动，或虚烦不眠，神识不清，咽喉干燥，口渴欲饮，舌质红绛，舌苔黄腻，脉数有力。

治法　涤痰泻火。

方药　龙胆泻肝汤加减。常用药如龙胆草、栀子、黄芩、天竺黄、胆南星、青礞石、当归、生地、白芍、甘草。

躁扰不眠，加生龙骨、灵磁石、远志安神定志；狂躁不宁加朱砂(水飞)0.1～0.2克，每日3次，以镇惊安神。

(5)气虚血瘀

主症　面色萎黄，肢体不用，僵硬强直，或震颤抖动，肌肉萎软无力，神疲倦怠，容易出汗，舌质偏淡，舌苔薄白，脉象细弱。

治法　益气养阴，活血通络。

方药　补阳还五汤加减。常用药如黄芪、当归、鸡血藤、川芎、红花、赤芍、桂枝、桑枝、地龙。

肢体强直加白芍、生地、乌梢蛇滋阴祛风；肢体震颤加阿胶、鳖甲、鸡子黄养血熄风；肌萎瘦削加人参、茯苓、五加皮补气生肌。并结合中药外治、针灸、推拿等方法治疗。

(6)风邪留络

主症 肢体强直瘫痪,关节僵硬,或有角弓反张,或有癫痫发作,舌苔薄白,脉细弦。

治法 搜风通络,养血舒筋。

方药 止痉散加味。常用药如蕲蛇(或乌梢蛇)、全蝎、蜈蚣、僵蚕、地龙、当归、生地、白芍、红花、鸡血藤。

角弓反张加葛根、钩藤舒筋活络;癫痫发作加羚羊角粉、胆南星、天麻、钩藤熄风定痫。

【验方偏方】

一、药物外治

安宫牛黄丸 1 粒,大黄苏打片 10 片。加入温水 100ml 溶解,作保留灌肠 15~20 分钟。用于急性期腑实高热,神昏抽搐。

二、针灸疗法

1. 体针 急性期取百会、风府、风池、大陵、后溪、涌泉、气海。用泻法,据症情可留针 20 分钟至 4 小时不等。高热加曲池、大椎、委中,委中以三棱针点刺出血,余穴用凉泻法,留针 20 分钟;昏迷加十宣、印堂,均刺血,气海以艾卷雀啄灸,直至神志清醒;抽搐加水沟、身柱、合谷、太冲,用泻法,持续运针至搐止,并留针 2~4 小时以防复发;呼吸衰竭可深刺会阴、涌泉两穴,并大幅度捻转提插,持续运针 15~20 分钟;循环衰竭以艾条灸百会、气海两穴,使局部皮肤灸起小泡,内关穴,取平补平泻法,持续运针 15~20 分钟;尿潴留加关元、曲骨、三阴交,其中关元可透曲骨穴,反复施以泻法,亦可应用震颤法,取三阴交穴,平补平泻法,须针至有尿感后出针。治疗间隔视病情而定,轻者每日 2~3 次,重者 6 小时 1 次。原则上在第 1 次针刺体温下降后,再施第 2 次针灸治疗。

恢复期、后遗症期取大椎、曲池、足三里、四神聪、风池。针刺平补平泻法。舒筋活络,行气化滞。用于肢体不用。

2. 头针 运动区、舞蹈震颤区、语言区、感觉区。配合体针:失语加哑门、廉泉、通里;角弓反张加神门、筋缩、内关、大陵、肾俞;肌肉痉挛,肢体瘫痪,针刺曲池透少海,阳陵泉透阴陵泉;阴虚内热加三阴交、大钟、水泉。实证用泻法,虚证用补法。1日1次,7日为1疗程,间隔2~3日,再作第2个疗程。

三、推拿疗法

1. 掐天庭,掐人中,掐老龙,掐端正,掐二人上马,掐精宁,掐威灵,捣小天心,拿曲池,拿肩井,拿委中,拿昆仑。每日1~2次,连续1~2天。镇惊熄风。用于急性期高热抽搐。

2. 清心经,清肺经,清肝经,推上三关,退六腑,清天河水,按天突,推天柱,推脊,按丰隆。清热豁痰,清心开窍。用于急性期神识昏迷。

【临证备要】

一、辨证思路

1. 邪犯卫气的辨识 以下两方面表现有助辨证:①常突然出现卫气分证候,如发热口渴喜饮,恶心欲吐;②暑热上扰清窍之证出现早,如头痛嗜睡、项强等。

2. 邪炽气营和邪入营血的辨识 若患者有急惊风的热、痰、惊、风四证,尤其以壮热持续不退,颈项强直等为主者,则为邪炽气营;患者既有急惊风的热、痰、惊、风四证,且壮热起伏不定,有衄血、便血、呕血及舌红绛而干,脉沉伏等,则邪已入营血。

3. 正虚邪恋的辨识 部分患儿经积极治疗后,病情得以进入恢复期。其在病程较长的基础上,若:①有潮热,五心烦热,舌红少苔脉细数等,则为阴虚内热之证。②有汗出甚多,面色白少华,神疲乏力,舌淡等,则为营卫不和之证。③若以语言障碍或神志异常为主,则为痰蒙清窍之证。④若以肢体颤动、强直等活动不利等为主,则为气虚血瘀或风邪留络证。

二、诊疗注意事项

1. 重视清解热邪 因本病以外感暑邪为患,整个疾病过程中主要以急惊风的热、痰、惊、风四证为主,而其中以暑热壅盛极为重要,因此,重点针对壮热的治疗,有助于克服和减轻其他三证及后遗症的发生。如采用:①清暑解表,清气凉营,凉血解毒等法治疗。②积极应用三宝或选用清开灵、双黄连等中成药的配合治疗。③必要时结合物理降温或其他综合治疗。因暑多夹湿,故在治疗本病时应注意适当佐以芳香化浊之法;且暑多耗伤阴津,"留得一分津液,便有一分生机",故治疗时对辛温发汗、泻下、利水、燥湿等法或药物亦须慎用。

2. **通腑泄热** 通腑泄热法具有荡涤实热、降气涤痰、急下存阴等功效。在暑温的治疗中,用通腑泄热不必以有否粪结为标志,只要邪热炽盛,就可用通腑法,此即"温病下不厌早"之意。通腑泄热法常用于邪盛极期,既可用于邪在气营阶段,又可用于邪在卫气和营血阶段。邪在卫气时,若热盛见高热、气粗、便秘者,即可佐加大黄、瓜蒌或凉膈散以通腑泄热;邪在气营时,若毒火充斥而见痰热风三证俱重者,使用一般清热、凉营、开窍、熄风之剂难以奏效,不论有无腹胀便秘,当用大剂调胃承气汤通腑泄火、软坚润燥;邪在营血时,若毒火燎原而见频繁抽搐、深度昏迷者,可用礞石滚痰丸(《丹溪心法》方)涤痰通下,或用大、小承气汤以通腑泄热、急下存阴,且有"存得一分津液,便有一分生机"之理。若疾病后期出现腹胀明显、矢气不通者,可用少量巴豆壳泡汤内服。

3. **恢复期内治与外治疗法的关系** 小儿暑温恢复期多见神情痴呆、吞咽困难、失语、手足震颤、肢体瘫痪等症状,如长期不愈,将形成后遗症,治疗困难。药物内治固然重要,积极应用针灸推拿等外治疗法,并加强护理、康复训练,可促进病情更快更好恢复,因此,应当中药内治与多种外治疗法配合,早期使用。这是中医治疗本病的一大特色,也是提高治愈率、减少后遗症的有效措施。

【验案举隅】

验案一

向某,男,3岁。因高热、嗜睡伴呕吐3天,于1982年7月15日入院。

体温40.5℃,嗜睡状,左上肢小抽搐,瞳孔等大等圆,颈硬,克氏、布氏、巴氏征阳性。腰穿脑脊液压力高,色清亮,镜检:白细胞$0.13×10^9$/L,淋巴细胞39%。周围血象:白细胞$18.7×10^9$/L,中性88%,淋巴12%。舌红,苔黄稍腻,脉象数疾。以辛凉芳香之剂,清泻阳明暑热。生石膏(先煎)100克,银花10克,知母10克,大青叶10克,板蓝根15克,黄连5克,黄芩6克,青蒿6克,佩兰6克,钩藤10克,全蝎5克,羚羊角(磨水,冲服)2克,安宫牛黄丸1粒(分两次服)。2剂,每6小时服药1次,结合冷敷。

第2日,体温开始下降至39℃,神识转清,仍有时嗜睡,左上肢仍间断抽搐。继续守原方,加蜈蚣两条,改服紫雪散2支,又服2剂。

17日患儿神识转清,无嗜睡症状,体温下降至38℃。原方续服1剂,紫雪散2支。18日体温降至38℃以下,肢体无抽搐,神识清楚。后以竹叶石膏汤化裁清其余热,痊愈出院。(舒友元.加味白虎汤治疗流行性乙型脑炎78例临床观察.湖南中医学院学报,1993;13(1):34.)

按语 《幼科铁镜·阐明发惊之由兼详治惊之法》对本病的治疗提出"疗惊必先豁痰,豁痰必先祛风,祛风必先解热,解热必先祛邪"的理论,拟定清热、豁痰、开窍、熄风四大治疗法则。本例患儿因高热、嗜睡伴呕吐,辨证为邪犯卫气而偏于气分证,故方选白虎汤加味,方中生石膏、知母清气分之热,黄连、黄芩清泻心肝之火,大青叶、板蓝根清热解毒;石菖蒲开窍醒神;因嗜睡明显,加郁金以开窍醒神;因上肢间断抽搐,加羚羊角、蜈蚣、全蝎、钩藤以解痉缓急、平肝熄风;因神昏,加安宫牛黄丸以清心开窍。

验案二

张某,男,6岁。1980年8月9日入院。

发热头痛2天,伴呕吐,项强,神昏谵语,四肢抽搐,舌质红,苔少而黄燥,脉洪数。测T 40.2℃。查血血红蛋白98g/L。白细胞21×10^9/L,N 90%,L 10%。脑脊液:清晰,细胞360×10^6/L,多核细胞为60%,潘氏试验+,蛋白600mg/L。辨证为热入营血,治宜清气凉血,解毒熄风。方选白虎汤合清营汤加减:生石膏(先煎)40克,水牛角粉(冲)10克,玄参12克,生地12克,连翘12克,葛根12克,板蓝根15克,金银花15克,钩藤10克,蜈蚣2条。日2剂,水煎,分4次鼻饲。同时配合西药对症治疗。

8月10日,仍壮热,神昏抽搐不止,T 40.5℃。邪热仍在气营不解。以上方石膏加大至60克,日2剂,配合安宫牛黄丸鼻饲。

8月12日,热势较前下降,呕吐及抽搐减少,惟昏迷不醒,舌红,苔黄燥而少,脉沉数,发病后未大便,按压腹部可触及干燥粪块。再通其腑,以冀热得下行。处方:生石膏(先煎)60克,知母6克,水牛角粉(冲)10克,玄参12克,生地12克,连翘12克,麦冬12克,钩藤10克,蜈蚣2条,板蓝根15克,大黄(后下)10克,芒硝(溶)10克。日2剂,水煎分4次鼻饲。

次日大便两行,质略溏,T38.1℃,神清,且能进糜粥。后以三甲复脉汤加减调治而愈,无后遗症。(冯步珍.辨证治疗小儿流行性乙型脑炎115例.陕西中医,1990;11(7):301.)

按语 本例患儿辨证为热入营血,系流行性乙型脑炎邪盛极期的危重证候,多由邪炽气营转变而成,亦可由邪犯卫气证直中。治以清气凉血,解毒熄风。方选白虎汤合清营汤加减:方中生石膏、水牛角粉、玄参、生地清营凉血;连翘、葛根、板蓝根、金银花清热解毒;钩藤、蜈蚣解痉缓急。在流行性乙型脑炎的治疗中,通腑泄热是一种较常用的行之有效的治疗方法,它有荡涤实热、降气祛邪、涤痰解毒、急下存阴、釜底抽薪之功效。本病用通腑泄热不必以有否粪结为标志,正如吴又可云:"温疫以祛邪为急,逐邪不拘结粪。"只要邪热炽盛,就可用通腑法以泄火。

验案三

梁某,男,8岁。1974年9月6日初诊。

主诉 高热、头痛2天。

病史 患儿于前天中午突然发热恶风、头痛,体温高达40℃,伴全身乏力,恶心呕吐,在家服用扑热息痛不效,于今天上午来院就诊。现症:壮热面赤,头痛以前额为甚,口渴烦躁,恶心呕吐,胸闷不舒,小便短赤,大便秘结。

检查 体温40℃,热性病容,神志尚清,颈项强直,心肺正常,腹软,无压痛,舌红苔黄腻,脉滑数。布氏征(±),克氏征(±)。脑脊液检查:压力不高,常规检查(—),培养(—);血化验:白细胞7.8×10^9/L,中性77%,淋巴23%。

诊断 中医 暑温(邪在卫气);

西医 流行性乙型脑炎。

治法 辛凉透表,清热解毒。

方药 白虎汤加减。生石膏60克,知母15克,银花30克,连翘15克,藿香10克,佩兰6克,葛根10克,甘草6克。3剂。

9月9日二诊 服上方3剂后,体温降至37.8℃,头痛缓解,呕吐已止,能进饮食,但仍腹胀,大便4天未解,舌质红,苔黄燥,脉沉数有力。此为阳明里热仍实,故合调胃承气汤以通腑泻热。生石膏60克,玄参10克,酒军6克,芒硝4克,银花15克,连翘15克。1剂。

9月10日三诊 药后大便已通,体温降至37.2℃,腹胀消失,精神明显好转,各项活动自如,布氏征(一),克氏征(一),惟仍感口干,不欲食,小便短少,舌红苔花剥,脉细数。

治宜养阴益胃,清热润燥,方用增液汤加减:玄参10克、生地10克、麦冬10克、知母6克、白芍15克、丹皮6克、石斛10克、鲜荷叶15克、炒麦芽15克、甘草6克。服药2剂,胃开进食,尿量渐多,热未再复,病愈出院。(中医儿科学教学病案精选.长沙:湖南科学技术出版社,2000年9月第1版.104页)

按语 患儿发病于盛夏暑季,起病急骤,高热、头痛、呕吐、项强、烦躁不宁,符合小儿暑温的表现。暑温邪毒首犯卫分,故初起有发热、恶风等表证。但邪毒很快进入气分,故随后出现了壮热、烦躁、口渴、脉滑数等气分证。邪毒上扰清空,清窍被蒙,经络不利,故头痛、项强。暑热夹湿阻滞气机,则见胸闷、呕恶、苔黄腻等症。暑邪伤津,腑热燥结,故腹胀便秘,小便短赤。总之,本例是以暑热夹湿外侵,卫气同病为主要病机。治疗应以清热解毒,解表化湿为法,方用白虎汤加减。方中石膏辛甘大寒,以清阳明气分之热;知母苦寒质润,以清热润燥;银花、连翘辛凉透表,清热解毒;藿香、佩兰清暑化湿,和中止呕;葛根解肌生津,舒筋止痛,甘草调和诸药。药后,暑邪清,湿浊化,但腹胀便秘不减,说明阳明里热仍实,故更方调胃承气汤以缓下热结,取釜底抽薪之意。药后,便通症减,惟口干、尿少、不欲食,此乃湿热伤津之故,继以增液汤加味以养阴益胃,清热润燥,终获显效。

第七节 传染性单核细胞增多症

传染性单核细胞增多症是由 EB 病毒引起的急性传染病。临床特征为发热、咽痛、淋巴结肿大、脾肝肿大,周围血液中单核细胞显著增多,并出现异常淋巴细胞。本病一年四季均可发生,但以春秋两季多见。病人及病毒携带者为传染源,直接飞沫传染是主要的传播方式。多见于儿童及青少年,幼儿多呈隐性感染。一般预后较好。

本病属于中医温病、温疫的范畴。

【病因病机】

本病的主要病因是外感温热邪毒,小儿脏腑娇嫩,形气未充,卫外不固,外感温热邪毒由口鼻侵入,首犯肺卫,结于咽喉,故初起可见发热、咽痛、咳嗽、全身不适。邪传入里,热毒化火,则壮热不退,烦躁不安;热伤血络则可见肌衄、鼻衄、血尿等;血热互结,气滞血瘀,可见淋巴结肿大、肝脾肿大,熏蒸肝胆可见发黄;邪陷厥阴可见昏迷、抽搐。后期耗伤气血,可见低热、面色萎黄、体瘦、脾肝肿大等正虚瘀积之证。

本病以卫气营血的规律进行传变,热、毒是主要病因,痰、瘀是主要病理产物。

【诊断要点】

一、西医诊断要点

1. 潜伏期在小儿较短,一般 4～15 天,青年可达 30～50 天。起病急缓不一,前驱期可有上感症状,热程长短不一,症状轻重变化不同。其典型病例有下列几种。

(1)发热:热型不定,39℃左右,一般数日至数周,中毒症状不显著。

(2)淋巴结肿大:全身淋巴结均可肿大,以颈部最多见,两侧不对称,无压痛,不粘连,不化脓。肿大的淋巴结消退很慢。

(3)咽痛:约 80% 的病例有咽痛,呈咽峡炎改变,咽充血,扁桃体肿大，可有渗出物，偶有可拭去的伪膜。重症偶致喉梗阻。

（4）肝脾肿大：1/3病例有肝大，可伴肝炎症状。1/2病例有脾大。

（5）皮疹：10%～15%的病例于病程1～2周出现皮疹，皮疹多样，但以斑丘疹多见，约1周消退。

（6）其他系统症状：偶有脑膜脑炎、脑干脑炎、脊髓炎等神经系统症状；以及心肌炎、肺炎、肾炎等。后期偶见自身免疫性溶血性贫血、血小板减少性紫癜等。

2. 理化检查

（1）血象：白细胞总数增高，亦可正常或降低，单核、淋巴细胞占0.6～0.9，异型淋巴细胞>0.1。

（2）嗜异性凝集试验：疾病早期和4岁以下的幼儿常呈阴性。嗜异抗体的出现与消失在时间上变异很大，故需多次检查。嗜异凝集>1：56为阳性，为防止假阳性，应做豚鼠吸附试验，吸附后在1：40以上有诊断价值。红细胞凝集试验、单点吸附试验可用于快速诊断。

（3）EB病毒抗体测定：特异性IgM型膜壳抗体（IgM-VcA）及用免疫荧光法测定抗早期抗原的IgG型抗体（EA-IgG），在疾病早期出现，可用于本病的早期诊断。

诊断要点：有流行病史及接触史。临床主要症状为不规则发热、咽痛、淋巴结肿大、脾肿大、皮疹等。血象检查中异型淋巴细胞>0.1，即可考虑本病，必要时作嗜异性凝集试验、EB病毒抗体测定以明确诊断。

二、中医辨证要点

凡发热患儿出现全身淋巴结肿大，渗出性扁桃体炎和脾肿大的临床三联症时，结合检查异常淋巴细胞>0.1，就可考虑本病，一般本病急性期属实证，初期多是外感表热实证；中期属里热实证，常表现为热毒型、湿热型，都夹有瘀血的症状，如淋巴结肿大、皮肤瘀点或紫癜，肝脾肿大，鼻衄出血，尿血等。后期由于温病日久，耗伤正气，常表现为正虚瘀结的虚实夹杂证。

【辨证施治】

一、治疗原则

由于本病病程较长，表现形式多样，早期诊断、早期治疗十分重要，在治疗中牢牢抓住清热解毒、化瘀祛痰这一基本大法，不间断用药，除邪务尽，是防止复发、提高疗效的关键所在。

二、分证论治

1. 温毒袭表

主症　发热，微恶风寒，头痛，全身不适，咳嗽流涕，咽红疼痛，颈部淋巴结轻度肿大，或见皮疹隐隐，舌红，苔薄，脉浮数。

治法　疏表达邪，清热解毒。

方药　银翘散加减。常用药如银花、连翘、蝉衣、板蓝根、黄芩、桔梗、薄荷（后下）、玄参、甘草。

咳嗽频作，喉中痰鸣，加桑白皮、葶苈子、杏仁；咽痛明显加射干、土牛膝根；皮疹明显加紫草、荆芥穗、丹皮。

2. 热毒炽盛

主症　壮热不退，烦躁口渴，咽喉肿痛甚则溃烂，头痛剧烈，甚或神昏谵语，颈强抽搐，大便干结，小便黄赤，舌红，苔黄，脉弦数。

治法　解毒利咽，清心开窍。

方药　普济消毒饮加减。常用药如黄连、黄芩、山栀、连翘、白花蛇舌草、射干、玄参、菖蒲、郁金、僵蚕。

颈强抽搐加服羚羊角粉，或另服安宫牛黄丸；皮肤瘀点加丹皮、赤芍。淋巴结肿大加夏枯草、蒲公英；烦躁口渴加生石膏、芦根、竹叶；肝脾肿大加柴胡、赤芍；大便秘结加生大黄、玄明粉；咽喉腐烂加用西瓜霜吹喉。

3. 湿热蕴结

（1）肝胆湿热

主症　发热，食欲不振，恶心呕吐，全身乏力，肢体困重，甚或身目俱黄，肝脾肿大，小便短黄，大便干或溏，舌红，苔黄腻，脉弦滑。

治法　清利湿热,疏肝利胆。

方药　茵陈蒿汤合龙胆泻肝汤加减。常用药如茵陈、青蒿、龙胆草、白花蛇舌草、黄芩、茯苓、柴胡、郁金、陈皮。

恶心呕吐加半夏、生姜、藿香;肝脾肿大加丹皮、赤芍、香附;大便干加大黄。

(2)湿热留阻

主症　稍有浮肿,或肿不明显,小便黄赤短少,甚至血尿,身体困倦,纳谷不香,舌偏红,苔黄腻,脉濡数。

治法　清热利湿,运脾行水。

方药　三妙丸合五苓散加减。常用药如黄柏、苍术、牛膝、薏苡仁、茯苓、泽泻、白茅根、荔枝草、白花蛇舌草。

血尿加小蓟、仙鹤草、丹皮。

4. 正虚瘀结

主症　面色苍白或萎黄,形体消瘦,全身乏力,容易出汗,胃纳不香,淋巴结肿大,肝脾肿大未消,舌质淡紫,脉细涩。

治法　补益气血,活血化瘀。

方药　八珍汤加减。常用药如党参、黄芪、白术、当归、川芎、生地、赤芍、白芍、玄参、牡蛎(先煎)、甘草。

体虚汗多加龙骨、浮小麦;舌光红无苔,脉象细数,加沙参、麦冬、石斛;低热缠绵,夜热早凉加银柴胡、白薇、地骨皮;淋巴结肿大加海藻、昆布;胃纳不香加焦山楂、砂仁、鸡内金;肝脾肿大加鳖甲煎丸。

【验方偏方】

1. 黄芪12克,青黛、紫草、丹皮、黄芩各9克,莪术、当归各10克,桃仁6克。每日1剂,水煎至100ml,分2~3次口服。7~10天1疗程。用于热毒炽盛型。

2. 甘草5克,僵蚕、黄芪、玄参各15克。水煎服,每日1剂。用于正虚瘀结证。

【临证备要】

一、辨证思路

1. 辨证的关键在于分清卫气营血的不同阶段,抓住热毒痰瘀的病机本质,一般病在初期、中期多为实证,恢复期多为虚证,或虚实兼有。

2. 婴幼儿传染性单核细胞增多症症状不典型,以轻症为多,主要表现为发热,且热程短。咽峡炎少见,肝脾肿大不显著,淋巴结肿大发生少,而以颈部成串淋巴结肿大为多。EB 病毒抗体 IgM 阳性及嗜异凝集试验阳性发生低。出现皮疹者多见,且皮疹出现较早,并发症少而轻。预后相对良好。

二、诊疗注意事项

1. 尽管大多数传染性单核细胞增多症呈良性临床经过,具有较典型的临床表现,但本病并发症常见且多样,可累及多种器官、系统。因此,提高对本病并发症的认识有助于减少临床误诊和漏诊。

2. 传染性单核细胞增多症是由 EB 病毒引起的一种急性单核-巨噬细胞系统增生性疾病。临床无理想的治疗药物,以对症治疗为主。近年来西医应用阿昔洛韦治疗,效果仍不满意,且价格昂贵。采用中西医结合的方法治疗本病疗效显著。传染性单核细胞增多症属于中医"温病"范畴,其病机为风热时毒,壅于上焦所致。中药中黄芩、黄连清泻上焦热毒;金银花、连翘疏散上焦风热,清热解毒;陈皮理气而疏通壅滞;玄参清热凉血,滋阴解毒;柴胡疏散风热,并引药上行。诸药合用,共奏清热解毒,疏风散邪之效。现代药理研究,黄芩、黄连、金银花、玄参等对多种细菌病毒均有抑制作用,故能取佳效。

3. 治疗中都必须注意化瘀,使气血疏通,防止病情反复:现代药理研究证明,白花蛇舌草具有增强免疫作用,它能使淋巴组织中网状细胞显著增生,并增强白细胞及吞噬细胞的吞噬功能。黄芩能增强白细胞的吞噬功能并促进淋巴细胞转化,黄芪能增强网状内皮系统的吞噬功能,玄参能延长抗体的存在时间,从而增加机体的抗病能力。

【验案举隅】

验 案

刘某,女,6岁。因全身起皮疹10余天,发热6天,于2003年5月23日入院。

体温39.6℃,烦躁,呼吸急促,全身散在荨麻疹,双侧颈部扪及多个肿大的淋巴结,最大者约4.3cm×2.5cm,质软、边缘光滑,有触痛,舌红苔黄,脉滑数。查体:咽红,扁桃体Ⅱ度肿大,有少许脓性分泌物附着,双肺均可闻及湿啰音,心脏听诊无异常,腹软,肝右肋下3cm,剑下3.5cm,脾左肋下8cm。X线胸片示支气管肺炎。外周血象:白细胞$15.9×10^9$/L,中性粒细胞0.36,单核细胞0.08,嗜酸性粒细胞0.03,淋巴细胞0.53,其中异型淋巴细胞占28%;嗜异凝集试验(一);EB病毒抗体(+)。肝功能:GPT 71.2IU/L,GOP 110.8IU/L,CKMB 25IU/L。诊断为传染性单核细胞增多症。中医辨证为热毒炽盛,血热发斑。治以清热解毒,活血透疹。方选黄芩10克,玄参15克,夏枯草10克,赤芍10克,桔梗10克,白花蛇舌草20克,白茅根30克,白薇10克,甘草6克,柴胡10克,葛根10克,金银花10克,徐长卿10克,紫草10克,牡丹皮10克。

服药2剂,皮疹消退,热减。继续治以清热解毒之法,方选黄芩10克,玄参15克,夏枯草10克,赤芍10克,桔梗10克,白花蛇舌草20克,白茅根30克,白薇10克,甘草6克,牡丹皮10克,青蒿10克,金银花10克,板蓝根10克,枇杷叶15克。再服2剂,热退,咳减,扁桃体脓性分泌物消失,红肿减轻,肝、脾、淋巴结缩小。

继服上方4剂,咳嗽、扁桃体肿大、肺部啰音消失,余症均减。后治以滋阴清热之法,方选黄芩10克,玄参15克,黄芪10克,夏枯草10克,赤芍10克,生地黄15克,麦冬10克,青蒿15克,白花蛇舌草20克,白茅根30克,白薇10克,甘草6克,当归10克,海藻10克,昆布10克。服药6剂。淋巴结最大仅蚕豆大,肝肋下1.5cm,剑下2cm,脾肋下3cm;胸片复查正常,肝功能正常。继服上方,巩固治疗,共8剂,症状消失,出院。随访1个月未复发。(王宗强,等.中医辨证治疗传染性单核细胞增多症46例.山东中医药大学学报,2004;28(4):4)

按语　传染性单细胞增多症病情轻重悬殊,轻型仅表现为咽炎等上呼吸道感染的症状,而典型病例中大部分高热难退,急性期高热持续平均在2周左右,恢复期热退后表现为乏力、食欲不振,持续时间较长,长者可达2~3个月。本病属祖国医学瘟疫范畴,受热毒、疫毒而致病,中医认为瘟疫初起,首先侵犯肺胃,临床表现为发热、咽红肿痛、咳嗽、腹痛、恶心、呕吐、纳呆、便干等。肺胃热盛,高热不解,痰火郁结,则淋巴结肿大。热毒蕴结使气血运行受阻引起血瘀,临床表现为肝脾大,舌质黯红。热毒不解,耗伤津液,出现阴虚火旺证候。热入营血损伤血络,迫血妄行,则皮下出血成为紫癜。瘀血不去新血不生,导致血虚,表现为面色苍白、心悸、舌质淡等症。在气虚的基础上又可以出现气阴两虚,表现为低热、盗汗、舌质红、脉细数。本病的特征是邪毒热久耗气伤阴而正虚,故病程比一般外感病为长,本患儿中医辨证为热毒炽盛,血热发斑,是实热证,治疗法则为清热解毒化瘀;治疗中由于注意化瘀,使气血疏通,防止了病情反复。

第七章 其他病证

第一节 发 热

发热是指体温高于正常标准的病证。小儿腋下体温一般在36～37℃,正常情况下可有一定波动,当异常升高时视为病态。发热可见于多种疾病。其中恶寒发热或但热不寒,或寒热交作、病程较短者,多属外感;低热或潮热、时发时止、来势较缓、病程较长者,多属内伤。外感发热治疗及时,虽壮热而易愈,但外感瘟疫发热愈高病情愈重;内伤发热,体温虽低,但病情多复杂,见效较慢,其预后与患儿正气盛衰关系密切。

对发热古代医家论述较多。《内经·热论》云:"今夫热病者,皆伤寒之类也。"《伤寒论》中亦有许多治疗外感发热的方剂,如麻黄汤、小柴胡汤、白虎汤、竹叶石膏汤等至今仍在临床广泛应用。《小儿药证直诀·诸经发热论治》根据不同的发热特点列温热、壮热、潮热三种证候,其病机归咎为风热,并首列胃气虚热、胃气实热两候,为后世辨邪正虚实奠定了基础。明代吴又可《瘟疫论》认为瘟疫病具有强烈的传染性,从口鼻侵入,治疗原则以祛邪为主,佐以疏利透达,为温病学的发展和儿科传染病的辨证论治开创了先河。清代叶天士《温热论》创立了卫气营血论治体系,《温病条辨》又在其基础上补充了三焦辨证。外感热病的辨证方法至今仍有效地指导着临床。

【病因病机】

根据感邪性质的不同,可分为外感和内伤两类。

一、外感

(一)六淫之邪

小儿肌肤脆薄,形气未充,卫外不固,抗病能力低,且寒暖不知自调,相对成人而言,更易感六淫之邪。此为小儿外感发热最常见的原因。六淫之邪虽可单独侵犯人体,但多合邪为患,六淫之中,风为百病之长,多挟他邪而感人,临床以风寒、风热、暑热、湿热等为常见。

感受风寒:天气骤变,或调护失宜,感于风寒。风寒之邪客于肌表,卫阳被遏,正盛邪实,正邪交争,故恶寒发热。

感受风热:春夏之季,热邪偏盛。风挟热邪侵犯人体,邪在卫表,营卫失和,正邪交争,故发热不恶寒,或微恶风寒。

感受暑热:夏季炎热,酷暑盛行。小儿不避烈日,感受暑热。邪热蒸腾于外,熏灼肌肤,则高热不退。

感于湿邪:长夏季节,暑湿并存。或逢阴雨,或久坐湿地,感受湿邪。积湿化热,湿热淤阻气机,故身热不扬,或午后热重。

(二)疫疠之气

疫疠致病,互相传染,来势凶猛,直侵内脏,故多表现高热不退,神昏抽搐,甚至危及生命。具有发病急,体温高,病情重,症状相似,传染性强等特点。早在《素问·刺法说》中已有"五疫之至,皆相染易,无问大小,症状相似"的记载。《瘟疫论·原序》也说:"瘟疫之为病,非风非寒,非暑非湿。乃天地间别有一种疫气所感。"阐明了疫疠之气乃自然界特有的一种致病物质,与六淫之邪不同。

二、内伤

(一)乳食所伤

小儿脾胃虚弱,且乳食不知自节,若恣食生冷难化之物,损伤脾胃,运化失职,积滞乃成,积而化热胃肠积热,蒸发肌肤,故肚腹热甚,日晡潮热。

（二）惊恐所伤

小儿肝常有余，若突见异物，或耳闻异声，跌伤惊恐等意外刺激，使心气不和，或气郁引动肝火，而致发热。

（三）阴阳失调

阴阳失和，有所偏盛或偏虚，即可发生寒热的变化。阳盛则热，阴盛则寒；阳虚生外寒，阴虚生内热。临床以阳虚发热与阴虚发热为常见。

阳虚发热：多因吐泻日久，或过用寒凉药物，致脾胃阳气受损。虚阳浮越而现发热。多伴两颧浮红，两足逆冷，小便清长，下利清谷。

阴虚发热：小儿体属"稚阴"，复因温热病久治不愈，或因用温燥药过多，而致阴液亏损，阴不制阳，阳气偏盛而发热。临床以潮热盗汗，五心烦热，口燥咽干为特征。

（四）气血虚损

脾气虚弱，气不伏血，浮越于外而发热；素体虚弱，脾失健运，阴化无源，或吐、衄、便血等致阴血亏损，虚热内生而发热。

（五）气滞血瘀

血属阴，气属阳，全身气血阴阳相依相承，气滞血瘀则积热内生。瘀血滞于机体部位不同，而出现不同特点的发热。唐容川说："瘀血在腠理则营卫不和，发热恶寒……在半表半里之间，寒热如疟状……在肌肉则翕翕发热。"内伤与外感诸多因素常互相影响，如乳食内停，积热不化，易感受外邪；发热日久，耗伤气血，正气衰微，更易感外邪；小儿肝常有余，神气怯懦，外感发热热盛易引动肝风，出现高热惊厥；小儿脾常不足，外感发热易影响脾胃，或苦寒药太过，伤及脾胃，致脾虚气弱，运化失职，又可出现发热。

【诊断要点】

一、西医诊断要点

1. 一般肛温超过 37.8℃，舌下温度超过 37.4℃，腋下温度超过 37.5℃，可认为是发热。

2. 临床上按体温高低分为四类热型（均以腋下体温为标准）：①低

热:＞37.8℃＜38℃;②中热:38～39℃;③高热:39～41℃;④极热:＞41℃。

二、中医辨证要点

发热辨证,主要需辨外感与内伤。外感发热起病急,传变快,伴有外感症状,属实证,发热是正邪抗争的表现。阴阳虚衰或亡阴亡阳多在病势急进的过程中突然发生。内伤发热,病程长,热势复杂,伴有内伤表现,多属虚症,发热是元气虚损,阴阳不和的表现。其病势发展及阴阳衰脱的发生较缓慢。

【辨证施治】

一、治疗原则

外感发热为邪气侵袭,治疗以祛邪为主;内伤发热为正气虚损,阴阳失调,治疗以扶正及调和阴阳为主。小儿发病的特点是传变迅速,故治疗小儿发热应果断审慎,力争迅速取效,以阻断病情传变。又因小儿易虚易实,故虽外感实证不可汗下太过,应中病即止;虽内伤气血虚损,不可峻补,以调补为宜。

二、分证论治

1. 外感发热

(1)外感风寒

主症　发热恶寒无汗,头痛身疼,鼻塞喷嚏,鼻流清涕,咳嗽痰清,口不渴,二便自调,脉浮,指纹浮红。

治法　辛温解表。

方药　荆防败毒饮加减。常用药如荆芥、防风、羌活、薄荷、前胡、柴胡、桔梗、枳壳、甘草、生姜。

幼小儿童,寒邪不甚,头不痛则去羌活;咳嗽甚者,加杏仁;舌尖红有化热趋势者,加黄芩;食欲减退者,加炒谷麦芽、焦神曲、焦山楂;素体阳气虚者加党参;素体阴虚者用加减葳蕤汤以解表育阴。

(2)外感风热

主症 发热有汗,鼻流浊涕,面红目赤,口干微渴,咳嗽或咽喉肿痛,唇红,舌红,苔薄黄,脉浮数,指纹浮紫。

治法 辛凉解表。

方药 银翘散。常用药如银花、连翘、竹叶、牛蒡子、薄荷、豆豉、甘草。

口渴甚者,加天花粉;鼻衄者去荆芥,豆豉加侧柏叶、白毛根、栀子;咽喉肿痛者,加马勃、玄参;咳甚者,加杏仁,或改用桑菊饮;大便秘结者,加生大黄。

(3) 感受暑热

主症 壮热心烦,蒸蒸自汗,口渴引饮,头昏,躁扰不寐,或面垢喘咳,或大便秘结,小便短少,面赤唇红,舌红少津,脉浮洪数,指纹青紫。

治法 清热解暑。

方药 清凉涤暑汤。常用药如连翘、青蒿、扁豆、茯苓、滑石、甘草、通草、西瓜翠衣。

热盛渴甚者,加生石膏、人参;呕吐者,加薏仁、佩兰;纳呆者,加炒谷麦芽、焦神曲、焦山楂。属阴暑者,症见发热无汗,恶寒流涕,一身拘急,肢节疼痛,心烦气短,唇舌红,苔白滑。此乃夏暑炎热,小儿避暑贪凉,外邪伤于肌表。阴寒凝迫,阳气不得伸越,故肌肤大热而无汗;邪束肌表,故一身拘急,肢节疼痛;暑邪伤心耗气,故心烦气短;暑多挟湿,故脉浮濡,苔白滑等。治宜透暑解表,方用新加香薷饮。

(4) 感受湿热

主症 身热不扬,日晡潮热,胸痞纳呆,口渴不欲饮,困倦思睡,大便黏稠,小便短赤,舌淡红,苔厚腻,脉濡数,指纹沉滞。

治法 清热祛湿,芳香化浊。

方药 甘露消毒丹。常用药如白豆蔻、藿香、茵陈、滑石、石菖蒲、连翘。

热重于湿者,去石菖蒲,加黄连。湿重于热者,用达原饮加减。

(5) 少阳经热

主症 寒热往来,口苦胁痛,心烦喜呕,咽干目眩,舌淡红,脉弦。

治法 和解少阳。

方药 小柴胡汤。常用药如柴胡、半夏、党参、甘草、黄芩、生姜、大枣。

发热重者,加青蒿;呕吐重者,加藿香、竹茹。

2. 瘟疫发热

(1)邪在卫分

主症　身热微恶风寒,头痛无汗或少汗,口渴或兼咳嗽,舌边尖红,苔薄白,脉浮数。

治法　辛凉发汗。

方药　银翘散。常用药如银花、连翘、甘草、竹叶、荆芥、牛蒡子、薄荷、淡豆豉、芦根。

口渴甚者加天花粉以清热生津;咽喉肿痛加马勃、玄参,以清热消肿;咳嗽重者加杏仁以宣利肺气。

(2)邪在气分

①邪热犯肺

主症　发热汗出,咳嗽喘促,痰稠胸痛,舌红苔薄黄,脉数。

治法　清热平喘。

方药　麻杏石甘汤加味。常用药如麻黄、杏仁、生石膏、甘草、桑白皮、鱼腥草。

②邪热犯胃

主症　壮热汗多,口渴引饮,面赤心烦,舌质红,苔黄燥,脉洪大而滑数。

治法　清胃解热。

方药　白虎汤加味。常用药如生石膏、甘草、知母、粳米。

壮热不已者加羚羊粉,或人工牛黄酌量吞服。

③热结胃肠

主症　发热烦躁,或日晡潮热,时有谵语,肚腹胀痛,便秘或热结旁流,口干,舌红或有芒刺,苔黄燥或灰黑,脉数沉有力。

治法　通腑泄热。

方药　大承气汤。常用药为大黄、枳实、厚朴、芒硝。

(3)邪在营分

主症　发热夜甚,口干唇燥,但不欲饮,心烦不寐或神昏谵语。舌红绛而干,无苔。脉细数。

治法　清营透热。

方药　清营汤。常用药如犀角或水牛角、地黄、玄参、竹叶、银花、连翘、黄连、丹参、麦冬。

神昏谵语热入心包者,宜清心安神,用清宫汤;神昏惊厥,为肝风内动,宜清热熄风,加服紫雪散;舌绛而苔黄者,为气分之邪未罢,邪热又入营分,乃气营两燔证,宜气营两清法,用加减玉女煎;斑疹隐隐,用化斑汤加减。

(4)热入血分

主症　高热不退,昼静夜躁,神昏谵语,斑疹透露,舌紫绛,甚则紫黯而干,或痉挛抽搐,吐血、衄血、便血。

治法　凉血止血、清热解毒。

方药　犀角地黄汤加减。常用药如犀角或水牛角、地黄、玄参、丹皮、白芍、大青叶、紫草、甘草。

斑疹透露者合化斑汤;神昏谵语者,加至宝丹;痉挛抽搐者,加钩藤、地龙、羚羊角粉(吞),另服紫雪丹。

3. 内伤发热

(1)伤食发热

主症　发热以夜暮为甚,腹壁及手心发热,两颧红赤,夜卧不安,纳呆,嗳腐吞酸,胸腹胀满,疼痛拒按,便秘或泻下酸臭。唇红,苔白腻或黄腻,脉沉滑,指纹紫滞。

治法　消食导滞清热。

方药　保和丸加减。常用药如山楂、神曲、半夏、茯苓、陈皮、连翘、莱菔子、青蒿、胡黄连。

呕吐者,加藿香;泄泻者去莱菔子、加炮姜、胡黄连;胸腹胀满疼痛甚者,加厚朴、木香;大便秘结者,合用小承气汤。

(2)惊恐发热

主症　发热不甚,昼轻夜重,伴有面色青黄,心悸,睡梦虚惊,甚则睡卧中手足痉挛,骤然啼哭,舌红,苔黄或黄腻,脉弦数,指纹青紫。

治法　镇惊安神,平肝清热。

方药　镇惊醒脾散。常用药如钩藤、连翘、石菖蒲、茯神、白芍、川贝母、酒黄芩、炒栀子、炒鸡内金、党参、炒枣仁、龙齿、炒麦芽、焦神曲、焦山楂。

(3) 气虚发热

主症　发热,恶风自汗,短气神怯,乏力,便溏,面色萎黄,舌淡而胖嫩,苔薄白,脉虚无力,指纹淡红。

治法　甘温除热、益气健脾。

方药　补中益气汤。常用药如党参、白术、陈皮、黄芪、甘草、升麻、柴胡、当归。汗多者,加龙骨、牡蛎。

(4) 阳虚发热

主症　身热畏寒,四肢厥冷,面色㿠白,两颧发赤,倦卧神疲、口不渴或喜热饮,唇舌淡白,苔白滑,脉沉细无力。指纹青红。

治法　温阳散寒。

方药　附桂理中丸。常用药如党参、干姜、白术、甘草、肉桂、附子。神疲乏力党参易人参;多汗加五味子。若病情进一步发展,出现呼吸短促,大汗如珠,脉细欲绝,甚则抽搐惊厥者,宜回阳救逆,益气固脱,用参附汤加龙骨、牡蛎、五味子。

(5) 血虚发热

主症　发热夜重,头昏眼花,甚则心悸,口渴咽干,面色苍白,眼睑爪甲淡白,大便燥结,苔薄白,脉虚无力,指纹淡红。

治法　养血益气。

方药　圣愈汤加减。常用药:熟地黄、当归、川芎、白芍、黄芪、党参、枳壳。

(6) 阴虚发热

主症　午后发热,五心烦热,两颧潮红,盗汗消瘦,心悸失眠,咽干口燥,舌红,苔少或无苔,脉细数。

治法　养阴清热。

方药　秦艽鳖甲散。常用药如秦艽、鳖甲、当归、银柴胡、地骨皮、乌梅、知母、青蒿、白芍、甘草。

咽喉干燥疼痛者加玄参、麦冬、桔梗;汗多者加浮小麦。

(7) 瘀血发热

主症　入暮发热或自觉发热,头或胸胁刺痛,咽燥而漱水不欲咽,皮肤甲错,面色晦黯,或脱发,舌紫黯边有瘀点,脉涩,指纹紫滞。

治法　活血行气。

方药　血府逐瘀汤加减。常用药如当归、赤芍、川芎、牛膝、桃仁、红花、柴胡、枳壳、甘草、丹参。

因寒而瘀血者加桂枝、羌活；瘀血伴气虚者加党参、白术。

(8)营卫不和发热

主症　发热恶风，汗出热不解，或热势时高时低，身倦乏力或有反复鼻塞流涕等表征，舌淡红，苔薄白，脉浮弱，指纹淡。

治法　调和营卫。

方药　柴胡桂枝汤。常用药如柴胡、桂枝、白芍、法半夏、太子参、生姜、甘草。

汗多者加黄芪、牡蛎、龙骨、五味子、浮小麦；便秘者加当归、肉苁蓉。

【验方偏方】

一、验方偏方

1. 鲜芦根30克(干品10克)，水煎1碗，加白糖适量，随时服。用于外感风热。

2. 白茅根、芦根各15克，葱白3寸，水煎代茶饮。用于外感风热。

3. 鲜菊花根、银花各10克，鲜芦根30克，桑叶、菊花、薄荷、竹叶、荷叶各6克，车前草15克，水煎服。用于外感风热。

4. 白萝卜、青橄榄各适量，炖水代茶。用于外感风热。

5. 淡豆豉9克，葱白5个，水煎服。用于外感风热或风寒感冒。

6. 葱须、香菜根、白菜根各适量，煎水代茶饮。用于外感风寒。

7. 紫苏叶6克，桔梗、甘草各3克，水煎服，用于外感风寒。

8. 白菜茎根1块，生姜3片，红糖60克，同煮热饮。用于外感风寒。

9. 防风6克，砂仁1.5克，藿香3克，生姜1片，水煎，待温服。用于外感风寒挟滞。

10. 党参、白术、茯苓、甘草，按1∶1∶1∶0.5制成糖浆，每次10ml，每日服3次。用于气虚发热。

二、药物外治

外感发热：葱白10克，豆豉6克，共捣如泥，敷两手心4小时。

邪热传里：鸡蛋清2个，白蜂蜜30克，热甚者加大黄末6克，调敷胸口3小时，每日1次。

三、针灸疗法

针刺大椎、风池、合谷、外关穴，配少商、十宣穴。

四、推拿疗法

外感发热：开天门50次，推坎宫50次，揉太阳50次，捏印堂100次，揉外劳宫100次，推上三关200次，推下六腑50次。清肺经100次。热盛加清天河水100次，清肝经100次，掐人中5～7次。高热昏迷加冷水点劳宫50次，打马过天河100次。

【临证备要】

一、辨证思路

1. 小儿外感发热与成人外感发热的异同　相同点：(1)病因病机相同。病因均为感受六淫之邪，或时行疫毒，由口鼻或皮毛而入，侵袭肺卫，致肺气失宣，卫表不和而出现发热、恶寒、鼻塞流涕、喷嚏咳嗽等肺卫表证。(2)治疗方法相同。治疗上都是以疏风解表为基本原则，根据感邪、体质及临床表现不同分别选用辛温解表、辛凉解表、祛暑解表、扶正解表等方法。(3)预后相同。本病不论成人还是小儿，经过及时、积极的治疗后，基本都能痊愈。不同点：(1)小儿外感发热较成人易于发生。这与小儿的生理特点有关，小儿脏腑娇嫩，形气未充，腠理疏薄，肺常不足，卫表不固，寒温不能自调，每遇气候变化、冷暖失常、沐浴着凉、调护不当之时，外邪易于乘虚而入，形成感冒之证。(2)小儿外感风热证多于外感风寒证。小儿为"纯阳"之体、生长发育迅速，饮食以高蛋白、高热量为主，加之调护不当、经常厚衣暖被，易于形成"内热"体质；且小儿"脏腑薄，藩篱疏"，感邪之后易于传变，外感风寒入里化热，或热为寒闭,形成热证或寒热夹杂之证。(3)小儿外感发热常见夹痰、夹惊、夹滞。这与小儿肺常不足、脾常不足、肝常有余的生理特点密切相关。

2. 时邪发热与外感发热辨证的区别 时邪发热与外感发热的区别:(1)发病情况不同。外感发热多发于冬春气候多变时,常呈散发性,病情较轻,症状不重,多无传染性。而时邪发热发病则季节性不强,且有明显的传染性及一定的流行性,起病往往较急,全身症状也重,易于入里化热而变生他证。(2)病因病位不同。外感发热的病因为外感六淫之邪,其中以风邪为主因,病变部位在肺卫;时邪发热的病因为感受时疫之邪,多侵犯肺胃两经。(3)临床表现不同。外感发热临床表现一般较轻,以肺卫表证为主,症见:恶寒发热,有汗或无汗,头身疼痛,鼻塞流涕,喷嚏咳嗽,咽红、咽痒或咽痛,舌红苔薄白或黄,脉浮等;时邪发热肺系症状轻、全身症状重,热毒症状明显,往往初起即为表里同病,症见:高热恶寒,无汗或汗出热不解,目赤咽红,或伴见乳蛾肿痛,头痛,全身肌肉酸痛,嗜睡,或恶心呕吐,舌红苔黄,脉数等。

二、诊疗注意事项

1. 辛温辛凉同用 小儿感冒,易从热化,或热为寒闭,形成寒热夹杂,外寒里热证,因此,单独使用辛温之剂,虽有发汗散寒之功,但易助化热。在这种情况下采用辛温辛凉同用,如寒邪重,辛温应重于辛凉,如热邪重,辛凉应重于辛温,自能热去而不寒,寒解而热不生。若热势较盛,邪有入里之象时,在解表的同时要佐以清热;若咳嗽较著,喉中痰声重浊时,又当佐以肃肺化痰;若伴有食积时,则需助以消导;若发生惊厥,又要散热定惊;如体质虚弱,反复感冒者,又不宜过于发表,而应扶正解表或调和营卫。总之,治疗小儿感冒,在使用汗法的基础上尚需配合使用清热、消导、定惊、补益、和解诸法。

2. 通腑泄热 感冒虽是风邪引起的外感病,但当邪郁化热,寒包热郁,积滞内停时,可以出现里热实证,如高热不退,大便秘结,肚腹饱胀,烦躁不安,咽喉肿痛等症。病机为肺胃有热,腑气不通,表里之气闭郁不宣。此时应用通腑泄热法治疗,药选大黄、枳实、全瓜蒌等配入,可以使大便得通,邪热下泄,表气得宣,里热得除,里热实证可迅速缓解。

3. 暑邪发热的治疗 暑邪发热发生于夏季,由外感暑邪所致。临床以发热,头痛,身重,肢倦,纳呆,苔腻为特征。暑易夹湿,暑湿束表,内困中焦为暑邪感冒的基本病理特点。故治疗暑邪发热当以祛暑解表,化湿和中为基本法则。但具体治法,当视临床见证不同而有所区别。症见汗出溱溱而高热不退,口渴喜饮,面红唇赤,舌质红者为暑热偏盛,治宜清暑解表,佐以化湿,方选新加香薷饮加减;症见身热不扬,面色秽垢,胸闷泛恶,或腹痛吐泻者为暑湿偏重,治宜祛暑解表利湿,方选香薷饮加减。暑为阳邪,易耗气伤阴,如见倦怠乏力,口渴引饮,气短懒言等气阴两伤征象者,应加益气生津之品;暑气通于心,暑热之邪易内传心包,如见心烦不宁,甚或神昏谵语等心神被扰征象者,则应加清心安神等药。此外,还应注意治疗暑重湿轻时,祛湿之品不宜过于温燥,以免燥灼津液,湿从热化;湿重暑轻时,祛暑之品又不宜过于甘寒,以免阴柔碍湿,暑为阴遏。

【验案举隅】

验案一

艾某,男,7个月。1980年5月19日就诊。

患儿发热,微咳,有汗不多,鼻流清涕,曾由家长自予阿鲁片、感冒冲剂、至宝锭等药,症犹未减。今晨起又增目眦红痒,口角流涎,体温仍39℃。查:咽部红肿,舌苔白。证属外感风邪,上犯心肺。治宜祛风邪以解表,清心肺以退热。处方:荆芥穗6克,羌活6克,板蓝根6克,牛蒡子9克,防风6克,黄芩10克,炒知母6克,淡豆豉6克,神曲9克,桔梗6克,杏仁泥6克,淡竹叶6克,生甘草3克。服上药3剂,诸症悉除。(张士卿.中国百年百名中医临床家丛书·王伯岳.第1版.北京:中国中医药出版社,2001:10.)

按语 治疗感冒,以疏风解表为基本原则,临床上常用味辛质轻发散药物组方,使外受之邪从肌表而出。正如《素问·阴阳应象大论》所云:"其在皮者,汗而发之。"本病例外感风邪,上犯心肺。治宜祛风邪以解表,清心肺以退热。给予荆芥穗、羌活、牛蒡、防风等辛温解表药,并加服板蓝根、黄芩、知母等清热解毒之品,在解表基础上,清心宣肺。小儿为稚阴稚阳之体,发汗不宜太过,防止津液耗损。小儿感冒易于寒从热化,或热为寒闭,形成寒热夹杂证,单用辛凉药汗出不透,单用辛温药助热化火,故常以辛凉辛温药并用。

验案二

黄某,女,3岁。2008年4月12日就诊。

发热,鼻塞,流清涕,咽痛2日,小便黄,大便干,舌尖红,苔薄白,脉细数,指纹紫呈风关。曾服复方板蓝根等药物治疗无效。中医辨证为风热感冒,治以辛凉解表,滋阴清热之剂,方用:连翘5克,金银花5克,防风6克,玄参10克,白薇6克,桔梗5克,仙鹤草8克,芦根8克,麦冬10克,生地10克,丹皮5克,甘草3克。每日1剂水煎分2次服。服药2剂后诸症悉除而愈。(陈波.治疗小儿感冒应注意滋阴.中国民间疗法,2002;10(5):8)

按语 感冒是小儿常见的外感疾病,以发热恶寒、头痛、鼻塞流涕为主症。其证热多于寒,纵有寒象亦以寒包热郁者居多。在治疗上,感冒系外感疾病,病在肌表肺卫,属于表证、实证,治以解表为主。根据寒热辨证,治法有辛温、辛凉之别。对小儿风热感冒,在临床辨治中用辛凉解表之剂,再配以滋阴清热之药,能获得较好的疗效,小儿为稚阴稚阳之体,脏腑娇嫩形气未充,五脏六腑之形和气都相对不足,尤其以肺脾肾更为突出。明代名医万全提出"小儿肾常虚"的观点,且在疾病过程中,稚阴未长,故易呈阴亏阳亢,表现为热的证候。若治疗过程中单用辛凉之剂则可更伤阴液,阴伤则阳亢,致热邪亢盛而壮热,配以滋阴清热之品,则阴长而阳充,邪气自退。

验案三

周某,男,10个月。病起于7月份,发热已月余。每日体温稽留于38~39℃,上午较高。西医诊断不明,用过解热药、抗生素等,一无效验。前医投祛暑清热、补中益气剂,杳无声息。诊患儿出汗较多,汗出不温,汗后热势不降,精神较差,入寐时作惊惕,面色㿠白,形体消瘦,食欲不振,口干欲饮,尿多不黄,舌质淡红,舌苔薄白。辨证为营卫不和,气阴两伤,治以调和营卫,温阳固表,养阴清热。处方:炙桂枝1.5克,煅龙牡各20克,白芍12克,天麦冬各10克,炙鳖甲12克,地骨皮10克,六一散10克(包),生姜2片,红枣5枚。

药后次日,身热已降,服药4剂,其间仅有1日停药时体温达

38℃，精神稍好，出汗减少，夜寐偶惊，食欲仍差，饮水减少，鼻流清涕，舌质淡红，苔薄白。阴津回复，气阳未振，藩篱不固，继予益气温阳固表法进之。处方：炙桂枝1.5克，白芍10克，煅龙牡各20克，黄芪10克，炒苍术10克，防风6克，六一散10克（包），生姜2片，红枣5枚。继服4剂，身热已平，出汗不多，精神振作，惟纳谷欠香，再予前法增损调理而愈。

按语　患儿虽口渴、多尿，但出汗较多，乃知非暑伤肺胃之夏季热。其发热不退，肌疏汗泄，为营卫不和之征，故以调和营卫，温阳摄阴为主，初起佐以养阴，津复后配益气固表，均从扶正着手，使气阴回复，营卫调和，则其热自退。

第二节　过敏性紫癜

过敏性紫癜是以毛细血管炎为主要病理的过敏性疾病，以皮肤紫癜、消化道黏膜出血、关节肿痛和肾炎的症状为主要临床表现。常见于儿童，2岁以下的幼儿少见。男性发病约2倍于女性。发病季节以冬春为多，夏季较少。

本病与中医学中阳斑、斑疹、葡萄疫较相似；若出血明显时，可归属于血证中，如衄血、便血、尿血等病证。

由于病程较长，且容易复发，皮质激素虽可以改善症状，但不能防止复发，也不能防止发生肾炎。因此运用中医中药治疗本病的报道日益增多，尤其是对紫癜性肾炎的治疗疗效已有明显提高。

【病因病机】

病因尚欠明了，似与某些致病因素引起的反应有关。其致敏原可能为食物、感染、药物等，但是临床上致敏原常不易肯定。

中医学认为由于感受风热之邪，湿热内蕴，热毒郁蒸于肌肤，与气血相搏，脉络被血热所伤，以致血不循经，溢于脉外，渗于肌肤之间，积于皮下而发为本病，故其病表现为阳证、热证、实证为多。若迁延不已，反复发作则脏腑气血受损，瘀阻脉络，又表现为虚证及虚实夹杂证。故本病初起多系感受外邪,灼伤血络所致,甚则导致热毒内盛,迫血妄行。日久不愈,或反复发作,则又表现为气血虚损,瘀阻脉络。由于小儿形气未充,脏腑娇嫩,经脉未盛,卫外不固,外邪易袭。风热之邪从口鼻而入,与气血相搏,灼伤脉络,血不循经,渗于脉外,溢于肌肤,则出现紫癜。气血瘀滞肠络,中焦气血阻遏则腹痛便血;若风热挟湿,或与内蕴之湿热相搏,下注膀胱,灼伤下焦之络,则尿血;瘀滞于关节内,则关节肿痛,瘀热在里,可使病情反复发作,迁延日久。

六淫之邪易从火化,若热毒内扰,湿热素盛,日久郁热化毒化火动血,灼伤络脉,迫血妄行,血液溢出常道,外渗肌肤则为紫癜;从清窍而出则为鼻衄;损伤胃络,热结阳明则吐血;热邪循胃之脉络上至齿龈则为齿衄;下注大肠或膀胱则便血、尿血等。湿热下注,则下肢浮肿。若热毒炽盛,内迫营血,内扰心神,可烦躁不安,神志昏糊。

正气不足,也是导致紫癜的重要因素。若禀赋不足,或疾病反复发作,气血耗损,虚火内生,瘀阻脉络,脏腑受累,使气不能摄血,脾不能统血,血失统摄,不循常道,溢于脉外,留于肌肉脏腑之间而出现紫癜、便血、尿血等气滞血瘀证。

本病虽然病因多端,但都是病邪侵扰机体,导致血液运行不畅,离经之血外溢肌肤而成。这与西医学认为本病不论何因引起,常有毛细血管脆性增加,血液外渗的病理变化的认识颇相近似。

【诊断要点】

一、西医诊断要点

1. 发病较急,紫癜多见于下肢远端及臀部,分布对称,形状不一,压之褪色,可伴有荨麻疹、血管神经性水肿、腹痛、便血、尿血、关节肿痛。

2. 出血时间、凝血时间、血小板计数正常。

二、中医辨证要点

辨证重在分清病情的表里虚实缓急,以及出血的部位与斑色。早期起病急骤,多属实证,以血热为主。辨证以实热为多,虚证较少。迁延不已,时发时止,多属虚证,以气不摄血为主,也有阴虚火旺者。若有发热,头痛,咳嗽,鼻塞,咽红,乳蛾肿大者,为风热在表所致;若仅有壮热,口渴,便秘,苔黄,脉数者,为里热证。

上部诸窍出血者,多为里热炽盛,迫血妄行,实证居多。若仅下部出血者,多为肾阴亏损,阴虚火动,或湿热下注。紫癜红紫属血热,斑色淡红黯晦属气虚。

【辨证施治】

一、治疗原则

本病治疗具有祛因和消斑两方面,可标本同治,症因兼顾。消斑以凉血止血法为主,对血热壅盛者颇为适宜。然紫癜已成,说明血已离经而成"瘀",故各证的治疗又需活血祛瘀,瘀去方可生新。祛因方面即血热者宜凉血,实者当清热泻火,虚者当滋阴降火,虚实夹杂时应标本兼顾。总之,以顾护正气为本,消除紫癜为标。由于本病常见续发,是标证虽去而内脏功能尚未恢复之故。因此,紫癜消退后仍应继续调治,以期巩固,方能获得远期疗效。

二、分证论治

1. 风热伤络

主症 发热,微恶风寒,咳嗽,咽红,全身不适,食欲不振,紫癜好发于下半身,尤以下肢和臀部为多,常对称,颜色较鲜红,呈丘疹或红斑,大小形态不一,可融合成片,或有痒感,面部微肿,或可见关节痛、腹痛、便血、尿血等症,舌红,苔薄腻,脉浮数。

治法 祛风清热,凉血安络。

方药 银翘散加减。常用药如银花、连翘、牛蒡子、薄荷、升麻、葛根、丹皮、赤芍、生地炭、荆芥炭、炒防风、甘草等。

皮肤瘙痒者,加地肤子、浮萍、赤小豆、蝉蜕;便血者,加木香、苦参;尿血者,加藕节炭、白茅根、大小蓟、旱莲草;关节肿痛者,加秦艽、牛膝、制乳香、制没药。若表证不著,血热已成,用清营汤加减。

2. 血热妄行

主症 起病急骤,出血较重,除皮肤瘀斑成片,斑色深紫,多伴有鼻衄、齿衄等,壮热,面赤,烦躁,口渴,咽干,喜冷饮,大便干燥,小便短赤,舌红绛,苔黄燥,脉弦数或滑。

治法 清热解毒、凉血止血。

方药 清瘟败毒散加减,常用药如水牛角、生地、玄参、丹皮、赤芍、生石膏、知母、黄连、栀子、黄芩、竹叶、连翘、桔梗、甘草等。

皮肤紫癜量多者,加藕节炭、地榆炭、茜草炭、三七粉(吞);鼻衄量多不止者,加白茅根、茜草炭或十灰散(丸)等;齿衄者,加藕节;尿血者,加小蓟、仙鹤草;便血者,加地榆炭;便秘者,加大黄;烦躁不宁、目赤者,加青黛、菊花;热犯营血,邪陷心包,症见神昏谵语者,加服安宫牛黄丸或紫雪散。

3. 胃肠积热

主症 下肢皮肤满布瘀斑紫斑,腹部阵痛,口臭纳呆腹胀,或齿龈出血,大便溏,色黯红或褐紫或便下蛔虫,舌红,苔黄,脉滑。

治法 泻火解毒,清胃化斑。

方药 葛根芩连汤合小承气汤加味。常用药如葛根、黄芩、黄连、大黄、枳实、玄明粉等。

胃热盛者,加生石膏、知母;热毒盛者,加大青叶、焦栀子。为缓解腹痛,加炒白芍、炒延胡索、丹参;为减少出血,可加丹皮、人中白。

4. 湿热痹阻

主症 皮肤紫癜尤多见关节周围,伴关节疼痛,肿胀灼热,四肢沉重,偶见腹痛,尿血,舌红,苔黄腻,脉滑数或弦数。

治法 化湿清热。

方药 四妙丸加减。常用药如苍术、黄柏、牛膝、薏苡仁、白术、木瓜、赤芍、鸡血藤、大黄、紫草、小蓟、石韦。

若湿重肿甚,小便黄赤者,加导赤散。

5. 肝肾阴虚

主症 起病较缓,皮肤瘀斑色黯红,时发时隐,或紫癜已消失,但仍伴有腰脊酸软,五心烦热,潮热盗汗,头晕耳鸣,血尿较长时间不消失,尿检有红细胞、管型及蛋白尿,舌淡红,脉细数。

治法　滋阴益肾,活血化瘀。

方药　茜根散加减。常用药如茜草、水牛角、生地、当归、黄芩、黄连、栀子、女贞子、旱莲草、阿胶、鳖甲、地骨皮、银柴胡等。

尿中红细胞较多,经久不消失者,吞服三七粉、琥珀粉或云南白药;以蛋白尿为主者,加雷公藤多甙片,每日1～1.5毫克/千克。若肾阴虚者,服六味地黄丸或大补阴丸。

【验方偏方】

一、验方偏方

1. 鲜白茅根500克,煎汤代茶饮。用于皮肤紫癜及尿血者。

2. 赤小豆、生薏苡仁、生牡蛎各30克,红枣5枚,生甘草3克,水煎服。用于紫癜关节肿痛者。

3. 防风9克,乌梅6克,生甘草3克,红枣10枚,水煎服。用于紫癜反复发作者。

4. 红枣10枚,煎服,每日3次,或每次250克,煎后分数日服食。用于病程较久的过敏性紫癜。

二、针灸疗法

体针:取血海、三阴交、关元、中极、气海、肾俞等,过敏性紫癜伴尿血实证用泻法,虚证用补法。

【临证备要】

一、辨证思路

1. 辨缓急　本病早期,起病急骤,紫癜色较鲜红者多属实证,见于血热妄行或风热伤络。其中伴有风热表证者为风热伤络;伴有烦闹口渴,便秘尿赤及全身其他部位出血者为血热妄行。慢性者,病程较长,病势缓和,时发时止,多属虚证,见于气不摄血或阴虚火炎。其中伴有气虚证者为气不摄血;伴有阴虚证者为阴虚火炎。

2. 辨虚实　一般急性起病多属风热伤络,血热妄行之实证;起病缓慢或病程迁延者多属气不摄血,阴虚火旺之虚证;实证发病急,病程短,病前1～3周有外感史或伤食史,紫癜色鲜红或紫红,伴鼻齿出血、便血,发热,舌红苔黄腻;虚证起病缓,病程长,反复发作,紫癜色淡红,舌淡红苔薄或花剥,脉细或细数。

3. 辨轻重 一般风热伤络证较轻,血热妄行证较重;急性较轻,慢性较重;出血少者较轻,出血多者较重。

二、论治方法

紫癜虽为出血性疾病,但治疗不能见血止血,以免病因未解不能收效,导致离经之血瘀滞难祛。应当辨其虚实寒热及血瘀,审因论治为主。首先辨清急缓,急性并且出血量多者应首先止血,然后随症治疗;急性病例重在祛邪,风热者疏风清热,血热者清热凉血;慢性病例重在扶正,气虚者益气摄血,阴虚者滋阴降火,伴有血瘀者总需配用活血止血药。病久者应强调虚和瘀的特点,治疗时要扶正与祛瘀相结合。

三、诊疗注意事项

1. 活血化瘀贯穿始终 紫癜为血液不循常道,外发肌肤而成,离经之血便成瘀,瘀血不去,新血不生,因此活血化瘀应始终贯穿于整个治疗过程中,但要慎用温燥、助阳、动血之品如附子、炮姜、水蛭、虻虫之类。单纯气滞血瘀者,可用桃红四物汤加三七、血竭、云南白药等活血祛瘀之品;血热血瘀者,可用水牛角、丹参、生地、丹皮、赤芍、紫草;阴虚血热者,可用玄参、阿胶、生地、白芍;气血两虚血热者,可用熟地黄、当归、川芎、丹参、鸡血藤、桃仁、红花;对于关节肿痛者可加用木瓜、牛膝;腹痛加用青皮、元胡、白芍、生甘草;尿血加用紫草、琥珀、大小蓟。

2. 久病注意虚和瘀 紫癜虽为出血性疾病,但治疗不能见血止血,以免病因未解不能收效,导致离经之血瘀滞难祛。应当辨其虚实寒热及血瘀,审因论治为主。首先辨清急缓,急性并且出血量多者应首先止血,然后随症治疗;急性病例重在祛邪,风热者疏风清热,血热者清热凉血;紫癜治疗日久不愈,应考虑有无瘀血存在,宜行血化瘀,此时可宗缪仲淳治疗血证"宜行血不宜止血"及"无论清凝鲜黑,总以祛瘀为先。"可选择应用桃仁、当归、赤芍、川芎、丹参、三七、乳香、没药、血竭等。病久者应强调虚和瘀的特点,治疗时要扶正与祛瘀相结合。气不摄血证若病程日久,导致肝肾精气亏虚,宜用补天大造丸,常用人参、黄芪、白术、当归、酸枣仁、远志、白芍、枸杞子、熟地黄、龟版、鹿角胶、肉苁蓉、补骨脂、菟丝子等,内有虚热加丹皮、黄柏、知母;四肢不温加附子、肉桂。

3. 辨证与辨病相结合 过敏性紫癜早期多有风热表证,辨证多为风热伤络;病情进一步发展,邪热由表入里,入营入血,迫血妄行,表现为皮肤瘀斑密集,甚则融合成片,色深紫红,或见衄血、便血,辨证多为血热妄行。若伴有关节肿痛,舌红苔黄腻,为夹有湿热痹阻,可加用四妙丸;若伴有腹痛、便血、呕血,为热伤胃络,可用清胃散加减;若有肾脏受损,见肉眼或镜下血尿、蛋白尿,急性期多为热伤肾络,予小蓟饮子加减,病久者多为肾阴亏损,血热稽留,可用知柏地黄丸加减。

4. 并发症治疗 过敏性紫癜肾炎是过敏性紫癜的最严重的一种并发症,也是儿科最常见的继发性肾小球疾病。临床常见症状是血尿、蛋白尿。

(1)单纯血尿:①热伤肾络证见肉眼血尿色鲜红,治疗原则为清热凉血,选方为小蓟饮子合二至丸加减,常用大小蓟、生地、丹皮、淡竹叶、藕节、女贞子、旱莲草、山栀、当归、甘草等。②阴虚内热证见血尿伴阴虚火旺证,治疗原则为滋阴清热、凉血止血,选方为知柏地黄汤加减,常用知母、黄柏、生熟地、丹皮、赤芍、紫草、茜草等。③气阴两虚证见血尿时轻时重伴气阴不足证,治疗原则为益气养阴、凉血止血,选方为大补元煎或生脉饮合二至丸加减,常用黄芪、人参、麦冬、五味子、女贞子、旱莲草、当归、藕节、丹皮、赤芍、紫草等。④脾肾气虚证见镜下血尿为主,治以健脾补肾、养血止血,方选参芪地黄汤或山药饮加减,常用黄芪、人参、生熟地、当归、白芍、藕节、丹皮、赤芍、紫草等。

(2)蛋白尿和血尿:①脾肾气虚证治以健脾固肾、养血止血,大补元煎加减,药用党参、白术、黄芪、茯苓、枸杞、杜仲、生熟地、丹皮、山药、当归、炙甘草等。②气阴两虚证治以益气养阴,方选四君子汤合六味地黄汤加减,常用党参、白术、生熟地、茯苓、山药、山萸肉、丹皮、芍药等。③肝肾阴虚证治以滋养肝肾、凉血清利,方选杞菊地黄汤合二至丸加减,药用枸杞、杜仲、生熟地、丹皮、山药、当归、女贞子、旱莲草等。

5. 临床常见症状辨证加减 ①出血症状明显,皮肤紫癜稠密加紫草、丹皮、藕节炭、茜草炭等；齿衄加焦山栀、茜根草、藕节炭等；便血加地榆炭、槐花、乌梅炭、侧柏炭等；尿血加大小蓟、白茅根、旱莲草、琥珀、三七等凉血止血；②皮肤紫癜瘙痒加浮萍、地肤子、徐长卿、白蒺藜以祛风止痒；③腹痛加芍药、甘草、木香、元胡索等，尤其重用芍药、甘草以缓急止痛；④关节肿痛加秦艽、防己、威灵仙、牛膝以祛风活血通络。

【验案举隅】

验案一

盛某，男，3岁，2006年6月15日初诊。

左膝关节及双足踝关节肿痛，双下肢及臀部出现大小不一的出血点已1周余，鼻衄，色鲜红或紫黯，无腹痛，纳食尚可，寐可，二便正常，舌红苔花剥。查：神清，一般可，咽红，听诊：两肺（-），腹部压痛（-），双下肢及臀部散在大小不一的出血点，色鲜红或紫黯。尿常规：（-）。诊断：过敏性紫癜。治则：清热解毒，凉血止血。方药：犀角地黄汤加减。（水煎服，共七剂）

2006年6月21日二诊：药后症情稳定，两下肢未见新出血点，纳食尚可，形体偏瘦，面色久华，舌红苔花剥。再进14剂。

2006年7月5日三诊：药后症平，皮肤紫癜见消退，双下肢未见新出血点，纳可，舌红苔薄白。查：神清，一般可，咽（-），听诊：两肺（-），尿常规（-）。为巩固疗效再进14剂。

2006年7月26日四诊：药后症情稳定，皮肤紫癜已消退，双下肢未见新出血点，纳可，舌红苔薄白。查：神清，一般可，咽（-），听诊：两肺（-），尿常规（-）。症属热病后期，正气亏虚，脾运失健，转方加味玉屏风。方药：炙黄芪精各15克，防风6克，白术10克，生地10克，大小蓟各10克，当归10克，鸡血藤10克，陈皮6克，蝉蜕6克，白花蛇舌草10克，茯苓10克，谷麦芽各10克。共进14剂。

2006年8月7日五诊：症情稳定，纳食尚可，舌红苔薄白。查：神清，一般可，咽（-），听诊：两肺（-），尿常规：白细胞（+）。原方去大小蓟，加炒薏苡仁10克，再进12剂。

2006年8月21日六诊：症情稳定，皮肤紫癜已消退，未见新出血点，纳食尚可，舌红苔薄白。查：神清，一般可，咽（-），听：两肺（-），尿常规:(一)。原方,再进25剂。

2006年9月4日七诊:病情稳定,纳食尚可,舌红苔薄白。查:神清,一般可,咽(一),听诊:两肺(一),尿常规:(一)。病久虚弱,气血皆亏,脾虚不能统血。拟:扶正健脾,益气摄血。玉屏风合健脾助运之品。方药:炙黄芪精各15克,防风6克,炒白术10克,太子参6克,茯苓10克,炒薏苡仁15克,陈皮6克,蝉蜕6克,白花蛇舌草12克,谷麦芽各10克。再进15服。迄今未发。

按语 紫癜分实、虚两证,实证为外感时邪,湿热挟毒蕴于肌表脉络,迫血妄行,外溢于皮肤孔窍;治法清热解毒,凉血止血。虚证为病久气血虚弱,络脉失固,脏腑功能受损,血不归经;或小儿脾常不足,若饮食不调或食入不适之品,导致脾胃运化失司,内热聚生,外发肌肤,迫血外溢而成紫癜。治以益气扶正为本,消除紫癜为标。本病例在急性发作时以犀角地黄汤加减治疗。病情稳定后转补益之剂玉屏风散合以凉血活血、疏风健脾之品。过敏性紫癜多因上呼吸道感染及过敏因素引发,故用本方益气固表,配以当归、鸡血藤、生地、大小蓟、白花蛇舌草,取其清热凉血、活血止血之意。由于热邪易生风、动血,故用蝉蜕疏风透疹,以加强防风之功。现代药理研究表明蝉蜕具有抗炎抗过敏作用,临床实践中亦发现大剂量蝉蜕治疗过敏性紫癜不但能迅速消除症状,而且有缩短病程,减少复发的作用。另一方面脾统血,有统摄血液在脉内运行,不使其逸出脉外的作用。脾之所以统摄血,是因为脾为后天之本,气血生化之源。反之,脾失健运,水谷精微不能很好地吸收,则气血生化不足,气的固摄血液功能减退,就可使血逸出脉外而见各部位出血。所以健脾补脾之品更不可缺少,可佐以大补元气的人参;行气健脾的陈皮、茯苓、炒薏苡仁、谷麦芽利水健脾;黄精既补脾阴,又益气,以增强黄芪、白术健脾益气之功。

验案二

刘某,女,9岁。1984年4月9日入院。住院号10973。

患儿1983年9月患过敏性紫癜,1个月后全身浮肿,尿常规:蛋白＋＋＋,红细胞＋＋,白细胞少许,住进某医学院附属医院,诊断为紫癜性肾病,用泼尼松、地塞米松、青霉素等药治疗,并一度加用环磷酰胺、6-MP。住院半年,因长期服用激素、库欣氏征显著,尿蛋白仍在为微量～+徘徊，并时而出现++～+++，家长要求转来本院。出院时医嘱：泼尼松25毫克加地塞米松3毫克，隔日1次；6-MP25毫克，每日2次，并予利血平、钙素母、鱼肝油等。患儿形体肥胖，面如满月，颜色潮红，腹部肥厚，肤现紫纹，毛发增生，下肢浮肿，唇红口干，食欲颇佳，尿黄量少，舌质红、苔薄腻。血压120/94毫米汞柱。体重41.5公斤。尿常规：蛋白+，红细胞少许。肝、肾功能正常。血钾、钠、氯化物正常，钙4.5毫当量/升。胆固醇300毫克%。血浆总蛋白5.68克%。白蛋白3.65%，球蛋白2.03克%。辨证为肾阴不足，湿热内蕴，治以养阴益肾，清热利湿。处方：生地、山萸肉、山药、丹皮、茯苓、泽泻、知母、黄柏、车前子各10克，益母草15克。每日1剂，并同时给服雷公藤合剂，每次10毫升，每日3次。停服6-MP，激素改用地塞米松6毫克，隔日1次。后因血压正常，利血平亦减量而至停用。治疗至4月26日，尿蛋白保持于微量至阴性，因HAA血凝试验1：1024，为乙型肝炎病毒携带者，遂动员其出院，继续门诊治疗。雷公藤合剂续服，汤药宗原法出入。激素渐予减量，每隔10日，地塞米松减少0.75毫克/隔日。减至1.5毫克/隔日时，改为每隔15天减少0.75毫克/隔日。其间尿常规每周检查2次，蛋白多为阴性，少数极微。肝、肾功能每月检查1次，均正常。HAA血凝试验亦渐降，至6月23日，转为阴性。7月21日，地塞米松停服，仍用雷公藤合剂。因阴虚湿热之象已除，面色淡黄，形体虚浮，食欲减退，舌质淡、苔薄白，改用益气温阳法。处方：太子参、茯苓、白术、山药、仙灵脾、泽泻、焦山楂、焦六曲各10克，荠菜花15克，次后均以本方加减治疗。经以上处理，证情稳定。8月1日，停服雷公藤合剂，续服汤药。体重逐渐下降，9月27日为36.5公斤。8月21日查胆固醇为147毫克%。9月11日查24小时尿蛋白定量为0.185克。病情缓解，体重仍在减低、恢复正常中。

按语　雷公藤为近年来用于肾炎治疗的有效中药，该药对原发性肾病综合征及过敏性紫癜、红斑狼疮继发肾病，以尿蛋白高为主者效果良好，对肾炎型肾病效果较差。据报道，该药的药理作用主要通过降低肾小球滤过膜的通透性而减少尿蛋白的排出，对肾小球滤过率影响不大。动物实验还提示它具有减轻肾小球病变的程度，加速肾小球炎症消退的作用。其特殊的表现为蛋白尿的消失或减少。对于本病例以雷公藤为主药,配伍鸡血藤养血活血、甘草和中解毒,制成雷公藤合剂(每10毫升含雷公藤生药5克),配合辨证用药,取得较为满意的疗效。一般入院前未服激素者,则单纯中医治疗;入院前长期服用激素者,入院后在中医治疗的同时,将激素逐渐减量,直至停药。

雷公藤的毒副作用有胃肠道反应、肝肾功能损害、心悸及心电图异常、白细胞下降、皮疹、月经紊乱或闭经等。使用时需注意:1. 加工时将内、外皮均剥净。2. 每日剂量合生药一般不超过15克,如入汤剂,应先煎1小时。3. 注意上述可能出现的毒副作用,一旦发现及时停药。即使没有明显的反应出现,也应定期检查血象(1次/1~2周)和肝肾功能(1次/月)。只要注意到这些方面,雷公藤毒副反应的发生率并不高,使用还是安全的。应用雷公藤后,一般3~14天尿蛋白下降,转为微量至阴性后,巩固2~4周再减量,疗程需3~6个月,过早停药,易于反复。

第三节 特发性血小板减少性紫癜

特发性血小板减少性紫癜是与免疫有关的出血性疾病,其特点是自发性出血,血小板减少,骨髓中巨核细胞增多或正常,巨核细胞的发育受到抑制,部分患者可查到血小板抗体或补体C_3。由于本病的主要临床症状是皮肤、黏膜出现瘀点瘀斑、鼻衄、齿衄等,故属中医学中的血证、虚劳、肌衄、葡萄疫、鼻衄等范畴。

特发性血小板减少性紫癜分为急性型与慢性型两类。在小儿患者中以急性型较多见,约占85%。其预后相对较成人为好。主要死亡原因是颅内出血,可在起病早期4周内出现,死亡率约1%左右。

【病因病机】

本病的发生有外感、内伤之分,两者均可导致血不循经,溢于肌肤,出现紫斑。外感者多由热毒内扰营血,灼伤血络,迫血妄行;内伤者多由脏腑气血虚损,气不摄血,或阴虚火旺,血渗于络脉之外。故其病机转归主要有虚实两端:外感风、热、燥、火、疫毒诸邪,迫血妄行是为实证;内伤脾肾,气血不足是为虚证。两证在发生发展过程中,又常由实转虚或虚实夹杂。如开始火盛气逆,迫血妄行,但在反复大量出血之后,阴血耗损,血失气伤,出现虚火内生,气虚血脱之虚象。虚证复感外邪,又可出现血热妄行之实象。因此临床上常见错杂之证。然而"血动之由,惟火惟气","动者多由于火,火盛则迫血妄行;损者多由于气,气伤则血无以存"。

血的生成与脾肾两脏关系最为密切。《灵枢·决气》说:"中焦受气取汁,变化而赤,是谓血。"脾胃主摄纳运化水谷精微,为生血之源。脾统血,脾气旺则统摄约束周身血液在脉管内正常运行而不致溢渗于血管外;肾主骨生髓,《素问·生气通天论》说:"骨髓坚固,气血皆从。"《灵枢·五癃津液别论》也说:"五谷之精液和合而为膏者,内渗于骨空,补溢脑髓。"可见脾肾亏损乃是本病之肯綮。

【诊断要点】

一、西医诊断要点

1986年12月首届中华血液学会全国血栓与止血学术会议修订特发性血小板减少性紫癜的诊断标准如下:

1. 多次化验检查血小板计数减少。
2. 脾脏不增大或仅轻度增大。
3. 骨髓检查巨核细胞数增多或正常,有成熟障碍。
4. 以下5项中应具备任何一点:①泼尼松(强的松)治疗有效。②切脾治疗有效。③相关血小板抗体(PAIg)增多。④相关血清补体C_3(PAC$_3$)增多。⑤血小板寿命测定缩短。
5. 排除继发性血小板减少症。

二、病情分度

根据病情轻重本病可分为四度。

1. 轻度　血小板$>50\times10^9$/L,$<100\times10^9$/L,一般无出血症状,仅外伤后易发生出血,或手术后出血过多。

2. 中度　血小板$<50\times10^9$/L,$>2.5\times10^9$/L,皮肤黏膜瘀点,或

外伤性瘀斑,血肿和伤口出血延长,但无广泛出血。

3. 重度 具备下列 1 项即可:①血小板<$2.5×10^9$/L,>$1.0×10^9$/L,皮肤黏膜广泛出血点、瘀斑,大量鼻衄或多发血肿;②消化道、泌尿道或生殖道暴发出血,或发生血肿压迫症状;③视网膜或咽后出血;④外伤处出血不止,经一般治疗无效。

4. 极重度 具备下列 1 项即可:①血小板数<$1.0×10^9$/L,或几乎找不到,皮肤黏膜广泛自发出血,血肿及出血不止;②危及生命的严重出血(包括颅内出血)。

三、中医辨证要点

本病重在辨其虚实。一般急性型多邪毒伤络,血热妄行之实证;慢性型多气阴不足,血失生化统摄之虚证。

【辨证施治】

一、治疗原则

治疗要针对血热、出血、血虚、血瘀诸症,由于本病的主症是出血,止血是治疗本病的重要环节。虽是治标之举,然也是稳定病情必不可少的一步。为达到止血目的,实热者宜清热凉血止血;虚损者宜补气摄血,滋阴凉血。出血的原因又系血小板减少,所以又必须设法使血小板数量增加,寿命延长。急性型主要在于廓清其邪毒,使血络安宁;慢性型又要补益脾肾,使血有所化,髓有所生,才能使血小板上升。

血液一旦离经即成瘀血,瘀热相结,又势必加重出血。瘀血不去则新血不生,出血不止,故活血化瘀不可少。但化瘀又易伤正,故不宜太过。当权衡轻重,各司其属。

二、分证论治

1. 血热妄行证

主症 发病前 1~3 周常有外感风热病史,起病多急骤,可有发热,紫癜红润鲜明,常密布成片,伴有鼻衄、齿衄,偶有尿血,面红目赤,心烦口渴,便秘尿赤,舌红,苔黄,脉数浮滑。

治法 清热解毒、凉血止血。

方药 犀角地黄汤加味。常用药如水牛角、生地、赤芍、玄参、焦栀子、连翘、银花、黄连、茜草根、地榆。

烦渴喜饮者，加石膏、知母；便秘者，加生大黄；瘀点瘀斑多者，加紫草、仙鹤草；鼻衄者，加白茅根、侧柏炭；齿衄者，加人中白、藕节；尿血者，加小蓟、仙鹤草；便血者，加三七粉、地榆炭、紫草；嗜睡，神昏，抽搐，瘫痪者，加紫雪散或安宫牛黄丸。出血不止，虚阳外脱者，本着"有形之血不能速生，无形之气所当急固"的原则，以独参汤回阳固脱止血。

2. 阴虚火旺证

主症 皮肤黏膜散在瘀点瘀斑，下肢尤甚，时发时止，齿鼻衄血，血色鲜红，低热盗汗，手足心热，心烦颧红，口干咽燥，舌红，苔少乏津，脉细数。

治法 滋阴降火，凉血宁络。

方药 大补阴丸合茜根散。常用药如生地、阿胶、知母、丹皮、玄参、女贞子、旱莲草、茜草、黄柏、侧柏叶、龟版等。

虚火内炽，发热明显者，加青蒿、地骨皮、鳖甲；盗汗明显者，加穞豆衣、地骨皮、煅龙骨、煅牡蛎；齿鼻衄血明显者，加焦栀子、人中白、白茅根、仙鹤草。

3. 气不摄血证

主症 皮肤黏膜散发瘀点瘀斑，斑色淡红，下肢尤甚，时发时止，伴鼻衄、齿衄，面色萎黄或苍白无华，爪甲淡白，神疲乏力，食欲不振，大便溏泄，头晕心悸，舌淡红，苔薄，脉细弱，指纹淡红。

治法 补气摄血，养血生血。

方药 归脾汤加减。常用药如黄芪、当归、枣仁、白术、茯苓、木香、甘草、仙鹤草、阿胶、龙眼肉。

出血明显者，加三七粉、棕榈炭、茜根等；出血不止者，加云南白药、白及、蒲黄炭；纳呆便清者，去枣仁、龙眼肉，加焦山楂、谷麦芽、陈皮、山药；头晕心悸者，加白芍、制首乌。

4. 脾肾阳虚证

主症 皮肤紫癜色暗，以下肢为多，鼻衄或齿衄或肌衄，形寒肢冷，面色苍白或少华，头晕气短，精神困倦，纳少便清，舌淡或有瘀点，苔薄白,脉沉或细弱。

治法　温补脾肾,养血生髓。

方药　右归丸加减。常用药如生地黄、熟地黄、山药、枸杞子、山茱萸、菟丝子、鹿角胶、龟版胶、巴戟天、补骨脂、肉苁蓉、制首乌、当归、旱莲草等。

血瘀者,加三七、赤芍;气虚者,加黄芪、白术。

5. 瘀血留络证

主症　紫癜色紫黯,有瘀块,或血肿严重,经久不消,或有腰痛,痛处固定,齿龈及眼周紫黑,舌紫黯或有瘀点瘀斑,苔薄,脉细涩。

治法　活血化瘀,益气理气。

方药　桃红四物汤加减。常用药如生地、当归、赤芍、景天三七、血余炭、蒲黄炭、花蕊石、三七粉、丹参、益母草、鸡血藤。

出血明显者,去赤芍、丹参、鸡血藤,加紫草、仙鹤草、茜草;气虚明显者,加党参、炙黄芪、山药;血虚明显者,加阿胶、制首乌;瘀斑或血肿严重,舌紫黯者,加失笑散、三七粉、云南白药、血竭、琥珀粉等;脾胃虚弱,纳呆者,加白术、茯苓、谷麦芽。

【验方偏方】

一、验方偏方

1. 羊蹄根9～15克,水煎服,每日3次。用于各型出血。

2. 鲜马尾松针30～60克,鲜茅根、藕节各15～30克,仙鹤草15克,水煎服,分次服完,每日1剂。用于各型出血。

3. 鲜牛骨髓1根,不加油盐,炖汤喝,一般2日服完。用于脾肾两虚证。

4. 生地、羊蹄根各10～15克,丹皮、赤芍各6～10克,水牛角15～30克,杜秋石、蒲黄炭、牛膝各10克,炙甘草3～6克,水煎服。用于血热妄行证。

5. 丹皮12克,鳖甲25～50克,生地15～30克,水煎服,每日1剂。连服8剂。用于阴虚内热证。

二、针灸疗法

1. 针刺　主穴取足三里、曲池。配穴取合谷、血海。

2. 艾灸　主穴取八髎、腰阳关。艾炷隔姜灸,每次45分钟,每日1次。

【临证备要】

一、辨证思路

1. 辨病情缓急　本病早期,起病急骤,紫癜色较鲜红者多属实证,见于血热妄行或风热伤络。其中伴有烦闹口渴、便秘尿赤及全身其他部位出血者为血热妄行。慢性者,病程较长,病势缓和,时发时止,多属虚证,见于气不摄血或阴虚火炎。其中伴有气虚证者为气不摄血;伴有阴虚证者为阴虚火炎。

2. 辨紫癜出血　紫癜斑色红紫,属血热;斑色淡红黯晦,属气虚;紫斑大而多,是出血量多,属实者血热盛,属虚者气虚甚;紫斑小而少,是出血量少,无论虚实皆较轻。其他部位出血,见于上部诸窍出血较甚者,多为阳热炽盛,迫血妄行,实证居多,如呕血、衄血多系肺胃热盛。下部便血、尿血者,实证虚证均可发生,实证属血热损伤胃络、肾络;虚证便血多为脾气虚弱、气不摄血,尿血多为肾阴亏损,阴虚火动。

3. 辨病与辨证　血小板减少性紫癜急性型多为血热妄行,慢性型多为气不摄血或阴虚火炎。

二、诊疗注意事项

1. 特发性血小板减少性紫癜近年来发病率有明显上升的趋势。对本病的治疗,迄今尚无特效药物,激素免疫抑制剂对急性发作时控制症状效果较好,但副作用大,停药后易复发。近年报道应用中药治疗本病疗效较满意。

2. 本病辨证以血热、气虚、阴虚三型较多,血热型治以清热解毒,凉血散瘀止血,以犀角地黄汤合胶艾四物汤加减;气虚型治以健脾益气,补血止血,以归脾汤加减;阴虚型治以滋阴清热,凉血止血,以六味地黄汤加减。病重者配合西医治疗,急性者口服泼尼松,危重出血者用激素冲击疗法,慢性者,对激素治疗效应不显者加静脉滴注长春新碱。中西医结合治疗本病可减少激素的副作用,使病情恢复快且稳定,缩短了疗程,减少复发。

【验案举隅】

验案

刘某,女,9岁。1994年8月16日初诊。

主诉 全身青紫斑点反复发作2个月。

病史 患儿6月16日突然鼻衄大出血,血色鲜红,血流如注。经西医院急诊处理,鼻衄已止,但全身青紫斑点此起彼伏,迁延不愈。现症:全身青紫斑点,下肢浮肿,四肢不温,食欲不振,短气乏力。

检查 精神不振,面色㿠白,全身散在大小不等的青紫斑点,压之不褪色,双下肢轻度浮肿。舌淡苔白,脉细弱。血化验:血小板18×10^9/L。血红蛋白90克/L。小便化验:正常。

诊断 中医,紫癜(气血两虚)。西医,血小板减少性紫癜。

治则 补益气血。

方药 归脾汤加减。黄芪10克,党参10克,炒白术5克,当归5克,川芎3克,木香5克,龙眼肉10克,炙甘草5克,枸杞子10克,阿胶10克(烊化),焦三仙各15克,大枣4枚,服5剂。

二诊 病情较前改善,紫色斑点退淡,新出较少,精神稍振,食欲渐增。药症相宜,继服原方5剂。

三诊 病情较前明显改善,紫斑基本消退,不再新出,肢体浮肿消失,面色稍红润,体力增强,精神活泼,舌淡苔薄白,脉细。仍宜益气养血,前方加减继服。处方:黄芪10克,党参10克,炒白术5克,枸杞子10克,木香3克,当归5克,龙眼肉9克,阿胶5克(烊化),炙甘草5克,大枣4枚,焦三仙各15克。再服10剂后诸症消失。复查血小板98×10^9/L。血红蛋白106克/L。继续服归脾丸1个月,身体康复。

按语 患儿起病突然,出血量大,血色鲜红,起病之初,证属热壅脉络,迫血妄行之鼻衄。治疗后虽鼻衄停止,但血热未清,久伤于络,则身出紫斑,日久不愈,反复发作。血夺气虚、气血不能充养四肢百骸则神疲乏力,肢冷浮肿;血虚不能上荣于面,故面色苍白。脾虚运化无力,则食少纳呆。舌质淡,脉细弱为气血亏虚,血脉不充之象。总之,本例病机初为热迫血逆,继则气不摄血,气血两虚。治当补益气血,用归脾汤养血以益气,补气以生血。加阿胶养血止血、川芎行气活血;枸杞子补肾益精;焦三仙健脾开胃,与木香配伍又可防阿胶等滋腻之品滞碍脾胃之气。但行气之品,多辛温香燥,易耗气伤阴,不可久用,故二诊时去川芎,木香用量亦减。诸药相合,使全方补而不滞,补中寓运,故获良效。

第四节　再生障碍性贫血

再生障碍性贫血简称再障,又称全血细胞减少症。是骨髓造血功能衰竭所导致的一种全血减少综合征,以贫血,出血,发热,全血细胞减少,多无脾肿大及淋巴结肿大为特征。

再障按其病因可分为特发性与继发性两大类。特发性再障根据病程和病情可分为急性再障和慢性再障两大类。急性再障起病急,病程短(平均4个月左右)、预后差,死亡率高,多于半年内死于出血和感染。慢性再障起病缓,病程长(可达4～25年),大部分病例经过治疗可以好转和缓解,少数死亡。小儿再障以急性居多,约占55%～70%。由于病死率高,在50年代被视为不治之症。近年来采用中医中药、中西医结合治疗,疗效已有明显提高,但仍然是一种难治性疾病。

本病按其临床表现,属中医学中的虚劳、髓枯、急劳、血证、亡血等范畴。

【病因病机】

再障的病因与发病机理尚不十分明了,一般认为后天获得性再障多为药物、化学、放射线、肿瘤、肝炎、感染等导致。从近年来发病率逐年增加来看,可能与城市空气污染,蔬菜、水果、粮食受化肥、农药、杀虫剂污染和小儿感染性发热疾病较多,退热药及抗生素等药物应用不当有关。其发病机理是骨髓多能干细胞及微环境受损而产生一系列功能与形态变化,进一步导致全血细胞减少。近年来研究还认为与免疫因素有关。

中医学认为再障的原因是脾肾两脏的虚损,尤以肾为主。因为血的生成虽来源于后天脾胃所汲取的水谷精气,但脾气的健旺又赖肾气的温煦,肾精充足则造血功能才能旺盛。

水谷入胃后,需脾为胃行其津液。其清者入脉中为营,浊者行脉外为卫。营卫入脉后,泌其津液,化赤为血。脾损则水谷不能化生精微,气血来源不足,而出现气血虚损症。脾虚统摄无权,血溢脉外,又易导致出血症状,故再障的发生与脾损有关。

肾为生命之根,元阴元阳之宅。肾精是肾阴肾阳的物质基础。一旦肾精失充,骨髓空虚,肾阴肾阳就会偏颇。"阴损及阳","阳损及阴"。阴精亏损则阳气生化乏源,阳气虚衰则阴津化生不足,"孤阴则不生,独阳则不长",最终导致阴阳俱虚,精血难以再生,产生严重的贫血证候,肌肤憔悴,面色萎黄无华,口腔黏膜爪甲苍白,气促乏力以及全身浮肿等;日久精血虚衰,骨髓枯竭,卫外不固,邪毒乘虚而入,故病程中经常反复发生感染性发热,最后导致正不胜邪,气血衰败而死亡。

肾阳虚则不能温养脏腑,肾阴亏则不能滋养络脉,气虚则血脉运行无力,血虚则髓海失荣,致使血行阻滞,髓海瘀阻,"瘀血不去,新血不生",精血难以再生,成为再障。

【诊断要点】

一、西医诊断要点

1987年第4届全国再生障碍性贫血学术会议所修定的再障诊断标准如下。

1. 全血细胞减少,网织红细胞绝对值减少。

2. 一般无脾肿大。

3. 骨髓至少1个部位增生减低或重度减低(如增生活跃,须有巨核细胞明显减少),骨髓小粒非造血细胞增多(有条件者应作骨髓活检等检查)。

4. 除外引起全血细胞减少的其他疾病,如阵发性睡眠性血红蛋白尿、骨髓增生异常综合征中的难治性贫血、急性造血功能停滞、骨髓纤维化、急性白血病、恶性组织细胞病等。

5. 一般抗贫血药物治疗无效。

二、临床分期

(一)急性再障

起病急,进展迅速。常以出血及感染为首起症状,进行性加重,出血广泛,除有皮肤、黏膜瘀点瘀斑及鼻衄、齿衄外,伴有内脏出血,如便血、尿血、眼底出血,甚至颅内出血,较大女孩可有子宫出血。发热多在39℃以上。感染多见于口咽部、肛门周围、皮肤及呼吸系统,常因此而导致败血症。出血不止与感染难以控制,使病情日益恶化,多数在1年内死亡。

外周血白细胞明显减少,中性粒细胞绝对值$<0.5\times10^9/L$,血小板$<20\times10^9/L$,网织红细胞$<1\%$,或绝对值$<15\times10^9/L$。骨髓多部位增生减低,三系造血细胞明显减少,非造血细胞增多,巨核细胞明显减少。

(二)慢性再障

起病缓慢,以贫血为首起主症,出血程度轻,多限于皮肤黏膜,内脏出血少见。病程中可出现感染,但不严重,较易控制。病情进展较慢,常有波动。

外周血网织红细胞、白细胞、中性粒细胞及血小板值常较急性型为高。骨髓三系或两系细胞减少,至少一个部位增生不良。如增生良好,红细胞系中常有晚幼红细胞(炭核)比例增多,淋巴细胞、非造血细胞、脂肪组织增多及巨核细胞明显减少。

三、中医辨证要点

再障是一个较为复杂的难治性疾病,其辨证论治不能拘于一方一法。经过长期的临床摸索与实验探讨,目前较为一致的认识是将本病分为急性与慢性两类论治。

【辨证施治】

一、治疗原则

急性再障首先要解除出血与感染,应采用清热解毒、凉血止血法为主以治其标,稳定后再补益脾肾,滋养气血以治其本,或标本兼顾,固本与解毒并进。慢性再障重在补肾填精,壮骨生髓,小儿有"肾常虚"的生理特点,尤以肾阴未充为著。开始多见阴虚证,后来多阴阳两虚,或以阳虚为主,不论阴虚还是阳虚,抑或阴阳两虚,其治疗均应根据"阴为阳之基,阳为阴之统"、"阴阳互根"、"阴生阳长"的理论,或补阴或补阳,或阴阳双补。

二、分证论治

1. 温毒髓枯

主症 起病急骤,持续高热,汗出热不退,口渴烦躁,口腔溃疡,齿衄鼻衄,皮下大片紫癜,尿血,便血,心悸气短,面色苍白,神疲乏力,舌淡干无津,苔黄腻,脉数,指纹紫黯浮现气关以上。

治法 清热泻火,凉血解毒。

方药 凉血解毒汤加减。常用药如羚羊角、水牛角、丹皮、生地、麦冬、茜草、板蓝根、黄芩、贯众、地肤子、生龙牡、三七粉、琥珀、苍耳子。

口腔溃糜者,用绿袍散外敷,久不愈者涂锡类散。感冒咳嗽者,加冬桑叶、菊花、银花、连翘,勿过用表散药,防止汗出过多,或伤络动血。肺炎喘嗽者,用麻杏石甘汤加味;腹痛泻痢者,用葛根芩连汤加味。

2. 气血两虚

主症 面色苍白或萎黄,口唇爪甲淡白,神疲乏力,心悸气短,头晕眼花,少寐,或肌衄、齿鼻衄血,舌淡,苔薄,脉虚细。

治法 补益气血,壮骨生髓。

方药 人参养荣汤加减。常用药如党参(或红参)、黄芪、当归、炒白术、熟地、白芍、陈皮、茯苓、麦冬、五味子、鸡血藤、川芎、炙甘草、红枣等。

血小板明显减少,出血较著者,加仙鹤草、参三七、花生衣、血余炭、鱼鳔胶等；红细胞明显减少，酌加阿胶；白细胞降低时，加穿山甲、鸡血藤、虎杖、补骨脂、鹿角胶等；动则发热者，多为气虚而致，宜甘温除热，用补中益气汤加减。

3. 肾阴虚衰

主症　除血虚症状外，尚有头晕目眩，潮热，或低热久羁，五心烦热，两颧潮红，腰膝酸软，口干咽燥，夜眠欠安，皮肤紫斑，齿鼻衄血或尿血、便血，舌淡红无津，苔少，脉细数或弦数。

治法　益肾填精，清热凉血。

方药　大菟丝子丸加减。常用药如菟丝子、制首乌、巴戟天、枸杞子、桑椹子、女贞子、黄精、熟地等。

潮热颧红，五心烦热较著者，加青蒿、鳖甲、白薇、地骨皮；出血明显者，选加茜草、阿胶、仙鹤草、白及、白茅根。

4. 肾阳虚衰

主症　除血虚症状外，尚有畏寒肢冷，腰酸乏力，自汗，纳呆，便溏，肌衄、齿衄、鼻衄，舌淡胖嫩，苔白滑，脉弱。

治法　温壮肾阳，化生阴精。

方药　温阳益精汤加减。常用药如熟地、鹿角胶、补骨脂、肉苁蓉、巴戟天、当归、肉桂、黄芪等。

阳虚明显者，加鹿茸、制附片；兼气虚者，加红参；出血明显者，酌加仙鹤草、藕节炭、血余炭等。

5. 阴阳两虚

主症　除血虚症状外，尚有自汗盗汗，畏寒，手足心热，渴而不欲饮，腰膝酸软，神疲乏力气短，皮下紫癜，齿衄、鼻衄，纳呆便溏，舌淡胖无华，脉虚弱细微。

治法　培补阴阳，滋填精髓。

方药　右归饮加减。常用药如熟地、何首乌、枸杞子、山茱萸、山药、鹿角胶、仙茅、仙灵脾、补骨脂、肉苁蓉、肉桂等。

虚热明显者，加青蒿、地骨皮、生鳖甲；出血不止者，加三七粉、阿胶、仙鹤草；精血大损者，兼服龟鹿二仙胶。

【验方偏方】

一、验方偏方

1. 牛骨髓、生山药各 250 克,冬虫夏草、胎盘粉各 30 克,蜂蜜 250 克,共捣入磁罐,再置锅中炖 30 分钟。每次 2 汤匙,每日 2 次。用于肝肾阴虚证。

2. 山药 50 克,紫荆皮 15 克,红枣 20 枚,煎汤服。用于气血两虚证。

3. 山药、生扁豆各 9 克,生稻芽、黄柏各 6 克,鹿茸粉(冲服)1.6 克。用于脾肾两虚证。

二、针灸疗法

1. 取大椎、脾俞、肝俞、关元、曲池、气海、足三里、箕门、地机、血海。每次 5～6 穴,每穴灸 3～5 壮,或悬针 15 分钟左右。每日 1 次,15 次为 1 疗程。

2. 耳针:皮质下、肾上腺、肝、肾、脾、肠、内分泌、脊柱。每次 3～4 穴,每日 1 次,10 日为 1 疗程。

【临证备要】

一、辨证思路

1. 肾阴虚衰的主证除血虚症状外,尚有头晕目眩,潮热,或低热久羁,五心烦热,两颧潮红,腰膝酸软,口干咽燥,夜眠欠安,皮肤紫斑,齿鼻衄血或尿血、便血,舌淡红无津,苔少,脉细数或弦数。肾藏精,需肝血填充,肾精不足,阴虚则阳亢,水亏则火旺,虚火上炎,血为之逼迫而溢于脉外,故有上述发热出血诸症。多见于慢性再障的初起阶段,也可见于急性再障。

2. 肾阳虚则阴精化生不足,髓海空虚,气血乏源,虚寒内生。脏腑虚损,脾虚则运化无力而纳呆便溏;肺虚宗气不足而气短懒言,自汗脉微弱。此证多由肾阴虚衰转化而来,也可见于素体肾阳不足者。

3."阴阳互根","阴生阳长","孤阴不生,独阳不长"。再障日久多见阴阳两虚证。肾阴虚则盗汗,手足心热,渴而不欲饮;阳虚则畏寒,自汗,乏力气短,纳呆便溏;阴阳两虚络脉受伤,血不循经,散漫渗溢而出血难止;督脉虚损,筋骨失养而腰膝酸软。舌淡胖无华,脉虚弱细微,为气血大衰,阴阳两虚之症。

二、诊疗注意事项

1. 以补肾为主 根据现代研究,再障是骨髓造血功能衰竭而导致的全血细胞减少,骨髓细胞的损害是在多能干细胞。根据中医"肾主骨生髓"、"精血同源"的理论,应用补肾药物可促使血液的化生。所以以补肾为主治疗再障为目前各种治法中最有效的方法之一,无论是补肾阳或滋肾阴都能刺激骨髓造血功能。

2. 适当加用活血化瘀药 干细胞分化需要有一个完整无损的骨髓微环境(包括微循环和基质),免疫复合物沉着于骨髓血窦和血管引起血管炎,这与中医学中血瘀证有关。活血化瘀治则有助于改善骨髓微循环和调节免疫作用,借以解除"髓海瘀阻",从而有利于干细胞的增长。特别是在运用补法治疗效果不著而又无明显出血倾向时,在辨证的基础上适当加用活血化瘀药物,能提高疗效。

3. 鼓舞脾胃之气 小儿"脾常不足",消化负担重而营养需求大,若脾失健运,虚不受补,药效就难发挥动用。故必须鼓舞脾胃之气,使精血生化有源,药物能充分利用。现代研究认为再障与免疫有关,而健脾药物有调整免疫功能的作用。因此,健脾在再障治疗中也不能忽视。应根据脾虚的程度适当选用健脾之品。

4. 重用益气 气血两虚证的治法是补益气血,壮骨生髓。其中益气药物的使用常多于养血之品,因气能统血生血,促使精化为血;血又赖于气化,气盛则化血功能自强。然而气不足者,往往夹有气滞血瘀,在补气益血的同时佐以行气化瘀,以利于骨髓微环境的改善。

5. 密切注意观察病情变化 对于再障的患儿应密切注意观察病情变化,如体温、呼吸、血压、脉象及出血情况。若患儿突然剧烈头痛项强,烦躁或昏睡,瞳孔不等大,喷射性呕吐等,可能为颅内出血;若出血量多,面色苍白,盗汗,语言低微,脉沉细或洪大,为气脱血脱现象,均应做好抢救工作。

【验案举隅】

验案一

米某,男,5岁。1980年1月22日住院。

近3个月来经常牙龈出血,面色渐黄,近20多天症状加重,周身出现瘀斑瘀点。入院前一天出现高热咳嗽,体温高达39℃,全身瘀斑瘀点加重,齿龈渗血加重,大便暗褐色,小便如浓茶水。查体:体温37.8℃,脉搏132次/分,呼吸32次/分。舌质淡,苔薄白,脉细数。神志清楚,精神不振,面色萎黄。咽微红,扁桃体肥大,两肺及心脏听诊无异常,肝剑下3cm,肋下2cm,脾(一)。查血:血红蛋白50克/L,白细胞$2×10^9$/L,网织红细胞0.3%,血小板$10.6×10^9$/L。骨髓象:增生低下,全片未见巨核细胞,血小板明显减少,淋巴细胞67%,单核细胞4%,浆细胞、组织嗜碱细胞、网状细胞各占0.5%。报告为再生障碍性贫血。

治疗经过　入院后中医辨证为气血两亏,脾肾虚弱。以补气养血、补脾益肾施治。处方:黄芪24克,党参12克,炒白术9克,黄精9克,鸡血藤24克,阿胶(化烊)6克,熟地黄9克,当归9克,淫羊藿12克,黄芩9克,仙鹤草15克,陈皮6克,甘草3克。水煎服,每日1剂。至5月9日住院109天,均以上方为主,菟丝子、枸杞子、鹿角胶、三七粉等温肾或止血之品曾先后加入。因发热、牙痛,曾多次加用青霉素、链霉素、红霉素等。虽经以上治疗,但发热、皮肤瘀斑、瘀点、牙龈、鼻孔渗血一直反复出现。每15～20天输全血1次(300ml),至5月9日共6次(1800ml)。

5月10日病案讨论众说纷纭,最后根据输血后终日皮肤干热无汗,面色红赤,虽舌质偏淡,但舌尖部始终可见红点,重新辨证认为应属郁热邪毒蕴阻血分,改以清解郁热、凉血解毒施治。处方:玄参18克,连翘、赤芍、白芍、天门冬、麦门冬、青葱各12克,牡丹皮、当归、阿胶(烊化)各9克,生地黄15克,防风3克。每日1剂,服40剂,一直未再输血,血红蛋白升至80克/L。

第二次病案讨论,认为内蕴热毒已消大半,再障终究为虚证,改以清补法施治。处方黄芪21克,党参、青蒿、天门冬、麦门冬各12克,炒白术、茯苓、当归、连翘、牡丹皮各9克,炒山药、玄参、生地黄各15克,三七粉(冲)1克,甘草3克。服7剂,出血现象又加重,大便增至每日2~4次,服10剂时,血红蛋白下降至60克/L。

第三次病案讨论,认为热毒未尽,并夹湿邪,以清热解毒,芳香化湿并用。处方:金银花30克,连翘、茵陈、滑石各12克,牡丹皮、黄芩、佩兰、石菖蒲各9克,青蒿、玄参、薏苡仁各15克,三七粉(冲)1克。服至60剂,血红蛋白升至90克/L,网织红细胞3%,皮肤瘀点、瘀斑、牙龈肿胀渗血均消失,纳佳便调。期间曾先后加入黄柏、知母、蒲公英、黄芩、栀子等清热解毒之品及炒山药、炒扁豆等固护脾胃之品。又服45剂,血红蛋白110克/L,血小板100×10^9/L,白细胞4.0×10^9/L。考虑长期服苦寒药会损伤脾胃,停药1个月,结果全血又都降低,继服上方,又复回升。再服药半年,一切正常,停药。随访20年,身体一直健康。(儿科名医证治精华.毕可恩再生障碍性贫血案.第一版.上海:上海中医药出版社,2004年6月)

按语 该例出血倾向严重,属急性再生障碍性贫血。一般认为急性再生障碍性贫血存活期至多1年。中医学通常认为再生障碍性贫血为虚证,不外气血两虚、心脾两虚、脾肾阳虚,肝肾阴虚等。临床治疗初步证实,再生障碍性贫血是因邪毒致病,而非因虚致病,即使有虚象,也是因毒致虚,尤其是急性再生障碍性贫血。其实,早在青代唐容川《血证论》中已提出:"补血而不清火,则火终亢而不能生血,故滋血必用清火诸药……清火即是补血。"可见对中医学确需下大力气挖掘,方能得其真谛。

验案二

叶某,女,8岁。1997年3月27日初诊。

患儿在外院确诊为"再生障碍性贫血",用皮质激素治疗,出院后因激素逐渐撤除,故欲服中药治疗。

刻下见患儿面色苍白,神疲乏力,夜寐不安,盗汗时作,胃纳欠佳,二便正常。检查见库欣综合征(++),心肺正常,舌质淡,苔薄白,脉虚细。血常规检查:血红蛋白81克/L,红细胞2.8×10^9/L,血小板14×10^9/L。辨证为气血两虚,拟健脾益气,养血滋肾之法。药用黄芪15

克,党参 12 克,当归 9 克,鸡血藤 15 克,山药 15 克,熟地黄 9 克,丹参 15 克,补骨脂 12 克,菟丝子 12 克,鹿角片 9 克,甘草 4.5 克。每日 1 剂。

服药 2 周后,患儿面色及食欲有所好转,于原方中改山药为 30 克,加太子参 15 克、大枣 12 枚、陈皮 4.5 克。连服 3 个月。复查血常规:血红蛋白 110 克/L,红细胞 $3.2×10^9$/L,白细胞 $4.1×10^9$/L,血小板 $60×10^9$/L。库欣综合征消失,面色转红,继用中药治疗。随访 1 年,疗效巩固。(儿科名医证治精华.时毓民再生障碍性贫血案.第一版.上海:上海中医药出版社,2004 年 6 月)

按语 再生障碍性贫血属于中医学"血证"范畴,与虚劳、亡血、温毒等病证相近似。小儿脾常不足,若脾失健运,水谷不能化生精微,气血来源不足,则出现气血虚损。肾为先天之本,肾精失充,骨髓空虚,则精血难以再生。所以,脾肾同治乃是治疗再生障碍性贫血的大法。另一方面,气虚则血行无力,致使血脉阻滞,瘀血不去,精血难以再生。现代医学研究证实,再生障碍性贫血时骨髓微循环有明显的障碍,故再生障碍性贫血的治疗中加入活血化瘀药可取得事半功倍的效果。

第五节 皮肤黏膜淋巴结综合征

皮肤黏膜淋巴结综合征又称川崎病,是一种以全身血管炎性病变为主要病理的急性发热性出疹性疾病。临床以不明原因发热、多形红斑、球结膜充血、草莓舌和颈淋巴结肿大、手足硬肿为特征。本病在婴儿及儿童均可发病,好发于 5 岁以内,男女比例为(1.3~1.5):1;急性期约 2 周,绝大多数患儿经积极治疗可以康复,但尚有 1%~2%的死亡率。死亡原因多为心肌炎、动脉瘤破裂及心肌梗死。有些患儿的心血管症状可持续数月至数年。

本病的病因尚未明了,现在多认为是一定易患宿主对多种感染病原触发的一种免疫介导的全身性血管炎。急性期存在明显的免疫失调,在发病机理上起着重要作用。根据其发热、起病急骤及临床表现,属中医学温病范畴,与疫疠、温毒、阳毒发斑较为接近,运用卫气营血理论辨证施治已取得较好疗效。近年来,中医学在治疗本病时,早期采用活血化瘀的方法,进一步提高了临床疗效,既控制了病程,同时也减少了并发症的出现。

【病因病机】

本病主要是感受温热邪毒,从口鼻而入,初犯肺卫,蕴于肌腠,内侵入气及营扰血而传变。其病以侵犯营血为甚,病变脏腑以肺胃为主,可累及心肝肾诸脏。

卫气同病:外感温热邪毒,上受而犯于肺卫,蕴于肌腠,卫表不宣,酿生发热。迅速入里,化热化火,阳热亢盛,炽于气分,内入肺胃,肺咽不利,咽红咳嗽,掌跖潮红,或有泄泻,皮疹显现。

气营两燔:气分淫热,熏灼营血,气营两燔,热炽三焦,动血耗血。气分热盛,则高热烦渴;营分热炽,则发斑出疹;热灼血分,则血液凝滞,热炼痰凝,瘰核阻络肿痛;热邪久羁,损气耗伤阴津。

气阴两伤:病之后期,邪热衰退,而正气亦伤。本病邪热炽盛,故阴津耗伤尤甚。肺阴伤,则咽干唇裂,指趾端皮肤脱皮;胃阴伤,则口渴喜饮,舌红苔少;气虚血脉瘀滞,故疲乏少力,或见心悸胸闷。

【诊断要点】

一、西医诊断要点

1. 发热 为最早出现的症状,持续5～11天或更久(2周至1个月),体温常达39℃以上,抗生素治疗无效。

2. 双侧球结膜充血,口唇潮红,草莓舌。手足呈硬性水肿,手掌和足底中期出现潮红,10天后在甲床皮肤交界处出现特征性指趾端大片状蜕皮。

3. 一过性颈淋巴结急性非化脓性肿胀。

4. 发热1～4天后躯干部出现斑丘疹或多形性红斑样皮疹。

5. 重症患儿可合并冠状动脉病变、胆囊积液、关节炎、无菌性脑脊髓膜炎、面神经瘫痪、听力丧失及高热惊厥等并发症,偶见肺梗塞、虹膜睫状体炎等。

6. 理化检查　周围血象呈白细胞总数及中性粒细胞百分数增高,或有轻度贫血;血沉明显增快;血清蛋白电泳显示球蛋白升高,尤以 α_2 球蛋白显著;血小板在第 2 周开始增多,血液呈高凝状态;C 反应蛋白增高;心电图可见多种改变,如 ST 段、T 波异常及心律紊乱等;超声心动图在半数病人中可发现各种心血管病变,如心包积液、左室扩大、二尖瓣关闭不全及冠状动脉扩张等。

二、中医辨证要点

本病以卫气营血辨证为纲。初起邪在肺卫,多为风热郁表,迅速化热入里,气营两燔,直入营血。临床上典型的证候常见为气营两燔证,因为热毒炽盛,易见耗气伤津之象;同时本病易于形成瘀血,进而阻塞脉络,可有多种并发症出现。在辨证中,均需加以注意。

【辨证施治】

一、治疗原则

本病治疗,总以清热解毒,活血化瘀为主。初起疏风清热解毒,宜辛凉透达;热毒炽盛治以清气凉营解毒,苦寒清透;后期阴虚津伤,则养阴清热,佐以解毒,甘寒柔润。同时,本病易于形成瘀血,早期即应注意活血化瘀,但不可用破瘀之品,以免耗血动血。温毒之邪多从火化,最易伤阴,因此在治疗中应分阶段滋养胃津,顾护心阴,不可辛散太过。

二、分证论治

1. 卫气同病证

主症　发病急骤,持续高热,微恶风,口渴喜饮,目赤咽红,手掌足底潮红,躯干皮疹显现,颈部臖核肿大,或伴咳嗽,轻度泄泻,舌质红,苔薄,脉浮数。

治法　辛凉透表,清热解毒。

方药　银翘散加减。常用药如金银花、连翘、薄荷、青黛、牛蒡子、玄参、鲜芦根。

热势较高者用生石膏、知母直清气分大热;颈部淋巴结肿大加浙贝母、僵蚕化痰散结；手足掌底潮红加生地、黄芩、丹皮凉血化瘀；口渴唇干加麦冬、天花粉清热护津；关节肿痛加桑枝、虎杖通经活血。

2. 气营两燔证

主症 壮热不退，昼轻夜重，咽红目赤，唇干赤裂，烦躁不宁或有嗜睡，肌肤斑疹，关节疼痛，或颈部臖核，手足硬肿，随即蜕皮，舌红绛，状如草莓，苔薄黄，脉数有力。

治法 清气凉营，解毒化瘀。

方药 清瘟败毒饮加减。常用药如水牛角、生地、丹皮、赤芍、生石膏、知母、黄芩、栀子、玄参。

大便秘结加用生大黄泻下救阴；热重伤阴酌加麦冬、鲜石斛、鲜竹叶、鲜生地甘寒清热，护阴生津；颈部臖核明显加用夏枯草、紫花地丁清热软坚化瘀。

3. 气阴两伤证

主症 身热渐退，倦怠乏力，动辄汗出，咽干唇裂，口渴喜饮，指趾端蜕皮，或潮红脱屑，心悸，纳少，舌红苔少，脉细弱不整。

治法 益气养阴，清解余热。

方药 沙参麦冬汤加减。常用药如南沙参、麦冬、玉竹、天花粉、生地、玄参、太子参、白术、扁豆。

纳呆加焦山楂、焦神曲开胃消食；低热不退加地骨皮、银柴胡、鲜生地清解虚热；大便秘结加瓜蒌仁、火麻仁清肠润燥；心悸、脉律不整加用丹皮、丹参、黄芪益气活血化瘀。

【验方偏方】

1. 生地黄、麦冬、玄参、金银花、连翘、牡丹皮、赤芍、淡竹叶各10克，芦根20克，蝉蜕、陈皮、甘草各10克。每日1剂，水煎服。用于卫气同病证。

2. 金银花、连翘各12克，薄荷7克，牛蒡子、玄参、青黛、芦根各12克，生甘草7克。每日1剂，水煎服。用于卫气同病证。

3. 金银花、连翘、赤芍、牡丹皮、玄参各10克，蒲公英15克，生地黄12克。每日1剂，水煎服。用于气营两燔证。

4. 水牛角30克（先煎）、生地黄、丹皮、玄参、知母、金银花、连翘、黄芩、黄连各 6~12 克,生石膏 12~16 克,淡竹叶 7 克。每日 1 剂,水煎服。用于气营两燔证。

5. 生地黄、连翘、麦冬、赤芍、丹参、生黄芪、五味子各 10 克,知母 6 克,生甘草 6 克,丹参 20 克。每日 1 剂,水煎服。用于气阴两伤证。

6. 太子参(或党参)、五味子、麦冬、生黄芪、炒白术、生山药、石斛、生稻芽各 6~12 克。每日 1 剂,水煎服。用于气阴两伤证。

【临证备要】

一、辨证思路

本病属温病范畴,以卫气营血辨证为纲,但患儿由于年龄小,传变快,卫气营血界限往往不典型,常表现为卫气同病或营血两燔。初起邪在肺卫,证见发热,微恶风,咽红,一般为时短暂;迅速化热入里,热炽气分,证见高热持续,口渴喜饮,皮疹布发;继入营血,证见斑疹红紫,草莓红舌,烦躁嗜睡;后期气阴两伤,证见疲乏多汗,指趾脱皮。本病易于形成瘀血,证见斑疹色紫、手足硬肿、舌质红绛、指纹紫滞等,若是瘀血阻塞脉络,还可见心悸、右胁下痞块等多种征象。

皮肤黏膜淋巴结综合征的主要症状是不明原因发热、多形红斑、球结膜充血、草莓舌和颈淋巴结肿大、手足硬肿。按中医辨证,短暂卫分证后,发热持续,迅即传入气分,目赤咽红、皮疹、手掌足底潮红、颈部臖核是卫气同病证。高热,烦躁,口渴,肌肤斑疹红紫,草莓红舌,嗜睡,斑疹色紫,手足硬肿,脉洪大,舌质红绛是气营两燔证。身热渐退,倦怠乏力,动辄汗出,纳少,咽干唇裂,口渴喜饮,指趾端脱皮是气阴两伤证。

二、论治方法

本病治疗,以清热解毒,活血化瘀为主要原则。初起病在卫气证,治以疏风清热解毒,宜辛凉透达;极期多为气营证,治以清气凉营解毒,宜苦寒清透;疾病后期常常可见阴虚津伤,治以益气养阴,宜甘寒柔润。本病易于形成瘀血,自始至终都应注意活血化瘀法的应用。温毒之邪多从火化,最易伤阴,在治疗的各阶段需滋养胃津、顾护心阴。

三、诊疗注意事项

本病的治疗应注意以下几点：

1. 清热解毒 是治疗本病的总则，病初邪在表，治当辛凉宣透，最宜宣中寓清，以引邪外出、热去毒解，方取葛根解肌汤；毒热内盛，痰涎壅盛，阻遏肺气，宜清化，清其疫毒郁火，化其黏痰气滞，方取玄参牡蛎汤合蒌贝涤痰汤化裁；毒热化火，邪在气营，治当清营解毒，冀其由营透气，邪以外达，方取凉营清气汤加减。

据现代药理研究，清热解毒药可抑制炎性介质的合成和释放，减轻炎症的过度反应；清热解毒药与活血药相配伍可提高血浆皮质醇含量，中和毒素，提高机体抵抗力，从而减轻内毒素对机体的损害，减轻炎症反应。

2. 凉血活血 皮肤黏膜淋巴结综合征的冠状动脉并发症后果严重，可在亚急性期冠状动脉扩张形成冠状动脉瘤，导致心肌梗死和冠状动脉瘤破裂而猝死。如何有效地防治本病的冠状动脉并发症是目前治疗的焦点问题。热毒炽盛是本病的最基本的致病环节，它不仅引起气营两燔，而且还可灼伤血络，熬血成瘀，导致心血瘀阻等危候。故对于血小板反复增高者，除了清热解毒外，应有选择性地加用活血化瘀之品，以控制血小板的异常增多，降低血小板聚集，降低血液的黏稠度，防止冠状动脉瘤，并可缩短疗程。本病始终存在血瘀病机，故应早期、全程配合使用活血化瘀疗法。初期和极期应在气营双清的基础上，加以凉血活血之品，如生地、犀角、赤芍、丹皮、藕节等，以清热凉血、活血祛瘀。进入恢复期，临床主要表现为身热渐退、气阴两伤和瘀结内留，应在益气养阴的基础上，酌加养血活血通络之品，如当归、白芍、丹参、益母草、桃仁、红花等，以达到消瘀散结作用。

3. 维护津液 小儿稚阴稚阳之体，一旦感受温毒阳邪，极易从阳化热化火，充斥气营，耗伤阴津，因此在治疗中又要分阶段滋养胃津，顾护心阴。"存得一分津液，便有一分生机"。治疗中切勿辛温升散及大剂表散，以免伤阴，与阿司匹林合用以微汗出为度，若发汗较多，可少佐南沙参、麦冬以滋阴，务必以维护津液贯穿于治疗的整个过程。

【验案举隅】

验案

宋某,男,3.5 岁。1992 年 9 月 21 日诊。

病史 患儿于诊前 8 天见发热(38.8℃)、不流涕、未咳。病后 3 天胸背发疹,伴草莓舌,以"猩红热"论治,用抗生素治疗。迄今 8 天热不降、疹未退,病后饮食减少、大便干、小便黄。

查体 神乏,面赤,双目红赤,口唇干裂,咽部红肿,舌刺红肿。舌质赤,舌苔少。颈两侧淋巴结肿大。躯干部散在多形性红色斑疹,压之退色。掌跖潮红而肿。心、肺、腹部检查未见异常。脉数有力。

检验 血白细胞数 $20×10^9$/L,中性粒细胞 65%,淋巴细胞 35%。尿常规未见异常。X 线胸透心肺未见异常。心电图示窦性心动过速。

诊治 诊断为皮肤黏膜淋巴结综合征。辨证为温毒毒犯营血。治用清营凉血,解毒退热之法。处方:柴胡 10 克,黄芩 10 克,生石膏(先煎)20 克,寒水石(先煎)10 克,生地 10 克,黄连 3 克,栀子 5 克,连翘 10 克,玄参 10 克,紫草 5 克,菊花 10 克,重楼 10 克。水煎服。停用抗生素。

上方治疗 3 天。体温降至正常,皮疹退没,精神状态明显好转,手足见有片状脱皮。处方:黄芩 10 克,生地 10 克,重楼 10 克,玄参 10 克,青蒿 10 克,白薇 10 克,石斛 10 克,天花粉 10 克,当归 10 克。

服药 4 天,患儿一般状态尚好,但气阴两伤之候未除。处方:黄芪 10 克,太子参 5 克,当归 10 克,石斛 10 克,麦冬 10 克,生地 10 克,白薇 10 克。水煎服。连服 4 天,疗效巩固,临床治愈。(王烈. 婴童病案. 第 1 版. 长春:吉林科学技术出版社,2000:236.)

按语 本例患儿诊断为皮肤黏膜淋巴结综合征。辨证为温毒毒犯营血。治用清营凉血,解毒退热之法。这是本病的极期,在治疗上,应顾护津液,正所谓,留一分阴液,便存一分生机。如果伴有腑实证者,及早投以通腑泻下之品,此即温病下不厌早之意。本证的病机特点是气营两燔、热毒炽盛,易形成瘀血,进而阻塞脉络,毒瘀互结,在气营双清的同时,注意凉血祛瘀药的合理使用。

服药三天后身热已退,手足见有片状脱皮,故给予清解余邪以及养阴生津，再次服药后患儿一般状态尚好，但气阴两伤之候未除。治以益气养阴，清解余热，除用上方外，还常用沙参麦冬汤加减。

第六节　神经母细胞瘤

神经母细胞瘤是小儿常见的恶性肿瘤之一。发病率仅次于白血病，约占小儿恶性肿瘤7%～10%，是中枢神经系统外最常见的实体肿瘤。神经母细胞瘤为起源于交感神经节的神经嵴组织或肾上腺髓质的肿瘤。50%在2岁以内被发现，90%在5岁前即被确诊。男孩略多于女孩。

本病起病隐匿，临床表现多样。病程和转归不一，但多数病情演变迅速，常在一年之内危及生命。也有自然消退和转化为良性者。

按其主要症状，本病归于中医儿科杂病、癥积与温病门内。

【病因病机】

病因病机虽不十分清楚，但较为明确的是该病来源于未分化的交感神经节细胞。有学者认为患儿可能在胚胎时期，发病部位未分化的交感神经节细胞受某种致病因素的影响，就已有第1次基因突变。出生后的某个时期，再经第2次突变而迅速增殖，形成实质瘤体。原发瘤体逐渐长大，中心部位可能坏死、自溶，产生毒素，或液化成囊状。继而侵害周围组织器官和向远处转移。肝脏、骨髓、同侧和对侧淋巴结常首先受累。

中医学认为发病与先天某种因素有关。母体受邪，气血逆乱，阴阳失常，导致胎儿的某一局部组织，在生长发育过程中的变异而产生瘤变。邪受于母，病发于子。或自体受邪，积结而成。因此癥积的产生和形成有先天因素，也有后天因素；有外因，也有内因。故凡寒温失调，饮食失节，情志失常，邪毒浸淫，都可致其脏腑失和，正气内损，痰气凝结。邪留、气滞、血瘀、毒聚、经脉瘀阻而为癥瘕积聚，各种因素互为因果。若正能胜邪，则病可自愈或转为良性。正不胜邪，则邪毒之气走窜散漫，侵及脏腑经络，病程演变，随其发病部位、年龄大小及其邪正的进退而异。总属本虚标实之候。

【诊断要点】

一、西医诊断要点

1. 小儿神经母细胞瘤的大体形态呈结节状,色灰白或紫红。可有假膜,伴有出血和坏死。坏死腔内常有钙化灶。
2. 各种影像学检查是发现体内肿瘤的有效手段。
3. 活体组织的病理学检查,是确立诊断的可靠依据。
4. 骨髓穿刺对本病的诊断、鉴别诊断有重要意义。

二、中医辨证要点

由于发病部位不固定,起病较隐匿,病情变化快。初诊时,多数已有转移。大多预后险恶。总之,临床辨证论治要因人因时因证制宜。

【辨证施治】

一、治疗原则

一般多采用对症处理。邪毒盛实者,重在清热解毒,抗癌、抑癌。脏腑衰败,正气亏虚者,应扶正固本。

二、分证论治

1. 痞块癥积

主症 全身任何部位,只要有交感神经节细胞的部位均可发生。若病发于腹腔,患儿肚腹膨胀,腹内痞块坚实,按之则痛。全身症状,或有或无。舌淡红或紫红。

治法 本证属典型的邪实证候。根据病证不同时期运用行气活血、化痰软坚、祛痰消痞、清热解毒、扶正固本诸法。同时可结合手术、放疗、化疗等综合疗法。

方药 膈下逐瘀汤加减。常用药如五灵脂、当归、桃仁、红花、丹皮、乌药、香附、枳壳等。

适当选用具有抗癌抑癌作用的药物,如牡蛎、夏枯草、山慈姑、皂角刺、穿山甲、三棱、莪术、水蛭、鳖甲等。已有虚相者,选用人参、冬虫夏草、黄芪、枸杞子等。

2. 邪毒内蕴

主症 患儿肿瘤增长迅速,出现疼痛、消瘦、发热、腹痛及肿瘤坏死、破溃等。舌红或紫或黯,苔黄腻或光滑如镜,脉沉细滑数,或指纹青紫。

治法 重用解毒化瘀之剂,泻其热,解其毒,急则治其标,阻抑病势,以求转机。

方药 当归龙荟汤加减。常用药如当归、芦荟、青黛、龙胆草、栀子、黄芩、黄柏、大黄、木香等。

适当选用半边莲、龙葵、白头翁、半枝莲、贯众、土茯苓、银花藤、肿节风、核桃树枝等抗癌抑癌药。也可与化痰软坚、攻坚破结类药合用,以增其解毒和散结的功效。

3. 气血亏损

主症 精神委靡,面色苍白,少动,气短,懒言,食欲不振,贫血,消瘦,呈慢性重病容,舌体干瘦,色黯,苔厚。脉虚细,指纹沉滞等。

治法 扶正补虚固本。

方药 人参养荣汤加减。常用药如人参、黄芪、五味子、当归、熟地黄、茯苓、白术、陈皮、远志、生姜、大枣、甘草等。

人参宜选用东北参,或用西洋参。各种能够增强和改善人体免疫调节功能的药物也可选用,如冬虫夏草、龟版胶、鹿角胶、阿胶、灵芝、紫河车、黄精、丹参、蜂房、刺五加、绞股蓝、淫羊藿、猴菇菌、芦笋、破壁花粉等。

【验方偏方】

药物外治

1. 外用止痛散 生川乌、生草乌、川椒、石菖蒲、生南星、细辛、白芷、甘松、生半夏各30克,陈皮、苍术、香附各20克,共研细末,纱布包成20~25克1袋,置于疼痛部位,用绷带或胶布固定,2~5日换1次。有消肿止痛作用。

2. 消积止痛膏 樟脑、阿丁粉(阿魏、丁香、山柰、蚤休)、藤黄各等分,共研细末,撒胶布上贴敷,每日3次。有消肿止痛作用。

【临证备要】

一、辨证思路

神经母细胞瘤临床表现随转移肿瘤的发病部位不同以及肿瘤的神经内分泌功能不同而异,一般来讲,最初可能毫无症状,起病隐匿,常不引起家长注意。病变中期因瘤体肿大,对患病器官的损害而致其功能障碍,甚至肿瘤压迫和侵入周围组织器官,因此可产生相应的证候,有不同的临床表现。晚期因肿瘤弥漫,正不胜邪,而表现为虚损和脏腑衰竭的临床征象。

本病最常见的症状为精神欠佳,易激惹,发热、体重不增。继而消瘦,贫血,潮热或不规则发热,病变部位形成包块,临近淋巴结肿大,骨痛提示肿瘤可能发生转移。若肿瘤发生于腹部,可有腹痛腹泻,呕吐,便秘,肚腹膨胀,腹水等。也有腹内巨大包块形成而无全身症状的。若肿瘤发生在颈部、胸部和后纵隔,可压迫气管引起咳嗽,喘息,呼吸困难;压迫上腔静脉及淋巴管,可引起面颈部和上肢肿胀。盆腔肿瘤可致排尿、排便困难,肾盂和输尿管积水。

若肿瘤转移到骨髓,则有明显贫血,血小板减少。侵及骨皮质,可引起骨瘤和关节疼痛等。转移至脊柱压迫脊髓,可致神经根性疼痛,下肢麻木,截瘫,二便失禁。转移至颅骨,可致颅骨包块。转移至眼眶,可致眼球突出。转移至皮肤,可形成皮肤结节。转移至肝脏,可致肝脏肿大。淋巴转移可致受累的淋巴结肿大。

因肿瘤而致全身代谢紊乱。血、尿中儿茶酚胺及其代谢产物增加,可致潮热,盗汗,自汗,心悸,脉数,血压升高和不规则发热等。

二、诊疗注意事项

1. 治疗神经母细胞瘤,除辨证施治外,还应与辨病相结合,予以化瘀、解毒、消痞散结等法,可选用具有抗癌抑癌、消肿散结作用的药物,如山慈姑片、肿节风片、山豆根片、内消肿瘤丸、小金丹、化癥回生丹、七厘散、云南白药等有一定疗效。若以消撒散结为主要目的,也可用鳖甲煎丸、大黄䗪虫丸。邪毒盛实者,可增用犀黄丸、蟾蜍丸;也可仿清瘟败毒饮法治疗。补虚扶正常用药有灵芝片、刺五加片、猴菇菌片、河车大造丸、参麦六味丸等。

2. 根据虚损的不同情况,各有侧重。总的来说,重点在于脾肾。肾藏精,是先天之本,脾主后天而生化气血。故培补脾肾,滋其气血,和其营卫,求其正胜则邪祛。

3. 手术疗法完全切除肿瘤,是目前最好的治疗手段。放射疗法疗效虽不十分肯定,但目前还是一种较好的疗法。

【验案举隅】

验案

王某,女,1978年5月25日就诊。

患儿生后6天,腹部即见膨隆,以后日渐胀大,面容消瘦,便溏夹有乳瓣,哭闹不安。于同年5月至南京某医院就诊(门诊号68202)。经检查,最后以"右上腹肿块待查,肝母细胞瘤?"收入住院。

入院后作血检,红细胞数234万/立方毫米,血红蛋白5克%。肝功能正常。超声波探查:肝上界第六肋间隙,下界入盆腔,上下界14厘米,剑突下5cm。脾肋下3cm。右上腹包块与肝脏分界不清,有束状波。提示肝脏占位性病变。但是肝扫描报告认为:目前不能提示肝内占位性病变。

为明确诊断,于5月18日行剖腹探查术。术中发现:(1)肝左右叶弥漫性肿大,质Ⅲ°,表面高低不平,有灶性紫黑色坏死区;(2)脾肿大,质Ⅱ°;(3)左肾上极扪及4cm×6cm大小不整形肿块,表面不平,质硬;(4)打开腹腔时有少量腹水。并于肝右叶边缘作一楔形切除,病理切片报告:肝脏恶性肿瘤,考虑神经母细胞瘤转移,因无法切除,遂关闭腹腔。术后诊断:肝转移性癌肿,左腹膜后神经母细胞瘤。邀某肿瘤防治研究所医师会诊,同意该院诊断,并建议试用放疗、化疗。家长不愿接受,于5月24日自动出院,越日来我院门诊。

患儿当时出生两月余,面色㿠白无华,形瘦骨立,腹部膨隆板硬,腹壁青筋毕露,腹内症块坚硬如石,推之不移。考"癥"为有形之积,良由内脏局部经络气滞瘀阻，日久凝聚所致。因肝为藏血之所，脾为统血之脏，故肝脾两脏，最易酿成此患。其病位在脏，病因为血瘀。今患儿虽现虚象，但非因虚致病，而是因病致虚，且全身情况虽差，而乳哺如常，说明其胃气尚存。故毅然采用攻坚破积之法，以消其症。药用甲片10克，丹参10克，莪术10克，三棱10克，白花蛇舌草10克，每日一剂。

上方连服1个多月后，腹部瘕块虽仍坚硬，但腹壁已略感松弛。夜睡安宁，大便正常，食欲增进。病情稳定，治法不予更动。服药至7月12日，发现巩膜、皮肤黄染逐渐明显，小溲短赤，食欲减退，伴不规则发热。肝功能检查：麝浊14单位，锌浊13单位，脑絮阴性，谷丙转氨酶正常，黄疸指数20单位。乃改用清利肝胆湿热之剂。经治10天，黄疸消退，精神食欲明显好转。复查肝功能正常。超声波探查：肝肋下4.2厘米，剑下4厘米，肝区见束状波。证情趋向好转。

此后仍用前投之软坚化瘀剂，至9月26日开始停服汤药，改用甲片粉、丹参粉、郁金粉等量，混匀，每服1克，每日2次。连续服用一年余，腹部渐宽松，症块缩小，体重增加，面色红润。1980年1月9日复查超声波：肝肋下3厘米，剑下4厘米，上下径9厘米，肝区仍见束状波。原方继服，改为每日1次。

1981年3月12日超声波探查：肝上界第六肋间，剑下4厘米，肋下1厘米，上下径5厘米，厚5厘米，稀疏微波，未见肝区束状波，脾侧位（－）。患儿精神活泼，身体、智力发育正常。（江育仁，纪凤鸣，等．治疗神经母细胞瘤肝转移1例．江苏中医杂志，1982；3(3)：25.）

按语 经母细胞瘤系起源于肾上腺髓质和交感神经链的肿瘤，恶性度极高，多见于婴幼儿，常发生肝和骨骼转移。本例在就诊时，已转移至肝，按Evans法分类，属Ⅳ-S期患者。

本病属于祖国医学"癥积"范畴。《景岳全书》谓："凡汁沫凝聚，旋成症块者，皆积之类，其病多在血分，血有形而静也。"本例瘕块位于两胁之下，乃肝脾失和，气机阻滞，瘀血内停，日久渐积而成。就诊时瘕块坚硬如石，固定不移，下达盆腔，已属沉顽痼疾，非攻不克，虽现虚象，然邪实为本，正虚为标，且正气虽伤而胃气尚存，故以攻坚破积、活血消瘕为法。连续服药3年，除中途湿热蕴发黄疸，短期使用清利湿热剂外，始终未易法更方，缓加消削，终至癥积消失，气机舒展，脾运复健而获痊愈。

　　本例所用主药穿山甲片，张锡纯氏极为推崇，谓："味淡性平，气腥而窜，其走窜之性无微不至，故能宣通脏腑，贯彻经络，透达关窍，凡血凝、血聚为病皆能开之。"验之临床，行气活血窜达之性确著，久用亦无伤损正气。

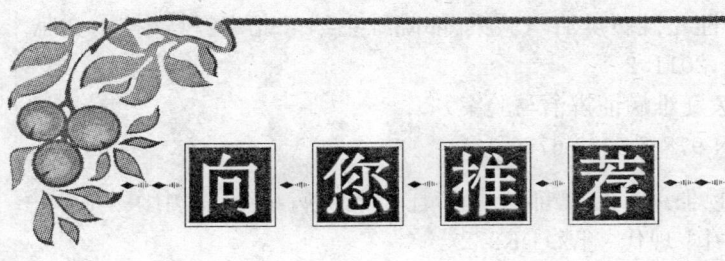

向您推荐

医案类

书名	价格
肾病古今名家验案全析	25.00
肿瘤古今名家验案全析	32.00
脾胃病古今名家验案全析	30.00
呼吸疾病古今名家验案全析	35.00
血液病古今名家验案全析	28.00
中风古今名家验案全析	24.00
痿证古今名家验案全析	35.00
中医古今误案评析	28.00
痰病古今名家验案全析	35.00
痛证古今名家验案全析	35.00
男科疾病古今名家验案全析	19.00

注：邮费按书款总价另加 20％

```
图书在版编目(CIP)数据

难治性儿科病辨治与验案/郁晓维主编.-北京:科学技术文献
出版社,2011.2
  (中医疑难病证辨治与验案)
  ISBN 978-7-5023-6770-1

  Ⅰ.①难… Ⅱ.①郁… Ⅲ.①小儿疾病:疑难病-中医学临床-
经验-中国-现代 Ⅳ.①R272

  中国版本图书馆 CIP 数据核字(2010)第 203436 号
```

出　版　者	科学技术文献出版社
地　　　址	北京市复兴路 15 号(中央电视台西侧)/100038
图书编务部电话	(010)58882938,58882087(传真)
图书发行部电话	(010)58882866(传真)
邮 购 部 电 话	(010)58882873
网　　　址	http://www.stdph.com
E-mail:stdph@istic.ac.cn	
策　划　编　辑	薛士滨
责　任　编　辑	白殿生
责　任　校　对	赵文珍
责　任　出　版	王杰馨
发　行　者	科学技术文献出版社发行　全国各地新华书店经销
印　刷　者	北京高迪印刷有限公司
版(印)次	2011 年 2 月第 1 版第 1 次印刷
开　　　本	650×950　16 开
字　　　数	290 千
印　　　张	20.75
印　　　数	1～4000 册
定　　　价	32.00 元

ⓒ 版权所有　　违法必究

购买本社图书,凡字迹不清、缺页、倒页、脱页者,本社发行部负责调换。